全国中医药高等教育中医儿科学专业规划教材

小儿推拿学

主　编

熊　磊（云南中医药大学）

邰先桃（云南中医药大学）

全国百佳图书出版单位

中国中医药出版社

·北　京·

图书在版编目（CIP）数据

小儿推拿学 / 熊磊，邰先桃主编 . —北京：中国中医药出版社，2022.7

全国中医药高等教育中医儿科学专业规划教材

ISBN 978-7-5132-7599-6

Ⅰ . ①小…　Ⅱ . ①熊…　②邰…　Ⅲ . ①小儿疾病—推拿—中医学院—教材

Ⅳ . ① R244.15

中国版本图书馆 CIP 数据核字（2022）第 073908 号

融合出版说明

本书为融合出版物，微信扫描右侧二维码，关注"悦医家中医书
院"微信公众号，即可访问相关数字化资源和服务。

中国中医药出版社出版

北京经济技术开发区科创十三街 31 号院二区 8 号楼

邮政编码　100176

传真　010-64405721

山东百润本色印刷有限公司印刷

各地新华书店经销

开本 889×1194　1/16　印张 16.5　字数 407 千字

2022 年 7 月第 1 版　2022 年 7 月第 1 次印刷

书号　ISBN 978 - 7 - 5132 - 7599 - 6

定价　69.00 元

网址　www.cptcm.com

服 务 热 线　010-64405510

购 书 热 线　010-89535836

维 权 打 假　010-64405753

微信服务号　zgzyycbs

微商城网址　https：//kdt.im/LIdUGr

官 方 微 博　http：//e.weibo.com/cptcm

天猫旗舰店网址　https：//zgzyycbs.tmall.com

如有印装质量问题请与本社出版部联系（010-64405510）

全国中医药高等教育中医儿科学专业规划教材

编审委员会

主　任

汪受传（南京中医药大学）

副主任

丁　樱（河南中医药大学）

熊　磊（云南中医药大学）

马　融（天津中医药大学）

委　员（以姓氏笔画为序）

王　茹（河北中医学院）

王孟清（湖南中医药大学）

王俊宏（北京中医药大学）

王雪峰（辽宁中医药大学）

艾　军（广西中医药大学）

任献青（河南中医药大学）

许　华（广州中医药大学）

孙丽平（长春中医药大学）

李新民（天津中医药大学）

杨　昆（成都中医药大学）

张　伟（黑龙江中医药大学）

张葆青（山东中医药大学）

赵　霞（南京中医药大学）

尚莉丽（安徽中医药大学）

姜之炎（上海中医药大学）

唐　彦（云南中医药大学）

彭　玉（贵州中医药大学）

翟文生（河南中医药大学）

冷　丽（贵州中医药大学）

明　溪（云南中医药大学第一附属医院）

易　蔚（广西中医药大学）

郝宏文（北京中医药大学）

胡晓丽（辽宁中医药大学附属医院）

章海凤（江西中医药大学）

学术秘书

张　粲（云南中医药大学）

前　言

新中国中医药普通高等教育中医学专业自1956年以来，已经为中医药行业培养了大批人才。为了适应社会对儿科医生的迫切需求，教育部2017年起又陆续批准了一批中医药院校新设中医儿科学本科专业，同时有一些中医药院校自主设置了中医学专业中医儿科学方向。为了新设立中医儿科学专业本科人才培养的需要，2018年7月在南京召开了全国相关中医药院校与中国中医药出版社联席会议，初步统一了中医儿科学专业培养方案。2019年3月在郑州召开了第二次联席会议，就中医儿科学专业的专业课课程设置达成一致意见，确定开设《中医儿科学》《儿童保健学》《小儿推拿学》《儿科学》《儿科急症医学》五门课程，研究决定了教材编写分工，启动了教材编写工作。

中医儿科学专业的培养目标是：培养思想进步，品德优良，事业心强的中医儿科专门人才。系统掌握中西医基础理论、基本知识和基本技能，能应用中医学思维和手段熟练处理儿科临床问题，具有一定的科研、教学工作能力。具备熟练阅读本专业古文、外文资料的能力。具备现代信息技术应用技能。身心健康。

中医儿科学专业的专业课教材具有以下特色：

1. 切合本专业培养目标

教材以中医儿科学专业本科人才培养目标为导向，按照"政府指导，院校联办，出版社协办"的运作机制，结合以往培养中医儿科学各层次人才的经验，要求这一套全新的教材必须面向社会需求、切合中医儿科学本科人才的培养要求。本套教材要区别于中医学专业《中医儿科学》教材，在涵盖其基本学术内容的基础上，设置为五门专业课，扩大与中医儿科学专业相关知识的深度和广度，增强儿科临床动手能力的培养；同时区别于中医儿科学研究生教材，以中医儿科住院医师为要求，侧重打好比较扎实的临床基础。

2. 提高学生的专业素养

中医儿科医师作为一个服务于儿童特殊群体的专业工作者，有着较高的职业素养要求。本专业学生必须具备从事儿科医疗工作需要的中西医基础理论、基本知识和基本技能，还要接受人文、科学、职业素养教育，掌握开展儿科临床工作的基本能力。关注儿童健康成长是全社会的共识，儿科医师要以"幼吾幼，以及人之幼"的仁爱之心，体贴家长、关怀患病儿童。要学习和践行孙思邈"大医精诚"的医师道德、钱乙倾心服务基层儿童的榜样，热心、耐心、细心地做好患病儿童的诊治工作。

3. 打好扎实基础，提高专业技能

为了使中医儿科学专业的学生具有更扎实的专业基础和工作能力，开设了五门专业课程。《中医儿科学》培养学生以中医学思维和方法认识和处理儿科临床问题的能力，《儿童保健学》弘扬"治未病"思想要求学生系统掌握中医、西医儿童保健防病知识，《小儿推拿学》让学生学

习应用具有中医特色的推拿疗法防治儿科疾病，《儿科学》教授现代中医儿科临床医师必须掌握的西医儿科学知识，《儿科急症医学》培养学生初步具备处理儿科急症的能力。

4. 开阔学术视野，培养自学能力

在围绕本专业培养要求开设多门课程的基础上，拓宽学生的儿科知识范围，要求学生熟悉历代中医古籍对于儿科疾病防治的相关论述、了解现代中医儿科学术进展、掌握采用中西医两套手段处理儿科临床问题的能力，开阔学生的学术视野，成为一名适应时代发展需要的儿科临床医师。同时，提出儿科临床问题，培养学生获取和更新知识的意识、自主学习和终身学习的能力，为将来的事业发展打下良好的基础。

中医儿科学专业教材编写以国内中医药院校长期从事中医儿科学教学经验丰富的专家组成团队，得到中西医结合、西医儿科专家的大力协同，历经一年多的砥砺研讨，教材的编写思路日渐成熟、方法不断完善，教材陆续出版，适应了本专业教学的迫切需要。但是，因新专业、新教材编写提出的新问题还需要时间来求得更完满的解决，所以，迫切希望各院校在教材使用过程中继续探索、提出意见，以便使本套教材在修订时质量得到进一步的提升。

全国中医药高等教育中医儿科学专业规划教材编审委员会

2021 年 1 月

编写说明

为贯彻党的教育方针和科教兴国战略，教育部批准设置"中医儿科学"本科专业。为适应当前中医药高等教育专业调整和教学改革的需要，做好新专业课程体系建设，中国中医药出版社组织全国 24 所高等中医药院校具有丰富教学和临床经验的儿科及推拿专家，编写了全国中医药高等教育中医儿科学专业规划教材《小儿推拿学》。

本教材主要供高等中医药院校中医儿科学本科专业使用，也可供中医学、针灸推拿学、中西医临床医学、中医康复学、中医养生学及康复治疗学等专业使用，同时可作为国家中医执业医师资格考试、国家中医药专业技术人员职称考试的参考用书。

本教材以基本理论、基础知识、基本技能为基础，突出思想性、科学性、先进性、启发性、适用性，在尊重历版《小儿推拿学》教材主体知识架构的基础上有增有减，结合中医儿科学的专业特点，将推拿常用功法纳入其中，增加了湿疹、黄疸等推拿疗效显著的病证，丰富了小儿推拿学的理论基础、技能技法、临床应用等学科内涵，删减了小儿生理病理特点、生长发育规律、儿科诊法等内容，构建适合中医儿科学专业本科学生学习的知识体系。

本教材分为基础篇、技能篇、应用篇及附篇。基础篇主要介绍小儿推拿学的概念、基本理论、基础知识及发展源流等；技能篇主要介绍推拿常用功法、小儿推拿常用手法及常用穴位，并用视频展示基本手法、复式操作法等技能，增强了实用性和可读性；应用篇分为常见脏腑病证、常见筋伤病证和其他病证，按照概述、诊断要点、推拿治疗、注意事项、按语的体例进行编写，全面体现小儿推拿治疗特色及研究进展；增加了小儿推拿治未病，以突出中医"治未病"特色。附篇列出了小儿推拿常用介质、小儿常用热敷方法及小儿推拿文献选读等，以拓展教材内容，强化教材的实用价值。

本教材第一章由熊磊、杨颖、明溪编写；第二章由吴云川、汤伟编写；第三章由邰先桃、井夫杰、齐凤军编写；第四章由邰先桃、冯燕华、李中正编写；第五章由王艳国、杨丽芸、杨良兵编写；第六章由杜春雁、刘元华、易蔚、王莉莉、冷丽编写；第七章由邰先桃、胡晓丽、王永吉编写；第八章由马丙祥、章海凤、张粲编写；第九章由袁斌、王先滨、李雪编写；第十章由郝宏文编写；第十一章由李岚编写；第十二章由牛坤编写。本教材的视频部分由邰先桃、张粲指导拍摄。

本教材的编写得到了各中医药院校中医儿科学、推拿学等专业专家的大力支持，在此谨表谢意！期盼各院校师生在使用过程中批评指正，以便再版时修订。

《小儿推拿学》编委会

2022 年 1 月

目　录

上篇　基础篇

第一章　绪论

第一节　概述

一、小儿推拿学的概念

小儿推拿是小儿推拿疗法的简称，是指以中医基础理论为指导，根据小儿的生理病理特点，在其体表特定的穴位或部位，以推拿手法为主，防治疾病、强身健体及助长益智的一种中医外治疗法。

小儿推拿学是研究和阐述小儿推拿疗法的基本理论、基础知识、基本技能及其临床应用的一门学科，是在中医推拿学和中医儿科学的基础上形成和发展起来的一门交叉学科。学习小儿推拿学对防治儿科疾病及儿童保健具有十分重要的意义。

二、小儿推拿学的基本内容

小儿推拿学主要研究小儿推拿疗法的基本理论、基础知识、基本技能及其临床应用，故本教材将小儿推拿学的基本内容分四大部分阐述。第一部分为基础篇，主要介绍小儿推拿学的概念、特点、临床指导思想、作用原理、辨证论治特点、适应范围和禁忌证、发展源流等基本理论和基础知识。第二部分为技能篇，主要介绍推拿常用功法、小儿推拿常用手法和穴位等防病治病的基本技能。第三部分为应用篇，主要介绍如何将基本理论、基础知识和基本技能应用于临床常见病、多发病和一些疑难杂症的治疗及保健。第四部分为附篇，主要介绍小儿常用推拿介质、小儿常用热敷方法、小儿推拿文献选读，作为小儿推拿学基本内容的拓展，供学习者研读借鉴。

三、小儿推拿疗法的基本特点

（一）重视中医理论指导，讲求理、法、方、推结合

小儿推拿遵循"外治之理即内治之理"的原则，强调在"治病求本，扶正祛邪，调整阴阳，调理气血，因人、因时、因地制宜"等中医基本治疗原则的指导下，恰当运用"汗、吐、下、和、温、清、消、补"等具体治法，合理拟定小儿推拿处方，并严格按照手法操作要领及程序

实施。

（二）重视小儿生理病理特点，选择恰当的推拿操作法

小儿推拿治病的主要手段是操作法，即手法加穴位。鉴于小儿具有"脏腑娇嫩、形气未充，生机蓬勃、发育迅速"的生理特点和"发病容易、传变迅速，脏气清灵、易趋康复"的病理特点，手法多选用指推、指揉、掌摩等具有"轻快柔和"特点的手法；小儿"十四"经的经脉发育不完善，经穴的分布与成人有一定差异，故临证选穴时，除了经穴、经外奇穴、经验穴、阿是穴，还选用小儿推拿特定穴。同一穴位，选用不同的推拿手法，所起的作用也不完全相同，如补脾经，是指用旋推的方法作用于脾经穴，清脾经则需要用直推的方法。顺应小儿的生理病理特点，选择恰当的推拿操作法，是取得疗效的关键因素之一。

（三）治疗范围广，疗效反应快

小儿生机蓬勃，脏气清灵，易趋康复，合理选用小儿推拿操作法，可通过对机体进行不同方式的刺激，随拨随应，起到扶正祛邪、补虚泻实的作用，治疗内、外、五官、神经、骨伤科等多种病证，尤其是对呼吸系统和消化系统的常见病和多发病具有较好的临床疗效。此外，对小儿某些慢性疾病及疑难病症也具有独到的效果。根据小儿推拿防治疾病的临床思维和处方特点，借鉴中医病因三分法的分类方法，将儿科临床病证分为常见脏腑病证、常见筋伤病证及其他病证三大类进行诊治。

（四）绿色自然，易被患儿接受

无论从生理上还是心理上，小儿均有惧怕打针和服药的特点，运用小儿推拿防病治病，让孩子在轻松舒适的状态下接受保健或治疗，不仅可免除打针、吃药之苦，而且医患近距离的肌肤接触，可以有效缓解患儿的紧张情绪，且安全有效，易被患儿及家长接受。因此，小儿推拿作为一种绿色自然疗法，正被越来越多的人认同，并广泛运用于临床实践，在预防和治疗儿科病证及增强儿童抗病能力等方面发挥着重要作用。

四、小儿推拿学的学习方法

学习小儿推拿学要抓住两个要点。一是要掌握中医儿科学和中医推拿学的基本理论；二是要掌握小儿推拿的基本技能，要加强功法的练习，苦练手法和熟记常用穴位。常练功法，可增加臂力、腕力和指力，增强体质，增加肌肉和韧带的柔韧性和灵活性，进而提升手法的功效。手法是力的运用和技巧的完美结合，小儿推拿的常用手法种类不多，但每种手法在结合不同穴位应用时，手法的力度、方向不同则所起的作用也不一样，尤其在手法作用于不同特定穴时。故在小儿推拿中，我们强调防病治病的手段是操作法而不是单纯的手法。手法必须经过艰苦训练，才能由生到熟，熟而生巧，才能在给患儿带来舒适体验感的同时，起到相应的治疗或保健作用，从而达到《医宗金鉴·正骨心法要旨》所言的"一旦临证，机触于外，巧生于内，手随心转，法从手出"的境界。

第二节 小儿推拿的基本理论

一、小儿推拿的临床指导思想

小儿推拿学是在中医基础理论指导下的一门具有中医特色的临床学科，是中医推拿在防治儿科病证的过程中，逐渐形成和发展起来的一门既"古老"而又"年轻"的学科。"古老"指其历史悠久，"年轻"指其文献、临床及机制研究还比较欠缺，需要研究的东西还很多。小儿推拿临床凭借特有的手法和穴位（操作法），以中医基础理论为指导思想，如阴阳、五行、藏象、经络、气血津液等学说，将传统的"理、法、方、药"转变为"理、法、方、推"，有理有据地防治儿科病证，对维护儿童健康起到十分重要的作用。"理"即中医基础理论；"法"遵循中医"外治之理即内治之理"的治则治法，在审明病因、分析病机、明确诊断、辨清证候之后，有针对性地选用"汗、吐、下、和、温、清、消、补"等基本治法；"方"指根据"君、臣、佐、使"的处方思路将小儿推拿操作法进行合理配伍；"推"指严格按处方进行推拿操作，如《幼科铁镜·推拿代药赋》所言："寒热温平，药之四性；推拿揉掐，性与药同。用推即是用药，不明何可乱推……"小儿推拿在临床实践中特别强调"操作法"，即手法加穴位，手法以力的形式作用于体表，通过对患儿体表特定部位或穴位进行不同方式的刺激，补虚泻实，进而达到"扶正祛邪"的目的。

二、小儿推拿的作用原理

首先，小儿推拿通过机械力的刺激直接调整小儿机体的生理功能和病理状态。其次，小儿推拿可通过脏腑、经络和穴位之间的联系，激发穴位的特殊作用或经络的调节作用，改变患儿的系统内能，使其脏腑功能得到调整，进而发挥治疗或保健作用。具体而言，主要通过以下几个方面的作用达到防治儿科病证的目的。

（一）疏经通络

"经络"包括经脉、络脉、经筋和皮部，是"运行全身气血、联系脏腑肢节、沟通上下内外"的通路，具有"行血气而营阴阳，濡筋骨，利关节"之功能。经络不通，气血不调，外则皮、肉、筋、脉、骨失养不用，内则五脏不荣、六腑不运，百病由此而生。小儿推拿通过手法，以力的形式作用于体表的特定部位或穴位，可疏通机体局部经络，调节相应的气血运行。如推揉桥弓能疏通局部经络，治疗小儿肌性斜颈；搓摩胁肋可疏通少阳经脉气机，治疗胁肋胀痛等。小儿推拿通过手法还可"推穴道、走经络"，即通过刺激穴位，激发经络的经气，影响所连属脏腑、组织和器官的功能活动，以调节机体的生理功能和病理状态。如按法作用于合谷，可通过对穴位的刺激，激发手阳明经经气，疏经通络，治疗因经脉不通所致的牙痛、面瘫等；指揉法作用于足三里、摩法作用于天枢穴，可通过对穴位的刺激，激发足阳明经经气，疏经通络，治疗脘腹胀满、疼痛或食积便秘等阳明不通之证。正如《医宗金鉴·正骨心法要旨》所言："按其经络，以通郁闭之气，摩其壅聚，以散瘀结之肿，其患可愈。"

（二）调和气血

"气血"是构成人体和维持人体生命活动的基本物质，是脏腑、经络、组织和器官进行生理活动的物质基础，气血调和则阳气得以温煦，阴精得以滋养，故气血调和是促进小儿生长发育的前提和保障。气血亏虚则皮肉筋骨、五脏六腑失于濡养，影响人体各组织器官正常的功能活动，导致一系列的病理变化。如《素问·调经论》曰："血气不和，百病乃变化而生。"临床研究表明，小儿推拿可以通过促进气血的生成、气机的调畅，达到调和气血、防治疾病的目的。首先，脾胃为"后天之本""气血生化之源"，手法以力的形式作用于脾经、脾俞，胃经、胃俞、中脘、腹等穴位，可通过激发经脉之经气，促进脾胃的运化功能，即健脾和胃，有利于化生气血。其次，手法对体表穴位的刺激可直接推动气血的运行，手法产生的温热效应可加速气血的流动，起到调畅气机的作用；再次，手法可通过疏经通络和加强肝的疏泄功能，促进气机的调畅。故辨证选择恰当的手法和相应的穴位，遵循"脏腑筋骨整体观"的指导思想，坚持"整体调理与局部调治相结合"的原则，可通过"疏通经络、调和气血"治疗局部筋伤病证及儿科脏腑病证。

（三）松肌顺筋

"筋"指与骨和关节相连的经筋组织，相当于西医解剖学的肌肉、肌腱、筋膜、关节囊、腱鞘、滑液囊、椎间盘、关节软骨等组织。小儿脏腑娇嫩，形气未充，肌肉、筋脉等处于发育不全的状态，容易因胎位不正、姿势不良或用力不当等原因发生肌筋组织的损伤，如小儿肌性斜颈、脊柱侧弯综合征等。推拿手法直接作用于损伤局部，可以疏经通络，促进气血运行，进而祛瘀消肿，松解紧张痉挛的肌群，达到促进损伤修复的作用。中医强调，人是一个整体，患儿表现出某一局部受损现象时，整体功能也会受到影响，故小儿推拿通过刺激相关的特定穴，可以激发人体经络之经气，调整小儿的五脏六腑或四肢百骸，松解肌肉，理顺筋脉，调节脏腑，从而达到防治疾病的目的。

（四）理筋整复

小儿在生长发育过程中，骨骼、关节发育不全，容易因先天胎位不正或后天的外力因素等发生骨骼和关节的损伤，如小儿尖足畸形、足踝马蹄样畸形、小儿桡骨小头半脱位等。推拿手法直接作用于损伤局部，可通过力的形式刺激局部组织，纠正筋出槽、骨错缝，达到理筋整复的目的。一些被动运动类手法结合功能锻炼还可以起到松解粘连、滑利关节的作用。故遵循"筋骨整体观"的指导思想，坚持"一松解、二调整"的原则，可通过恰当的手法作用于相应部位，促进损伤的修复，调整骨与关节的活动度，通过"理筋整复"治疗小儿桡骨小头半脱位等筋伤类病证、痉挛型小儿脑瘫伴四肢关节功能障碍甚或畸形的患儿。

（五）补虚泻实

"虚"主要指正气不足，无力抵抗邪气；"实"主要指邪气与正气相争，邪气盛实。虚与实主要反映的是病变过程中人体正气和致病邪气的盛衰变化及力量对比。虚实是对疾病性质的描述，"邪气盛则实，精气夺则虚"。儿科病证具有"易虚易实"的病理特点，当其感受外邪和乳食内停时，虚实易于转化，虚实之间又往往以实证居多。"补"乃补正气之不足，凡能补助气、血、津液等人体的基本物质和增强人体功能活动的治疗方法，均谓之"补"；"泻"则泻邪气之有余，凡能祛除邪气和抑制邪气亢盛的治疗方法，即谓之"泻"。推拿手法补泻的特点是没有补药或泻药进入人体，但通过手法对机体特定部位或穴位进行不同方式的刺激，使机体内部得到调整，同样可达到补虚泻实、扶正祛邪的目的。

小儿特殊的生理病理特点决定了机体感应的灵敏性，故小儿推拿临床非常重视手法的补泻。如《推拿抉微·推拿代药赋》中这样描述"推拿揉掐，性与药同"，《幼科推拿秘书》言："寒热温凉，取效指掌。"小儿推拿的补泻与所选用手法的性质、手法的刺激量、手法的频率、手法操作的方向等有关。一般情况下，凡轻柔和缓的手法均为补，相对明快刚健的手法即为泻。如揉法、摩法、运法、振法、擦法、捻法等手法相对轻柔和缓，可以调阴阳、理气血、和脏腑、通经络，起到补益脏腑、扶助正气的作用，可谓补法；按法、掐法、拿法、捏法、搓法、捣法等相对明快刚健，多有醒神开窍、通络止痛的作用，可谓之泻法。若从选用手法的刺激量而言，凡刺激量小的手法为补法，刺激量大的手法为泻法。相同力度的手法作用于同一个孩子的不同穴位所产生的刺激量不同，起到的补泻作用也不一样。如，指揉作用于关元穴，可以温补脾肾、增强机体抗病能力，属于补法，但指揉法作用于天突穴，起到的就是催吐的作用，属于泻法；相同刺激的手法作用于不同年龄的孩子所产生的刺激量也不同，如，摩腹 3 分钟作用于 5～6 岁小儿的是补法，作用于新生儿可能就是泻法。正如徐谦光在《推拿三字经》中指出："大三万，小三千，婴三百，加减良，分岁数，轻重当。"从手法操作的频率来看，频率高则刺激量大，频率低则刺激量小，故频率高（速度快）者为泻，频率低（速度慢）者为补。如《厘正按摩要术》所言："急摩为泻，缓摩为补。"手法操作的方向也与补泻有关，如临床常用的脾经、肝经、心经、肺经、肾经等特定穴，遵循旋推为补，直推为清的规律；其他特定穴，遵循向上为补、向下为泻，向内为补、向外为泻，向心为补、离心为泻，顺时针操作为补、逆时针操作为泻的规律。如推大肠、推小肠，由指尖向指根方向直推为补、从指根向指尖方向直推为泻。又如《小儿推拿广意》记载："运太阳，往耳转为泻，往眼转为补。"

有时需要选用经络上的穴位，即经穴，推拿补泻常遵循顺经络走行方向操作为补、逆经络走行方向操作为泻的规律。如推上中脘，由下往上直推为顺经操作，具有健脾益气的作用，属于补法；推下中脘，由上往下直推为逆经操作，则具有消积导滞的作用，属于泻法。

（六）调整脏腑

"脏腑"包括五脏、六腑和奇恒之腑，具有受纳排浊、化生气血的功能，是通调经络、主持人体生命活动的主要器官。小儿形气未充，脏腑功能先天发育未全，若加上后天失养，或感受外邪，容易导致脏腑功能失调，使受纳有限，化生无源，排浊困难。"有诸内，必形诸外"，脏腑功能失调通过经络反映于外，临床常出现厌食、腹胀、腹痛、咳嗽、便秘或腹泻等症状。随着环境污染，饮食物不安全，抗生素滥用，独生子女多人照护致营养摄入不均衡或心理健康受影响等社会现象的日益严重，小儿的疾病谱也呈多元化发展的趋势。一方面，存在多个脏腑受累，机体整体的抗病能力普遍下降的现象；另一方面，又存在机体某一器官或组织的局部受损突出的问题。推拿通过手法对特定部位或穴位进行不同方式的刺激，达到对脏腑功能的双向调节作用，"补其不足，泻其有余"，进而使机体达到"阴平阳秘，精神乃治"的健康状态。如针对小儿"脾常不足"导致的厌食、积滞、腹泻、便秘等脏腑功能失调现象，可选用摩中脘、摩腹、振腹等胸腹部操作法，直接对脾、胃、大肠、小肠等脏腑进行机械力的刺激，调整其生理功能，进而改善脏腑的病理状态；选用补脾经、清胃经、清大肠或小肠等手部特定穴操作法，或按揉背部脾俞、胃俞等操作法，可通过经络的介导发挥脏腑功能的调节作用，进而达到"扶正祛邪"，增强机体整体抗病能力的目的。故选择恰当的手法和特定的部位和穴位，遵循"形神

NOTE

一体观"的指导思想,坚持"整体调理与局部调治相结合"的原则,可通过"调整脏腑功能、增强抗病能力"防治儿科病证,并进行儿童日常保健。

三、小儿推拿辨证论治特点

"证"指疾病处于某一阶段的高度的病理概括,"辨证"是指将"望、闻、问、切"四诊收集来的资料加以分析、综合和判断,辨别疾病处于某一个阶段的病因、病位、病性及邪正盛衰和预后判断的过程,辨证的结果可以有效指导临床治疗。小儿推拿作为具有中医特色和优势的治疗方法之一,在正确辨证的基础上拟定恰当的治疗处方是取得疗效的关键。鉴于小儿"脏腑娇嫩、形气未充,生机蓬勃、发育迅速"的生理特点及"发病容易、传变迅速,脏气清灵、易趋康复"的病理特点,小儿推拿在分析病因、确立治则治法和选用手法及穴位等方面都具有自身的特点。

(一)病因特点

小儿推拿的优势病种,病因方面主要责之于外感风寒暑湿六淫之邪、内伤乳食积滞及先天禀赋异常等因素。不同年龄小儿对不同病因的易感程度不尽相同,如年龄越小对六淫外邪的易感程度越高,年龄越小乳食积滞的患病率也越高,先天禀赋异常多表现为胎毒或胎弱。"脏腑娇嫩、形气未充"常表现为肺、脾、肾常不足和心、肝常有余,故外感伤肺、饮食伤脾、惊恐伤肾的情况比较多见。心肝火旺而形气未充,则常见心火上炎和肝旺乘脾现象。随着经济社会的发展,物质生活的极大丰富,生活方式的改变,尤其是独生子女多人照护缺乏规矩意识等现象的产生,情志致病因素也越来越普遍,不得不引起临床关注。如因过度溺爱,患儿缺乏对挫折及困难的正确认识,遇环境改变或不良情绪影响,即可引起儿童抑郁或自闭症的发生。学龄期儿童对学业负担缺乏正确的认识,也可引发相关的精神与行为障碍类疾病。

(二)辨证特点

准确辨证的前提是合理采用"望、闻、问、切"四诊收集相关资料。小儿推拿辨证论治收集资料的方法,基本上与儿科相同。如整体望诊主要望神色、形态,局部望诊主要审苗窍、辨斑疹、察指纹、看排泄物;闻诊主要是听声音(包括啼哭声、呼吸声、咳嗽声、言语声等)和嗅气味(包括口鼻之气、呼吸之气及大小便和呕吐物的特殊气味);问诊的对象主要是与患儿密切接触的家人或保育员,除了年龄、病情外,还要详细询问胎产、喂养、生长发育、预防接种等个人史;切诊包括脉诊和按诊,由于患儿就诊时多紧张害怕,甚或啼哭叫喊,影响气息脉象,为了保证切诊的准确性,脉诊和按诊应尽可能在患儿安静愉快的状态下进行。小儿推拿按诊,又称为摸诊,除儿科常用的按头部囟门、颈腋、胸背、腹部、四肢、皮肤外,还需要特别触摸肌肉紧张或穴位敏化的部位,如痉挛型小儿脑瘫患儿,常在背部脊旁触及条索状或结节样反应物,准确找到这些异常反应点,是诊断的关键,也是推拿治疗的关键。婴幼儿不会用言语表达,即使能够表述的年长儿也因心虚胆怯,不能正确描述自己的病情,加上就诊时的啼哭吵闹,影响气息脉象等原因,小儿推拿收集四诊资料既主张四诊合参,又特别重视望诊和摸诊,必要时可适当借鉴检验学和 B 超、CT、MRI 等影像学检查手段,辨病与辨证相结合,提高诊断水平。

中医辨证的方法很多,诸如八纲辨证、脏腑辨证、三焦辨证、六经辨证、卫气营血辨证、气血津液辨证等,根据小儿的生理病理及推拿操作法的特点,小儿推拿特别强调八纲辨证和脏腑辨证中的"五脏辨证"。从八纲辨证来看,小儿疾病以阳证、实证、热证居多;从五脏辨证来看，小儿疾病可按五脏所主，加以分析归纳，辨别各脏的寒、热、虚、实证。其中心、肝常有余，以实证、热证为多。脾、肺、肾常不足，以虚证、寒证多见。脾实常为"湿困脾胃"，肺实多为"痰热壅盛"。通常情况下，肾多见虚证或寒证，因而有"肾无实证"之说。

（三）论治特点

推拿治疗儿科病证宜遵循"外治之理即内治之理"的原则，强调在"未病先防，治病求本，扶正祛邪，调整阴阳，因人、因时、因地、因病制宜"等中医基本治疗原则的指导下，恰当运用"汗、吐、下、和、温、清、消、补"等八种治法，结合"脏腑经脉五行相关证治法"，拟订恰当的治疗处方进行施治。推拿治疗处方主要以手法加穴位，即操作法的合理配伍达到相应的治疗效果。

1. 治疗原则　推拿治疗疾病的总法则，是在中医整体观念和辨证论治思想指导下制定的对小儿推拿临床具有普遍指导意义的法则，包括未病先防、治病求本、扶正祛邪、调整阴阳、四因制宜等内容。

（1）未病先防：指在小儿未生病时就注重预防，重视其"生机蓬勃、发育迅速"的生理特点，重视疾病脏腑传变的变化规律，恰当运用手法的保健作用，达到"未病先防""既病防变"的目的。早在《黄帝内经素问·四气调神大论》中就有"不治已病治未病，不治已乱治未乱"的论述。《备急千金要方》将膏摩列为小儿保健方法，曾有"小儿虽无病，早起常以膏摩囟上及手足心，甚辟寒风"的记载，至今仍对临床具有重要的指导意义。

（2）治病求本：是指针对疾病的本质和主要矛盾，即针对疾病最根本的病因病机选择相应的治疗方法。疾病的发生发展，常由症状表现出来，有时症状反映出了疾病的本质，有时症状反映的可能是假象，只有透过现象洞察本质，才能制定正确的治疗方法。在错综复杂的病证中，常有标本、主次的不同，急则治其标，缓则治其本，根据标本缓急，灵活变通施治。如小儿高热惊厥，患儿出现高热、神志不清、咳喘气急、四肢抽搐等危重症状时，应急用开窍镇惊之法，如选用掐人中、十宣、老龙、端正、五指节等操作法，待症状缓解后，再审证求因，或清热，或导痰，或消食以治其本。小儿"发病容易，传变迅速"的病理特点使临床症状复杂多变，标与本的关系也是相对的，临证当明辨。有时，标本难辨，则应先治其标，去伪存真，由标及本，掌握标本相互转化的规律，才能真正做到治病求本。

（3）扶正祛邪：指扶助正气、祛除病邪，使疾病向有利于健康方向转化的治疗方法。"邪气盛则实，精气夺则虚"，邪正盛衰决定了疾病虚实，故"补虚泻实"是扶正祛邪原则的具体应用。一般而言，凡相对轻柔缓和的手法，作用时间较长，刺激量较小，具有补的作用；相反，凡明快刚健的手法，作用时间较短，刺激量较大，具有泻的作用。小儿推拿临床应遵循"扶正不留邪，祛邪不伤正"的原则，根据正邪双方消长盛衰的情况，或以扶正为主，或以祛邪为主，抑或是先扶正后祛邪，或是先祛邪后扶正，或是扶正祛邪并举，均应根据辨证的结果合理运用。

（4）调整阴阳：指采用"损其有余，补其不足"的方法恢复阴阳相对平衡的治疗法则。阴阳是辨证的总纲，疾病的各种病机变化均可用阴阳失调加以概括。阴阳失调是一切疾病发生、发展的普遍规律，疾病的发生、发展从根本上说是阴阳相对平衡状态遭到破坏的结果。"阳盛则阴病，阴盛则阳病"，从广义上讲，表里出入、上下升降、寒热进退、邪实正虚、营卫不和等均为阴阳失调的具体表现，宜采用解表攻里、升清降浊、散寒清热、补虚泻实、调和营卫、调理气血等治疗方法，以达到"阴平阳秘、精神乃治"的健康状态。

（5）四因制宜：指治疗疾病要根据实际情况因人、因地、因时、因病的不同采用相应的治疗方法。因人制宜是指根据患儿的年龄、性别、体质、喂养情况等个体差异制定推拿处方的原则。小儿生机蓬勃，但脏腑娇嫩，形气未充，推拿手法宜轻柔缓和、平稳着实，且提倡用滑石粉、葱姜汁、六味地黄膏等作为介质以保护皮肤、增强疗效；因地制宜是指按照地域环境的不同制定推拿处方的原则，不同地区的自然环境，如气候、水土、生活习惯，对人体的生理活动和病理变化有着不同的影响，治疗方法也应有所差异。南方多湿热，人体腠理多疏松，皮肉较润泽，手法宜轻柔和缓；北方多燥寒，人体腠理多致密，皮肉较粗糙，手法可稍偏重；因时制宜是指根据季节、气候、时辰等因素制定推拿处方的原则。如秋冬季节，肌肤腠理致密，手法宜稍重，并用葱姜水、麻油作为推拿介质；春夏季节，肌肤腠理疏松，手法宜稍轻，可用滑石粉、薄荷水作为推拿介质。"子午按摩法""十二时辰点穴法"等是根据一日十二时辰的气血盛衰、穴位开阖来进行推拿的方法，常用于小儿保健推拿；因病制宜是指根据不同的病证和病位采用不同推拿处方的原则。如虚寒证用擦法、振法等补益之法，实热证用捏法、拿法等清泻之法；病在肺卫，宜用"开天门、推坎宫、揉太阳"等解表之法，病在脏腑，可选擦命门、肾俞等温阳之法。

2. 常用治法　"治法"是治疗原则的具体化。小儿推拿治病的主要手段是操作法，即手法加穴位。选择适宜的治则和治法，注意手法的技术要求及穴位的恰当选用，临证才能切实提高疗效。小儿推拿临床常运用"汗、吐、下、和、温、清、消、补"八种治法，结合"脏腑经脉五行相关证治法"，拟定恰当的推拿治疗处方。

（1）汗法：即发汗、发散的方法，又称解表法，指通过手法刺激，开泄腠理、调和营卫、发汗祛邪，使邪从表而解的一种常用治法，如开天门、推坎宫、揉太阳、运耳后高骨等。《素问·阴阳应象大论》曰："其在皮者，汗而发之。"主要用于外感表证，或风寒，或风热、风湿，或燥邪、暑湿，只要外邪由表而入，尚停留于肌表，即可通过汗法将外邪驱逐出机体。也可用于风疹、荨麻疹，麻疹初起或疹出不透，疮疡初起需要逐邪者。有时，借其升散与升提之性也可用于某些气机下陷、当升不升之证。汗法应用时应遵循中病即止的原则，治疗期间和治疗后应注意避免汗出当风，治疗前后适当饮水，以补充汗源。

（2）吐法：指通过涌吐，以宣泄病邪的方法。如按天突、推上中脘、板门推向横纹等主要用于肺痈脓血、痰热壅盛、痰气交阻、宿食内停等因邪气经口鼻而入，病位较高，尚停留于上中二焦之证，或因食物中毒、异物梗阻或锁喉之症，此时吐法为急救之主要方法。也可用于肺气郁闭之小便不通，有提壶揭盖之意。若取其升提之性，可用于气机下陷所致之久泻、头晕、咳喘、心悸等病证。吐法刺激强度较大，应掌握适应证，且吐之不宜太过，一般以患儿有恶心感即可，邪在中下二焦禁用吐法，体质过度虚弱者慎用。

（3）下法：主要指通过大便或小便将病邪排出体外的方法。如拿肚角、揉龟尾、推下七节骨等。"中满者泻之于内""下者，攻也，攻其邪也"。下法具有清泻实热之功，主要用于病位在下之实证、热证，如积滞、瘀血、痰浊、水饮、虫积等有形邪气积停于中下二焦，或火热、气滞、湿浊等无形邪气弥散体内，或呕吐、呃逆、咳喘、眩晕等气机上逆之证。也可用于胃脘痛、肠痈、癃闭等腑病气机不通之证。下法操作时多用明快刚健的手法，力度宜稍重，操作时间宜短。下法使大便和小便通利，二便既利，腑气得通，腑以通为用，周身血脉通和、气机调畅，疾病自愈。但是下法具有伤津、耗气、沉降之特性，表证、虚证慎用，用后若患儿伴虚脱征象，宜尽快补充水分。

（4）和法：中的"和"为调和、和解之意。广义来讲，指运用平稳缓和的手法，疏通表里、调和气血，使表里、营卫、阴阳、脏腑之间的失调不和，重新归于和谐协调的一种治法。狭义来看，指通过和解少阳，治疗邪在半表半里之间的少阳证的一种治法，如摩腹、摩脊柱、按弦走搓摩等。《素问·生气通天论》曰："凡阴阳之要，阳密乃固，两者不和，若春无秋，若冬无夏，因而和之，是谓圣度。"《素问·至真要大论》也提及："谨察阴阳所在而调之，以平为期。"故和法在临床应用广泛，凡见小儿呕吐、厌食、脘腹胀满、腹泻、感冒、发热、夜啼、遗尿、湿疹等属于脏腑阴阳失调、气血失和之证均可用和法；水土不服之症，或邪在膜原或半表半里之间，以寒热往来、口苦、咽干、目眩为特征的少阳证可用和法；有时久病、大病患儿，正气虚衰，邪气犹存，正气难以祛邪外出，表现出容易疲劳，动则汗出，微恶风寒症状者也可用和法。和法操作应遵循轻而不浮、重而不滞、不疾不缓、不深不浅的原则，使手法体现中和之意。

（5）温法：指运用温热刺激作用于机体，以温散寒邪、振奋阳气的一种治法。如擦大椎、擦命门、擦八髎等。《素问·至真要大论》曰："寒者热之""劳者温之。"《素问·举痛论》云："寒气客于背俞之脉，则脉泣，脉泣则血虚，血虚则痛……按之则热气至，热气至则痛止矣。"温与火同性，属阳，适用于治疗一切寒证。无论是症见恶寒、头痛、全身酸痛、无汗等外感寒邪之证，还是呕吐、呃逆、脘腹冷痛、拘急、形寒肢冷等里寒证均可用温法。阳气虚弱而致面白或青，小便清长或遗尿，倦怠，或久咳、久喘、久泻、哮证缓解期属于里虚寒证时，宜温补兼施。临床应用时应辨明外寒、内寒，内寒又应查其虚实。表寒证宜辛温解表；里实寒证宜温经散寒；里虚寒证宜温阳益气。温法操作力度宜轻，时间宜长，力求深透，温法配合姜汁、冬青膏等推拿介质使用，可起到手法和药物的协同增效作用，临床常以患儿局部温热感或微微汗出为度。

（6）清法：指运用寒凉的操作法以达清利体内热邪的一种治法。如清天河水、退六腑、水底捞月等。清法具有清热凉血、生津除烦的作用，适用于一切热证。《素问·至真要大论》云："治热以寒""温者清之""热者寒之"，《灵枢·刺节真邪》曰："大热遍身，狂而妄见妄闻妄言，视足阳明及大络取之……热去乃止，此所谓推而散之者也。"清法常用于时行热病，热在卫分、气分，或初入营分；或脏腑热盛，如肠热、胃热、心火、肝火、肺热等；或脏腑失去营血濡养，失去津液滋润，表现为阴虚内热或脏燥证；或食积化热。清法操作宜从重从快，以皮肤微红、微有瘀斑为度。热在卫分常与汗法同用；热在气分、营分应注意保存津液，宁心安神，防止闭脱。脏腑热盛可与下法合用，以釜底抽薪。阴虚内热应与养阴法同用，以滋阴生津。食积化热，可与消法同用，消其积，治其本。操作前可适当饮水，操作中可配合凉水、鸡蛋清、葱汁等推拿介质。

（7）消法：指使用推拿操作法消散体内包块、积聚的一种治法。如拿桥弓法治疗小儿肌性斜颈，摩法治疗腹部胀满等。常用于治疗饮食积滞，如厌食、腹胀、积滞；或气滞成聚，以脘腹胀满、包块时聚时散为特征；或瘀血内停，以刺痛、部位固定不移，日轻夜重为特征，或痰水停蓄，以肠中气过水声、慢性咳喘为主症。也可用于治疗慢性鼻渊、哮病缓解期、虫证、肠梗阻等病证。消法操作应力度较轻、时间较长。消法和下法均可用于有形之邪与无形之邪停积体内，但下法为邪气停于中下二焦，通过大小便排解；消法为使之消散，并不增加大小便排出量。故临床消法常配合下法使用，给邪出路，使之彻底消除。

（8）补法：指补益机体诸多不足，改善虚衰状态，扶助人体正气的一种治法。如补脾土、补肾水、振腹等。推拿可以通过对机体不同方式的刺激，达到补益气血、增强脏腑功能的作用，常用于治疗各种虚证，包括气虚、血虚、阴虚和阳虚。《素问·至真要大论》有"虚则补之""损者益之"的记载，如先天不足，或后天失养所致发育迟缓"五迟""五软""五硬"之症；也常用于大病、久病之后脏腑虚弱，或患儿整体功能状态低下的病证，如气怯声低、遗尿、反复感冒、便溏等。补法操作时可根据气血阴阳之不足，分别采用补气、养血、滋阴、温阳等具体方法。小儿具有"三常有余、四常不足"之特点，虚证常以肺、脾、肾三脏虚损为主，故补法也常以补肺、脾、肾为重点。手法操作时间宜稍长，力度宜轻，并注意手法操作的方向性。

（9）脏腑经脉五行相关证治法：是指根据脏腑、经脉和五行之间的相生相克关系，制定推拿处方的一种治法。即将小儿疾病的临床表现，系统地归纳到相关脏腑和经脉，然后根据脏腑、经脉与五行的关系（表1-1）拟定治疗方法。

表1-1　脏腑经脉五行相关表

五脏	肝	心	脾	肺	肾	（心包）
阴经	足厥阴	手少阴	足太阴	手太阴	足少阴	手厥阴
六腑	胆	小肠	胃	大肠	膀胱	三焦
阳经	足少阳	手太阳	足阳明	手阳明	足太阳	手少阳
五行	木	火	土	金	水	（相火）

临证应用时，首先要辨清疾病处于何脏、何经，辨清疾病的性质，再决定选用哪一种操作法。如病在脾胃，属脾经，为虚证，则选补脾经和清胃经。

其次，根据五行相生相克的原理，在治疗时合理选用补或泻的操作法。如治疗肺虚咳嗽，可选用补本经即补肺经，补母经即补脾经以"培土生金"；或采用补肺经、脾经、肾经（即补本经、母经和子经），泻其相克之经即泻肝经的方法进行治疗，即"补三抑一法"。

3. 手法应用特点　小儿肌肤柔嫩、腠理疏松、神气怯弱，故在手法应用时特别强调轻快柔和、平稳着实，即轻而不浮、重而不滞、快而不乱、柔而有力、平稳和缓、柔中带刚、刚中有柔、刚柔相济，并注重手法补泻。有些手法的操作要领虽然和成人推拿手法相似，但应用的力度不同，且操作中还有一些值得注意的事项，如按法，有指按、掌按和肘按之分，小儿推拿临床多用指按，很少用掌按法，基本不用肘按法；搓法，成人推拿常用于四肢部，小儿推拿中除用在四肢部以外，还常用于胁肋部；抖法，成人推拿常用于腰和四肢部，小儿推拿还以抓抖的方式用于脐部。有的手法为小儿推拿所特有，如指推法中的旋推、直推、分推和合推法，在成人推拿中不用或少用。

4. 穴位应用特点　首先，因为小儿特殊的生理病理，十四经的发育尚不完备，推拿穴位的选用不仅常选用经穴、经外奇穴、经验穴和阿是穴等常见的几类穴位，还尤其多用"特定穴位"。其次，小儿推拿特定穴为小儿所特有，其表面形态不仅有点状，还有面状和线状之分。再次，小儿推拿特定穴多集中在两手肘关节以下，被广泛应用于小儿推拿临床，故有"小儿百脉皆汇于掌"之说。

第三节　小儿推拿的基础知识

一、小儿推拿的适应范围和禁忌证

（一）适应范围

小儿推拿的适应范围较广，不仅可用于治疗感冒、发热、咳嗽、哮喘、泄泻、便秘、呕吐、厌食、腹痛、疳证、遗尿、尿频、惊风、夜啼、抽动症等脏腑功能失调产生的病证，也用于小儿肌性斜颈、桡骨小头半脱位、髋关节半脱位等骨伤科病证和小儿脑瘫、佝偻病、近视、斜视等神经、五官科病证，还应用于一些新生儿疾病，并广泛应用于小儿保健。

（二）禁忌证

诊断不明确的疾病，正在出血或具有出血倾向的疾病，骨与关节结核和化脓性关节炎，各种恶性肿瘤的局部，烧、烫伤及各种皮肤病皮肤破损的局部，骨折早期和截瘫初期，极度虚弱的危重病患儿，患有严重的心、肝、肾疾病者。急性传染病需要治疗时，应注意按院感防控要求进行隔离治疗。

二、小儿推拿处方的组成原则

小儿推拿处方的组成原则与中药方剂处方的组成原则相同，即按君、臣、佐、使的处方原则组织各种操作法。其中，作为"君"的操作法针对疾病的主证，起主要治疗作用；作为"臣"的操作法可加强"君"的治疗作用；作为"佐"的操作法或加强"君"的治疗作用或协助"君"治疗一些次要证候；作为"使"的操作法，可起到"引经"作用，能使所有的操作法达到应有的效果。其表述方法是将手法、穴位、操作次数（或时间）结合在一起书写。如脾虚泄泻的基本处方组成为补脾经300次，补大肠100次，板门推向横纹100次；摩腹2分钟，揉脐、气海及关元100次，振腹1分钟；捏脊3～5遍，按揉脾俞、胃俞、血海、足三里，每穴约半分钟；揉龟尾100次，推上七节骨100次；擦腰骶部，以热为度。补脾经、补大肠共为"君"，具有健脾益气、助运止泻的作用。摩腹，揉脐、气海及关元；振腹，按揉脾俞、胃俞、血海、足三里；加强"君"的治疗作用，共为"臣"。板门推向横纹、揉龟尾、推上七节骨、擦腰骶部能涩肠止泻，共为"佐"。捏脊可调阴阳、理气血、和脏腑、通经络、培元气，为"使"，起到引经的作用。

三、小儿推拿处方的操作特点

（一）强调"操作法"的刺激量

刺激量主要以手法操作的力度和时间来衡量。适宜的刺激量，既可以提高患儿依从性，又能增强治疗效果。刺激量过大，会伤精耗气，刺激量过小，又达不到应有的效果。如明代张介宾在《类经》中提及："今见按摩之流，不知利害，专用刚强手法，极力困人，开人关节，走人元气，莫此为甚。病者亦以谓法所当然，即有不堪，勉强忍受，多见强者致弱，弱者不起，非惟不能去病，而适以增害……"

一般情况下，推拿的刺激量以患儿能愉快接受为宜，常以推拿次数或操作时间来表示。如

《推拿三字经》记载:"大三万,小三千,婴三百,加减良。"年龄越大,操作次数越多或操作时间越长。为保证一定的刺激量,虚证、寒证推拿的时间较长,力度较轻;实证、热证推拿的时间较短,力度较重。临床应根据患儿年龄大小、病情轻重、体质强弱等因素灵活选择应用操作法。

（二）强调处方的操作顺序

操作顺序的恰当与否,也是决定治疗效果的关键因素之一。小儿推拿临床应用中,常采用的操作顺序有3种,一是先头面部,次上肢部,再胸腹、腰背部,最后操作下肢部;二是先推主穴,再推配穴;三是根据患儿病情的轻重缓急,灵活决定操作顺序。临证操作时还应先用轻柔手法,将刺激量大的手法放在最后,避免引起患儿哭闹,影响进一步的操作和治疗效果。

四、影响小儿推拿疗效的主要因素

（一）处方组成恰当与否

小儿疾病的病因较为单一,很容易给人以错觉,认为小儿疾病单纯,不需辨证或无证可辨。其实,辨证论治是小儿推拿的精髓,必须先辨证,再按君、臣、佐、使的原则组织操作法。用推即是用药,主要的操作法一般为1～3个,其作用主要针对病因或主症,起主要治疗作用,起到"君"的作用;配伍的操作法起到三方面的作用,即加强主要操作法的治疗作用、对主要操作法具有制约作用或协助主要操作法治疗一些兼症,起到"臣""佐"或"使"的作用。正如骆如龙在《幼科推拿秘书》中指出的:"盖穴有君臣,推有缓急,用数穴中有一穴为主者,而一穴君也,众穴臣也,相为表里而相济者也。"否则,乱投手法,选穴不精、不准或穴位选用搭配不当等是影响疗效的主要因素之一。

（二）手法操作到位与否

手法是小儿推拿治病的主要手段,小儿推拿常用手法看似简单,其实有其深刻的内涵。正如《推拿捷径》所云:"推拿纯凭手法,施治需察病情,宜按宜摩,寓有寒热温平之妙,或揉或运,同一攻补汗下之功。"不掌握手法的操作要领,随心所欲,乱推一气,是影响治疗效果的又一主要因素。此种情形,《幼科铁镜》曾云:"不谙推拿揉掐,乱用便添一死。"

掌握每一个手法的操作要领,提高手法操作的质量;根据患儿的具体情况选择恰当的手法刺激量和手法的操作顺序等是衡量手法操作到位与否的关键因素。正如《医宗金鉴·正骨心法要旨·手法总论》中所言:"一旦临证,机触于外,巧生于内,手随心转,法从手出。"唯有达到这种境界的"到位"手法,才能取得"手到病除"的治疗效果。

（三）治疗时机选择得当与否

由于小儿具有特殊的生理和病理特点,施行治疗时必须选择恰当的治疗时机。如患儿处于饥饿、饱胀状态,操作室内的温度过冷或过热,患儿哭闹不止等均会影响气机运行,从而影响治疗效果。故实施治疗时,应让患儿处于身心愉悦舒适状态。患儿愿意接受治疗则疗效明显,否则疗效不佳。首先,环境要舒适。室内安静,保持一定温度,不可过冷或过热,空气既要流通,又要避免感受风寒;医者态度要和蔼,语言要亲切,指甲要剪平,天气寒冷时,要先将手搓热再操作。其次,要不饥不饱。一般选择进食后1小时左右进行。再次,体位要舒适。患儿体位的选择要以其自然舒适为要,可选择父母抱坐位、仰卧位或俯卧位,手法操作的顺序也应视患儿的具体情况而定,原则是既能让其愉快舒适的坚持一段时间,又能让其体位的变动越少越好，尽量用玩具、图书、音乐等辅助器具使患儿保持清醒、愉快、感应灵敏的状态，这是取得疗效的又一关键因素。

五、小儿推拿操作的注意事项

（一）环境

治疗室选择避风、安静，室内保持干净整洁，适宜的温度和湿度，空气流通。推拿后要注意保暖，避风寒，多喝温开水，忌食生冷。

（二）态度

医者态度和蔼，语言亲切，双手干净卫生，且保持温暖、柔软和光滑。经常修剪指甲，不可佩戴戒指、手镯等饰品，以免损伤患儿肌肤。

（三）体位

医者的体位和患儿的体位均要选择恰当。首先，对医者而言，应选择既能保存体力，不易疲劳，又便于与患儿交流和手法操作为宜，可选择床旁坐位，头侧高坐位，或患儿右侧站位等。其次，患儿的体位，以患儿感觉自然舒适，能保持较长时间，且便于手法操作为宜，可选择父母抱坐位、仰卧位或俯卧位等。小儿过分哭闹时，应尽量用玩具、图书、音乐等辅助器具安抚其情绪，或者适当变换体位，使其愉快、舒适为佳。

（四）推拿介质

小儿肌肤娇嫩，推拿操作中配合适宜的推拿介质，一方面可以保护皮肤，避免因擦破皮肤造成不必要的麻烦，降低患儿及家长的依从性，临床常用爽身粉、葱姜水、婴儿油等介质。另一方面，适宜的介质可借助手法，促进透皮吸收，起到推拿手法和介质的协同增效作用，提高治疗效果。

第二章 小儿推拿学发展简史

第一节 小儿推拿的起源

小儿推拿古称小儿按摩，它的起源可以追溯到远古。从时间上说，小儿推拿起源于殷商时期，经历了先秦两汉及晋、唐、宋、元时期，小儿推拿学科体系形成于明清时期，近现代得到快速发展。

从内容上讲，小儿推拿源于中医推拿和中医儿科的交叉融合发展。首先，按摩是人类最早的医疗方法之一，当人们在生产劳动和日常生活中，遇到损伤或寒冷时，会不自觉地用手去抚摩，本能的用手"按以止血，摩以消肿止痛"，进而促进损伤的修复或消除寒冷。这种自发的医疗行为，通过长期、反复的医疗实践，逐渐形成人类早期的医疗模式。其次，随着人们对儿科疾病认识的不断深入，形成了中医儿科学的独特理论体系。小儿推拿学即是在中医推拿学和中医儿科学的基础上逐渐融合发展而形成。

第二节 小儿推拿理论体系的形成和发展

一、明代以前——小儿推拿的萌芽与奠基

（一）先秦两汉时期

先秦两汉时期是中医理论基本框架和基本原则的奠基时期，小儿推拿在此时期也开始进入萌芽阶段。湖南长沙马王堆三号汉墓出土的《五十二病方》，为我国现存最早的医学著作，书中记载的推拿治疗"婴儿病痫""婴儿瘈"，是现今最早的关于小儿推拿方法的文字记载；书中还首次提到膏摩法，将很多中药"善洒，干，节炙裹乐（药），以靡其骚"。春秋战国时期，按摩疗法被广泛应用于医疗实践，当时民间医生扁鹊运用按摩、针灸成功抢救了尸厥证患儿。此时期出现了有史记载的最早的儿科医生，《史记·扁鹊仓公列传》中载："扁鹊名闻天下……来入咸阳，闻秦人爱小儿，即为小儿医。"

另外，《黄帝内经》记载的有关九针中的"圆针"和"锟针"就是当时按摩用的工具。《金匮要略》中首次记载了膏摩法用于祛除头风。膏摩发挥了手法和药物的协同作用，不仅可保护皮肤，还可提高疗效，后来由此发展而来的小儿摩囟门方等，为小儿推拿介质的使用奠定了基础。

（二）魏晋隋唐时期

魏晋隋唐时期，是推拿学发展的重要阶段，推拿在内、外、妇、伤、急症等各科及养生保健中得到广泛应用，并取得了巨大成就，小儿推拿散见其中。隋唐时期的"太医署"不仅在四个医学部门中设置了按摩科，将从事推拿（按摩）的医师分为按摩博士、按摩师、按摩工和按摩生等级别进行系统的教学和诊疗工作，还开设了体疗（内科）、疮肿（外科）、少小（儿科）、耳目口齿（五官科）、角法（拔火罐）和按摩等专科，对推拿治疗儿科疾病有了进一步的认识，并将膏摩广泛用于防治小儿疾病。隋唐为我国历史上政治、经济、文化等各方面较为昌盛的时期，医学教育的规范开展促进了推拿学的发展和中医儿科学的形成。

隋唐时期的许多医学著作中记载有按摩、儿科方面的内容。如，两晋南北朝时期，出现了《杂汤丸散酒煎薄贴膏汤妇人少小方》九卷、《范氏疗小儿药方》一卷等儿科专著。葛洪在《肘后备急方》中最早记载了严重危及小儿生命的"天行发斑疮"（天花）的典型症状和流行特点，并提出用指甲掐刺人中"救卒中恶死"的方法。另外，他还首次提出了目前治疗儿科疾病常用的捏脊法："卒腹痛……拈取其脊骨皮，深取痛引之，从龟尾至顶乃止，未愈更为之。"至今在儿科临床也具有重要的指导作用。巢元方《诸病源候论》五十卷，分六十七门，1720论，几乎每卷之末都有按摩导引的方法，其中专论小儿诸病的六卷，计255候，对小儿诸病的证候进行了比较详细的描述。唐代著名医家孙思邈所著的《备急千金要方》记载了用于儿科疾病的膏摩方，如"治逆死方""除热丹参赤膏方""治少小腹胀痛方""治小儿鼻塞不通及涕出方"等，还记载了用葱管击打法治疗小儿初生不啼的方法，该书提到的"小儿虽无病，早起常以膏摩囟上及手足心，甚辟寒风"的方法，可谓开创了小儿推拿保健之先河。唐代王超在《水镜图说》中记载的小儿指纹诊法是最早的验指纹法，丰富了小儿疾病的诊断方法。唐·王焘的《外台秘要》有"小儿诸病"专卷，载儿科用方400余首，关于推拿治疗的记载有"小儿夜啼至明不安寐……亦以摩儿头及脊验"等。

（三）宋金元时期

宋代，儿科从少小科改称小儿方脉科，说明了儿科已发展成为独立专科，中医儿科学的形成为小儿推拿奠定了坚实的基础。宋代第一部儿科专著《颅囟经》问世，其中论述了小儿"纯阳"的观点，小儿脉法及小儿惊、疳、癫、痫等的证治法。北宋著名的儿科之圣钱乙，遵《颅囟经》之旨，结合自己的临床经验，著成《小儿药证直诀》，创立了五脏证治法则。该书的问世，标志着中医儿科学理论体系的形成。至此，儿科理论体系的建立和广泛的推拿临床实践，为小儿推拿学的形成奠定了坚实的基础。

二、明清时期——小儿推拿理论体系的形成和发展

明清时期，随着推拿手法种类的不断增多，手法分类的渐趋合理，手法治疗疾病的范围不断扩大，"按摩""按跷"等开始规范为"推拿"称谓。此期，《小儿按摩经》的问世和一批小儿推拿专著的不断涌现，标志着小儿推拿已经形成了较为完整的学科理论体系。

最早的小儿推拿专题文献，见于1574年庄应祺补辑的《补要袖珍小儿方论》第10卷"秘传看惊掐筋口授手法论"中指出："凡看惊掐筋之法，看在何穴，当令先将主病证之穴，起手掐三遍，然后诸穴俱做三遍，就揉之。每日掐三次或四次，其病即退。"认为急惊应"内服镇惊清痰之剂，外用掐揉按穴之法，无有不愈之理。"慢惊则"宜中为主，仍以掐揉按穴之法，细心运

用，可保十全矣"。该篇不足 4000 字，内容简单，文字朴实，所述主要观点至今在临床仍具有重要的指导意义。

《小儿按摩经》（又名《保婴神术》《四明陈氏按摩经》，相传为四明陈氏编著）为我国第一部小儿推拿专著，也是我国现存最早的推拿专著。于 1601 年被杨继洲收载于《针灸大成》，故又称《针灸大成·按摩经》，该书从诊法、辨证、穴位、手法、治疗方法等对小儿推拿作了全面系统的论述，提出治病当"视病之虚实，虚则补其母，实则泻其子"，在诊法上当"先观形色，切脉次之"，在辨证上要"先别五脏，各有所主，次探表里虚实之由"。治疗上推崇推拿疗法，记载了掐、揉、推、按、摩、运、摇、摘、搓、分、合、刮、扯、推、拂等十余种单式小儿推拿手法，20 余种复式推拿手法和 50 余个小儿推拿特定穴，并认为"五脏六腑受病源，须凭手法推即痊"，还指出"以手代针之神求也，亦分补泻"。总之，该书总结了明代以前的小儿推拿成就，创立了小儿推拿学的理论体系，它的问世标志着小儿推拿学的形成。

明代另一本影响较大的小儿推拿专著是太医龚廷贤（字子才，号云林）著的《小儿推拿方脉活婴秘旨全书》（约成书于明代万历三十二年，即 1604 年），该书推崇钱乙之学术思想，简述了中医的理、法、方、药（推），并在详细论述小儿变蒸、病因病机、推拿穴位、手法、治疗方法等的基础上，对小儿推拿十二手法（复式操作法）论之尤详，是流传最早的单行本。编辑《中国医学大成》的曹炳章先生曾把此书誉为"推拿最善之本"，该书对完善小儿推拿的理论体系起到重要的作用。

1605 年，明代周于蕃总结前人成就，结合自己的临床经验编撰了《小儿推拿秘诀》。该书先后四次刻行，对后世影响很大。该书对手法、穴位和治疗，不只是单一的记叙，还有分析、归纳和总结。如提到"按而留之，摩以去之，揉以和之，搓以转之，摇则动之"以及"急摩为泻，缓摩为补"等言简意赅的理论，对当今儿科临床仍具有重要的指导意义。此外，书中记载诊法、推拿手法、穴位等之外，还有专门章节论述小儿推拿汗吐下说、节饮食说等内容。

清代小儿推拿的发展，主要表现在有关专著增多和临床应用更为广泛，诊疗水平也日益提高。可以说，小儿推拿始于明而盛于清。其中，对后世影响较大的专著有熊应雄的《小儿推拿广意》、骆如龙的《幼科推拿秘书》、夏云集的《保赤推拿法》、徐崇礼的《推拿三字经》、张振鋆的《厘正按摩要术》、夏鼎的《幼科铁镜》、陈复正的《幼幼集成》和唐元瑞的《推拿指南》等。

《小儿推拿广意》共分上、中、下 3 卷，是清朝最早的小儿推拿著作，该书记载了 20 种儿科常见病证及其推拿治疗方法，对后世小儿推拿影响深远。上卷首论治疗"当分六阴六阳，男左女右，外呼内应"，提出"推拿一道，真能操造化夺天功"；次叙各种小儿诊法，并强调望诊、闻诊的重要性，并介绍了推拿穴位和操作方法，图文并茂。

《幼科推拿秘书》作为小儿推拿入门书籍，全面总结了前人理论和临床经验。全书分五卷，卷一主述儿科诊法；卷二记载穴位 170 余个，有 140 多个小儿特定穴；卷三论推拿手法，其中除有 42 种一般推拿手法之外，还记载有 13 种复合操作手法，并对小儿推拿特点穴位与经络的关系作了初探；卷四、卷五为治疗篇，强调推拿穴位配伍，认为取穴应分主次，强调主穴先推、久推。指出："手法推之数目，即一定之一岁三百，不可拘也。又要审定主穴，某病证，以某穴为主，则该用者在前，而此主穴，多用功夫，从其重也。"

《推拿三字经》以三字为句，朗朗上口，通俗易记，易于流传。其治疗方法具有取穴少而精、操作时间长而次数较多的特点。

《保赤推拿法》简要实用，专论操作法，介绍了86种手法，并阐明推、拿、挤、搓等12种手法的操作要领，"语极浅近，义极明显，图极清晰"，对后世有一定影响。后来出版的一些书籍，如《推拿抉微》《增图考释推拿法》等就是以此书为蓝本编写的。

《厘正按摩要术》分四卷，是一部较为完备的集光绪十四年之前小儿推拿疗法之大成的专著。该书以明代周于蕃的《小儿推拿秘诀》为蓝本，删其重复，正其错误，补其缺漏，重新修订而成，故名"厘正"。卷一为"辨证"，除望、闻、问、切四诊外，新增按胸腹诊法。卷二为"立法"，对明代以来流行的按、摩、掐、揉、推、运、搓、摇等八种小儿推拿基本手法作了全面总结，首次提出"小儿推拿八法"的概念。卷三为"取穴"，介绍十四经穴、小儿推拿特定穴和水中捞月、二龙戏珠、猿猴摘果等复式操作法，其经络、穴位和操作均配图解。卷四为"列证"，介绍惊风、呕吐、泄泻、咳嗽等24种病证的辨证、推拿和方药治疗。该书另一突出之处是对所有前人的资料均载明出处，为后人学习和研究提供了很好的借鉴。

《幼科铁镜》主张"望面色，审苗窍，从外知内"，强调推拿要正确施行辨证论治，并重视推拿补泻。书中"推拿代药赋"将各类手法类比于中药，为理解和普及小儿推拿做出了贡献。书前提出"九恨""十三不可学""十传"等观点，对今天提倡医者树立高尚的医德医风仍具有现实意义。

《幼幼集成》对望指纹在儿科疾病中的诊断价值作了较正确的评价，认为既不可全盘否定，也不可夸大其作用，所归纳的当以"浮沉分表里，红紫辨寒热，淡滞定虚实"诊断方法为后世医者采纳。他还主张小儿勿轻易服药，应取综合治疗，书中介绍的"神奇外治法"即为是行之有效的小儿推拿法。

《推拿指南》详细论述了61种眼疾的推拿手法，如"凡眼不能远视者，水盛而火衰也。宜补心经，补脾土，掐离宫，清肾经，掐肾节"。这是此前推拿专著中少见的，为推拿治疗眼病奠定了基础。

三、近现代时期——小儿推拿学的成熟与昌盛

近代，陆续问世的《推拿捷径》《推拿诀微》《增图考释推拿法》《小儿推拿补正》等专著对小儿推拿的治疗原则及其适应证等方面做了较为系统的阐述，使小儿推拿在理论及临床应用方面有一定的发展。但是，民国时期的政府出台了一些不利于中医发展的卫生政策，采取排斥和歧视中医，甚至妄图取缔中医的态度，使中医濒于绝境，小儿推拿作为中医学的一部分也深受影响。鉴于其疗效独特、经济安全、简便易行等优势，小儿推拿仍然活跃于民间，并在民间得到广泛的推广和应用。这种分散于全国各地的发展模式，促使小儿推拿按照各自地域流行特点和民间要求形成了多种各具特色的学术流派，如山东的齐鲁小儿推拿、湘西的刘氏小儿推拿、北京的冯氏捏脊流派等。

中华人民共和国成立后，随着党对中医药政策的不断重视和落实，推拿在临床、教学、科研以及推拿科室人才队伍建设等各个方面出现了繁荣昌盛的景象。1956年，上海首先开办了推拿训练班，其后，又相继成立了中国第一个推拿专科门诊和推拿学校，全国各中医院校陆续开设推拿课程，各地有条件的中医院也陆续增设了推拿科或小儿推拿专科，很多小儿推拿古籍得到了重印和再版，并新编出版了不少小儿推拿著作，如张汉臣的《实用小儿推拿》、金义成的

《小儿推拿学》等。2011 年，中国中医药出版社组织编写了供针灸推拿学专业使用的新世纪全国高等中医药院校创新教材《小儿推拿学》，此后全国性的多版教材陆续面世，小儿推拿迎来了一个迅速发展的全新时期。

近年来，借助病理生理、物理化学、分子生物学、生物力学、蛋白组学、免疫学等学科现代技术手段开展小儿推拿临床及基础研究的项目不断增多，有关小儿推拿的论文论著逐渐涌现，许多国家和地区推拿爱好者之间的交流合作也不断广泛深入。小儿推拿的治疗范围不断扩大，不仅用于治疗小儿内、外、骨伤、五官科疾病，还用于一些初生儿疾病的治疗及儿童保健复领域。这些都有力地推动了小儿推拿学临床、教学和科研的发展，促使小儿推拿学科不断成熟与昌盛。

小儿推拿学作为一门既古老而又年轻的学科，其独特的临床疗效和优势，必将吸引越来越多的医务工作者研究和运用，小儿推拿学的蓬勃发展将对我国及世界儿童的健康事业做出新的更大的贡献。

中篇 技能篇

第三章 推拿常用功法

第一节 概述

一、推拿功法的概念

"功"指"功夫"，即功能与能力；"法"为方法或技巧。"推拿功法"指从事推拿工作者为获取"功能与能力"需要进行锻炼的特定方法。即锻炼者通过发挥主观能动作用对身心进行自我锻炼，使身体的局部和整体机能得到改善和提高的方法，属于"主动性的自我调整"过程，此过程使机体进入到积极地调整、修复状态。学习者可通过对特定功法长期、反复的刻苦锻炼，逐渐获得从事推拿专业工作的机体功能和负荷能力，提高手法的功力技巧，充分发挥推拿疗法的临床医疗效果，并通过自我身心的锻炼激发人体的潜能。传统功法的训练是手法技能训练的基础，是中医推拿学的重要组成部分。

推拿功法最早源于人们的日常劳作。如《素问·移精变气论》记载："往古人居禽兽之间，动作以避寒，阴居以避暑。"《后汉书·华佗传》曰："是以古之仙者，为导引之事，熊经鸱顾，引挽腰体，动诸关节，以求难老。"华佗的弟子吴普学练五禽戏"年九十余，耳目聪明，齿牙完坚"。源于民间的功法经过历代医家不断实践、总结和整理，逐渐形成既有理论指导，又符合科学锻炼的强身健体、防治疾病的推拿系列功法。

二、推拿功法锻炼与小儿推拿

功法锻炼可增强小儿推拿医师的身心素质，使其力量、耐力、柔韧性和灵敏性等各项身体素质得到全面发展。小儿推拿治病的手段主要是推拿手法，手法以力的形式作用于体表特定部位或穴位，需要推拿医师具有良好的身体和心理素质。如《灵枢·官能》记载："语徐而安静，手巧而心审谛者，可使针灸……缓节柔筋而心和调者，可使导引行气。""外练筋骨皮，内练一口气"，通过长期的功法锻炼，可以"筑其基，壮其体"，并能"以意领气，以气贯力"，使锻炼者的脏腑器官功能及肢体力量、耐力、柔韧性和灵敏性等各方面的能力得到明显提升，达到全面提升身心素质的目的。

功法锻炼可增强小儿推拿手法的功力技巧，增加手法功效。小儿推拿手法的基本技术要求着重强调轻快柔和，平稳着实。要达到这样的技术要求，首先要掌握一指禅推法、擦法等各类手法，并达到"持久、有力、均匀、柔和、渗透"的境界。手法操作是力量和技巧的完美结合，稳柔灵活，实而不滞，才能使力量既渗透，又能适达病所而止，尤其是对新生儿，手法更要轻柔缓和。长期的功法锻炼，医师臂力、指力、关节灵活性和肌肉韧带柔韧性等身体素质的提升，可以增加手法的功力技巧，如"易筋经"着重强调较长时间的肌肉静止性锻炼，能增强全身肌肉的肌力和持久力，对掌握"振法"的操作有很大的帮助，可切实提高"振法"的功效。"易筋经"功法中的摘星换斗势锻炼对掌握"一指禅推法"具有非常好的帮助。"少林内功"功法中的前推八匹马，要求意气贯掌，劲力含蓄，可提高"擦法"的透热效果。从某种角度上说，推拿手法的反复训练也是一个调身、调息和调心的功法锻炼过程，按照手法操作规范及动作要领进行反复训练才能使手法形神兼备，体现手法的功力技巧，纯熟的手法才能"手随心转，法从手出"，变通在心。正如骆如龙在《幼科推拿秘书》中所言："初生轻指点穴，二三用力方凭，五七十岁渐推深，医家次第神明。"坚持功法锻炼，才能做到"一分功夫，一分疗效"，如《医宗金鉴·正骨心法要旨》所言："一旦临证，机触于外，巧生于内，手随心转，法从手出。"

指导患儿家长锻炼，可以发挥整体治疗优势，增强疗效。中医学认为，健康是一种阴阳平衡的无病状态，正如《素问·生气通天论》所言："阴平阳秘，精神乃治。"世界卫生组织认为，健康是指身体、心理和社会适应能力等方面的完好状态，包括躯体健康（physical health）、心理健康（psychological health）、社会适应良好（good social adaptation）和道德健康（ethical health）。家长的健康，尤其是家长心理、社会适应能力和道德方面的健康与否对患儿的影响很大。如部分家长因专注照顾患儿，颈肩腰背部的肌肉和韧带容易劳损，表现出持续或间歇性发作的颈肩腰腿部疼痛，甚至功能障碍，我们可以指导其练习推拿功法"易筋经"中的"九鬼拔马刀势"和"掉尾势"等；若出现失眠、紧张、焦虑或抑郁，可指导他们练习"易筋经"中的"韦驮献杵势""三盘落地势"等。从中医整体观的角度看，患儿自身五脏六腑和四肢百骸是一个整体，患儿与自然环境是一个整体，患儿与社会环境也是一个整体，家长是患儿社会环境的重要组成部分，身心健康的家长可以帮助患儿缓解紧张情绪，充分发挥家庭的整体治疗优势。另一方面，身心健康的家长具有较好的学习能力，我们可以教会他们配合做一些简单的小儿推拿操作法，以增强临床疗效。

三、推拿功法锻炼的基本要素

推拿功法的锻炼，须体现调身、调息和调心三个基本要素的有机结合，才能达到应有的锻炼效果。

1. **调身** 指调节功法锻炼的姿势。每一种功法均有自己独特的锻炼姿势，如易筋经的姿势特点是动作与呼吸密切配合，始终采用静止性用力；少林内功则着重于腰腿根基霸力的锻炼及上肢肌力柔韧性和灵活性的练习。尽管功法不同，姿势亦异，但对调身的要求都一样，就是要自然放松，这里的松不是指松松垮垮，而是松而不懈。在放松的前提下保持一定的姿势，才能达到锻炼的目的，故"形松"是调身的关键。

2. **调息** 指调节呼吸，又称吐纳、练气、调气、养气等，是推拿功法锻炼中的一个重要环节之一。功法锻炼者在调身的基础上，有意识地调整自己的呼吸，探求与自己身体状况相适应的呼吸方法，即为调息，亦称息法或御气。古人曾形象地比喻为"御气如伏虎"，说明在功法锻炼过程中，若能有意识地正确运用好调节呼吸的方法，则可"如虎添翼"，使身心健康的水平不断提升；若驾驭不好，则反为虎伤而出现异常反应，有损健康。推拿功法锻炼中常用的呼吸锻炼方法有静呼吸法、腹式呼吸法和意呼吸法等，但绝大部分功法要求呼吸自然平和，在自然平和的原则指导下，尽量做到呼吸"深、长、细、匀"。深是指呼吸之气深达下焦，长指一呼一吸的时间较长，细指呼吸之气出入细微，匀指呼吸之气的出入均匀，无忽快忽慢现象。故"气平"是调息的关键。

3.调心　指调节功法锻炼的"心意"，即"心"的功能状态。心为君主之官，主神明，是领御全身脏腑、经络及四肢、百骸功能的主宰。功法锻炼者掌握并运用特定的意念内控技术与方法来调控身、息，使精气神渐臻合一的过程。良性的意识思维和情绪（愉悦、快乐、轻松等）可调整大脑皮质的兴奋与抑制过程，保持人体的健康状态，即中医所谓"正气存内，邪不可干"。心中无物，杂念不起，意念能够高度集中在功法练习上，才能使功法练习发挥效用。故尽管推拿功法锻炼中常用意守法、松静法、默念法、观想法和诱导法等调心方法，但"心定"仍是调心的关键。

四、推拿功法锻炼的基本要求

在具体功法的锻炼过程中，需要做到"静、舒、恒"的基本要求。

1.静　指安静，分两个层面，一方面指环境安静，要求有安静、温暖舒适的锻炼环境，有利于放松身心，尽快入静。另一方面指心情平静，要求锻炼者不断排除杂念，达到"精神宁静"的一种状态，也可以反过来说，是在安静状态下的一种特殊的觉醒。

2.舒　即舒适，也分两层含义，第一是指环境舒适，功法锻炼的环境宜安静、空气新鲜、温度和湿度适宜，最好选择有花草树木的地方，有柏树、梧桐等树木较好，避免枯树旁锻炼。第二指身体舒适，即衣着宽松、身心放松（五脏六腑及四肢百骸均需放松），忌饥饱练功，忌强忍溲便，忌汗出当风，忌劳逸失度，忌纵欲耗精，忌纵口暴饮。

3.恒　指恒心，即功法锻炼要循序渐进，持之以恒。首先，要从思想上坚信选定功法的强健作用，树立对功法锻炼的信心。其次，要有决心和恒心。有了坚定的信心，才不会遇到困难就放弃，避免犹豫不决，举棋不定，才会有坚定不移的意志，这就是决心。决心好下，但没有恒心，等于没有决心。功法锻炼效果需要一个从量变到质变的过程，这个过程需要时间和精力的累积，即"百日一小成，千日一大成"。三天打鱼，两天晒网，难以取得良好的效果。故功法锻炼的运动量（锻炼强度、密度、时间、数量、功法项目特性等）需由小到大，循序渐进，持之以恒，才能"功到自然成"。

五、推拿功法锻炼的注意事项

（一）功法练习前注意事项

1.功法选择恰当　充分认识功法练习在专业技能训练中的重要性与必要性，根据需要选择适宜的功法，并了解所学功法的理论基础及实际练习的重点和难点，做好循序渐进、勤学苦练、持之以恒的思想准备。

2.环境选择适宜　选择安静的场地，室内光线要充足，空气要新鲜，温度和湿度适宜，空气流通，但又要避免感受风寒。

3.**衣着宽松舒适**　选择宽松舒适的衣服，不宜穿太多或过紧，不宜穿皮鞋或高跟鞋，以穿软底布鞋、球鞋或功法练习鞋为宜。

4.**身体自然放松**　锻炼前可做散步、蹲起、摇肩等整理放松活动，并先解大小便，使身体感觉舒适自然，以使气血通畅。

5.**避免饥饱练功**　饥饿状态，人体气血运行不畅；饱餐后，气血运行集中于消化器官，均不利于气机顺畅。故，推拿功法常选择进食后1小时左右练习。

（二）功法练习过程中注意事项

1.**思想集中**　要注意排除杂念，形神合一。不能心猿意马，左顾右盼，不随意开玩笑。要身心放松，"恬惔虚无"才能"精神内守"。

2.**呼吸自然**　按具体功法锻炼的要求调匀呼吸，不可屏气、憋气、闭气、提气，以免发生"胸胁屏伤"等不良事件。

3.**及时处理功法偏差**　功法练习中若出现热、凉、动、摇等异常感觉，或头晕、胸闷、胸痛、烦躁等不适感称功法偏差。出现功法偏差，应立即停止练习，并调节呼吸，运用按揉、拍击等推拿手法疏经通络，以免走火入魔。

（三）功法练习后注意事项

1.**忌汗出当风**　因为出汗时，人体腠理疏松，毛孔开放，宜感受风寒暑湿等六淫之邪而致病，此时宜 "避风如避箭"。

2.**忌纵欲耗精**　"夫精者，身之本也。"有精就能化气，能保持人体精力充沛、气机旺盛。养精、养气、养神是功法练习的宗旨，故需节制性生活。

3.**忌纵口暴饮**　脾胃为后天之本，为气血生化之源，功法练习后应注意保养胃气。纵口暴饮容易损伤脾胃功能，故，功法练习后可饮用温热茶水，或一些营养性饮料，避免纵口暴饮。

4.**注意劳逸结合**　功法锻炼可以调和气血，保持气血运行的通畅，但要注意劳逸适度。过劳，或过逸，均可伤精耗气。正如《素问·宣明五气》言："五劳所伤，久视伤血，久卧伤气，久坐伤肉，久立伤骨，久行伤筋。"

第二节　易筋经

一、概述

"易"指"改变、变化、改良"，"筋"指筋脉，《说文解字》曰："筋，肉之力也；腱，筋之本也。"包括肌肉、肌腱、韧带、筋膜、关节等。"经"指方法、经验、学问。简单地说，易筋经就是可以改变经脉的方法，古有"一年易气，二年易血，三年易精，四年易脉，五年易髓，六年易骨，七年易筋，八年易发，九年易形"的描述，易筋经是古代劳动人民仿效舂谷、载运、进仓、收囤等各种农活姿势演化出来的旨在可以改变经脉、伸筋拔骨、强身健体的一套锻炼动作。易筋经通过发挥主观能动作用，以一定的姿势，借呼吸诱导，逐步加强筋脉和脏腑的功能。

相传，易筋经为南北朝时期的达摩所创。目前已有的版本中，以章氏辑本《易筋经》为最早，成书于道光三年（1823年）。清代潘霨于咸丰八年（1858年）年整理编撰《易筋经十二图》，收录于《卫生要术》。光绪七年（1881年），清代王祖源将易筋经十二图摹刻于《内功图说》中，广为流传。一指禅推拿名家朱春霆对易筋经进行了高度评价："使气得以运周全身，宣达经络，使骨壮筋柔，体强身健。"

二、易筋经的特点

（一）动作与呼吸密切配合

易筋经练习旨在达到"内练脏腑，外练筋骨"之功效。锻炼过程中，每一势动作都要求与意念、呼吸密切配合。呼吸以自然舒适为宜，常用的呼吸方法有自然呼吸、顺腹式呼吸和逆腹式呼吸。初练者，一般以自然呼吸为宜，待练到一定程度后，可逐渐过渡到顺腹式呼吸，或逆腹式呼吸。动作姿势、呼吸与意念自然配合，做到意气形合一，才能疏经通络、益气养血、调和阴阳，扶正祛邪，达到防治疾病、强身健体之目的。

（二）始终采用静止性用力

易筋经属"静功"范畴，但静中有动，每一个姿势动作均采用静止性用力，同时配合意念，做到"以意领气，以气贯力"，意气相随，循经络而达四肢，以改善体质，增加臂力、腕力、指力等，"久练内壮外强"。如易筋经第八势"三盘落地势"中有这样的描述"……两掌翻齐起，千斤重有加……"即要求动作、呼吸和意念要配合协调，起身时吸气，双手静止性用力，意念两掌上托如托千斤重担；下蹲时呼气，意念两掌下按，如按水中浮球。松静自然、准确柔和、意守丹田、持之以恒。

三、易筋经的作用

（一）协调平衡，改善脏腑功能

易筋经的功势不繁杂，但要求躯干与上下肢之间、肢体与肢体之间的动作对称协调，彼此相随，密切配合，静中有动，动中寓静，动静结合。动以练形，肌肉、肌腱、韧带、筋膜、关节等有形之"筋脉"得以加强；静以养神，心神安宁，神明则下安，以此协调统帅各脏腑功能；练养相兼，脏腑、经络、营卫、气血、津液及四肢百骸协调平衡，五脏六腑功能改善，进而促进身心健康。

（二）伸筋拔骨，骨壮筋柔

易筋经的功势锻炼，要求躯干与四肢充分伸展，使全身的骨骼及关节在定势动作的基础上，尽可能地全方位运动。如"九鬼拔马刀势"中的脊柱左右旋转与伸筋拔骨动作，"打躬势"中脊柱的拔伸前屈，"掉尾势"中脊柱背伸状态下的侧屈和前屈动作等。研究表明，充分的肢体屈伸，牵伸骨关节及其周围软组织，可提高肌肉、肌腱、韧带等软组织的伸展性，以及骨关节的柔韧性和灵活性，达到骨壮筋柔。脊柱的拔伸屈曲运动，还可通过刺激背部俞穴、疏通夹脊，顺畅任督二脉，调节脏腑气机，达到预防疾病、强身健体和延年益寿的目的。

（三）气力结合，锻炼全面

《易筋经·膜论》曰："夫一人之身，内而五脏六腑，外而四肢百骸，内而精气与神，外而筋骨与肉……故修练之功全在培养气血者为大要也。"通过易筋经功势的锻炼，调身、调息和调心有机结合，不仅能强筋健骨，增加臂力、腕力和指力，还能疏经通络、益气养血，即通过易筋经的长期锻炼，既能练力，又能练气，可以意领气，达到意到气到，气到力到，气力结合，锻炼全面。

易筋经十二势，最好按顺序练完，以保证全身经脉的气血调和。也可根据自身情况选练某一势或数势。锻炼要端正态度，明确目的，循序渐进，持之以恒，时间上由少到多，练功要求上要由浅入深，运动量逐渐增加，最后达到"久练内壮外强"的目的。

四、易筋经功势（十二势）

第一势　韦驮献杵势

【原文】立身期正直，环拱手当胸；气定神皆敛，心澄貌亦恭。

【语释】选择站立位，身体正直，双手环抱于胸前；平定气息，精神内守，内心清静，面容端庄坦然（图 3-1）。

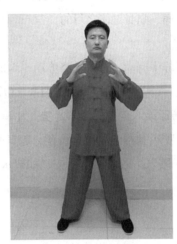

图 3-1　韦驮献杵势

【功势】

1. **预备**　并步站立，全身放松。两目平视前方，头如顶物，口微开，舌抵上腭，上颏微向里收，神情安详。含胸，直腰拔背，蓄腹收臀，提肛松肩，两臂自然下垂于身体两侧，中指贴近裤缝。双膝空松，两脚相靠，足尖并拢（以下各势的预备势均与此相同）。

2. **两臂展平**　左脚向左横跨一步，与肩同宽。两臂外展，掌心向下，与肩相平，肘、腕、指自然伸直。

3. **合掌抱拢**　两手掌心向前，胸前合拢，屈肘内收，双掌合十当胸，指端朝上，肩、肘、腕相平。在此姿势下做定势练习，又称童子拜佛势。

4. **旋臂指胸**　两臂内旋，两掌指端指向天突穴，保持 1～2 分钟。

5. **环拱抱球**　旋腕，使指端向上。两掌向左右缓缓拉开，双手在胸前呈抱球状，沉肩，垂肘，十指微屈，掌心相对。两目平视，意守丹田，呼吸自然。在此姿势下做定势练习，又称抱球势。

6. **收势**　用鼻深吸一口气，再慢慢用口呼出，两手同时缓缓下落于体侧，收左脚恢复为预备势。

【要领】

1. 两足之距与肩等宽，全身放松，头如顶物，口微开，舌抵上腭，上身端正，两肩松开，蓄腹收臀，两掌心相对，拱手抱球。

2. 自然呼吸，全神贯注，心平气静，气沉丹田。

【应用】本势为调身、调息、调心的基本功法，是易筋经锻炼的基础。重点锻炼三角肌、肱二头肌、桡侧腕伸肌群、前臂旋前肌群、肛门括约肌等，久练可增强臂力和肩关节悬吊力，有利于锻炼手法的持久力，并可使气机调畅、血脉畅达。

第二势 横担降魔杵势

【原文】足指挂地，两手平开；心平气静，目瞪口呆。

【语释】足趾抓地像木柱一样扎根在地里，两手水平展开；心平气和，保持安静，双目圆睁，闭嘴咬齿（图3-2）。

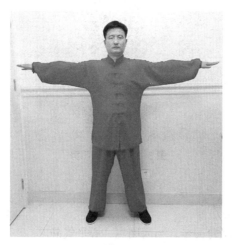

图3-2 横担降魔杵势

【功势】

1. **预备** 同韦驮献杵势。

2. **两手下按** 左脚向左横跨一步，与肩同宽。两手用力下按，掌心朝下，指端向前，腕背伸，肘挺直，两目平视。

3. **提掌前推** 两手翻掌上提至胸前，前臂尺侧用力，徐徐向前推出，高与肩平。

4. **双手横担** 双手同时向左右水平展开，以拇指桡侧用力为主，至两臂伸直，呈一字分开，肩、肘、腕、掌、指相平。

5. **翻掌提踵** 两手同时翻掌，掌心向下，两脚跟同时向上提起，两膝挺直，身体略微前倾。双目圆睁，闭嘴咬牙，定势3～30分钟。

6. **收势** 深吸一口气，然后慢慢呼出，肩、肘、腕、两手掌依次落下，同时足跟落地，收左脚恢复至预备势。

【要领】

1. 两手平开，与肩相平；足跟上提，以足尖、足趾着地；两肩沉重，如负重担。

2. 两膝挺直内夹；深长呼吸，双目圆睁，闭嘴咬牙，心平气静。

【应用】本势锻炼的重点是三角肌、肱三头肌、前臂伸肌群、股四头肌、腓肠肌、趾伸肌群、肛门括约肌、眼轮匝肌、咬肌等，久练可增强臂力、腿力，有利于一指禅推法、滚法、揉法持久力的训练。

第三势 掌托天门势

【原文】掌托天门目上观，足尖着地立身端；力周骸胁浑如植，咬紧牙关不放宽；舌可生津将腭抵，鼻能调息觉心安；两拳缓缓收回处，用力还将夹重看。

NOTE

【语释】掌在天门穴处上托，两目内视掌背，足尖着地，身立端直；腿胁贯力，浑然如大树一样生根，牙齿咬紧，不要放开；舌抵上腭，可以生津，鼻调呼吸，心神安定；两拳收回，缓慢用力，犹如夹持重物一般（图3-3）。

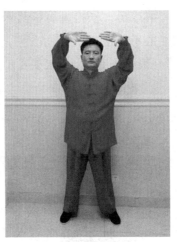

图 3-3　掌托天门势

【功势】

1. **预备**　同韦驮献杵势。

2. **平步静息**　左脚向左横跨一步，与肩同宽，心平气静。

3. **提掌胸前**　两手掌心向上，指端向前，同时缓缓上提至胸前。

4. **翻掌托举**　两手同时旋腕翻掌，掌心朝天，两臂用力上托，高举过头，四指并拢，拇指外分，两手之虎口相对。

5. **提踵上观**　两足跟上提，使足尖着地，两膝微挺，身体略微前倾。头略后仰，双目通过天门穴，向上内视掌背。呼吸自然，定势 3 ～ 30 分钟。

6. **收势**　深吸气，旋腕，两掌变拳缓缓下拉至胸前；徐徐呼气，两手下落至体侧，足跟随手落下，收左脚恢复至预备势。

【要领】

1. 两臂向上托举，不宜过分贯力。双目通过内视法注视掌背，不须过分抬头仰目。

2. 提足跟时须微向两侧分开，使三阳之气血上升，合络督脉。督脉阳气充足，背后三关（玉枕、夹脊、尾闾）自然流畅，姿势也就平稳了。舌抵上腭、咬牙、提肛以交通督、任二脉。

【应用】本势锻炼的重点是上肢屈伸肌群、斜方肌、背阔肌、腓肠肌、肛门括约肌等，久练可提高腕力、臂力和腿力，有利于搓法、抖法、搓法的训练，提高机体整体的平衡协调能力。

第四势　摘星换斗势

【原文】只手擎天掌覆头，更从掌内注双眸；鼻端吸气频调息，用力收回左右伴。

【语释】一手托天，覆掌心向下对头，双目凝视掌心；鼻吸口呼频频调节呼吸，收回时用力，左右动作相同（图3-4）。

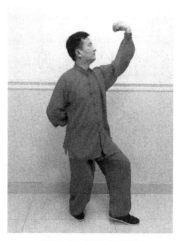

图 3-4 摘星换斗势

【功势】

1. **预备** 同韦驮献杵势。

2. **握拳护腰** 两手握拳,拇指紧握于拳心内,两拳提至腰侧,拳心向上,平心静气。

3. **丁步下蹲** 右足向前跨半步,两足相隔一拳,成丁字步势。左腿弯曲下蹲,右足尖着地,足跟提起离地约 2 寸,身体不可前倾后仰,不可左右歪斜。双手同时动作,左手握空拳,向后置于腰部,右手呈钩手垂于右大腿内侧。

4. **按腰钩手** 左手握拳紧靠于腰眼,右手五指并拢屈曲如钩状,屈腕沿胸向上举起,至身体右侧,离前额右侧约 1 拳(10cm)。

5. **目注掌心** 右手指端回收向右略偏,头同时略向右侧抬起,双目注视掌心,紧吸慢呼,使气下沉,两腿前虚后实。定势 2 ~ 15 分钟。

6. **收势** 深吸气,右脚收回,右手钩手同时回收至胸前;徐徐呼气,右手变掌落于体侧,并步直立回收至预备姿势。

左右交换,动作相同,方向相反。

【要领】

1. 单手高举,五指须捏拢,屈腕如钩状;肘向胸前,指端向下,头微偏,松肩。

2. 两目注视掌心,舌抵上腭,口微开,呼吸调匀,臀微收。

3. 双腿成丁字步,前虚后实(前腿虚中带实,负重 30% ~ 40%;后腿实中求虚,负重 60% ~ 70%)。

【应用】本势锻炼的重点是上肢屈伸肌群、下肢屈伸肌群、提肛肌等,久练可增强臂力、腕力、腰力和腿力,并可协调气机、提高机体的柔韧性和协调性,有利于一指禅推法、滚法和振法的训练。

第五势 倒拽九牛尾势

【原文】两髋后伸前屈,小腹运气空松;用力在于两膀,观拳须注双瞳。

【语释】两腿前屈后伸成弓箭步,小腹运气保持空松;两臂膀用力,双目凝视拳心(图 3-5)。

NOTE

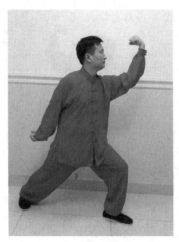

图 3-5　倒拽九牛尾势

【功势】

1. **预备**　同韦驮献杵势。

2. **握拳护腰**　左脚向左平跨一步，成开立步势。两手握仰拳护腰。平心静气，双目平视。

3. **马步提掌**　屈膝下蹲成马步，两拳下按至两腿之间，再用力上提至胸前，由拳化掌，成抱球状。头端平，目前视，前胸微挺，后背如弓，沉腰屈膝，两脚踏实，松肩垂肘。

4. **左右分推**　旋转两掌，使掌心各向左右，坐腕，徐徐用力左右分推，至肘直。松肩、挺肘、腕背伸，肩、肘、腕相平。定势 1～2 分钟。

5. **弓步拽紧**　身体向左侧，成左弓右箭步。两上肢同时动作，握拳在胸前交叉，左上肢外旋，屈肘成半圆状，手握空拳用力，掌心对面，高不过肩，双目注拳，肘不过膝，膝不过足尖，右上肢内旋后伸，双手同时作扭转用力。定势 2～8 分钟。

6. **收势**　深吸一口气，徐徐呼出，身体转正，还原成预备姿势。

左右交换，动作相同，方向相反。

【要领】

1. 两腿前弓后箭，前肘微屈，似半圆，呈外旋向后用力，拳高不过肩，肘不过膝，膝不过足尖；后肘微屈，呈内旋向前用力。

2. 双手同时作扭转用劲，如绞绳状。肩松，重心下沉，目视拳心（内视劳宫），少腹藏气含蓄，运气于丹田。

【应用】本势锻炼的重点是上肢屈肌群、两臂旋后肌及旋前圆肌、下肢各肌群，增强臂力、指力和下肢力量，有利于一指禅推法、抖法、㨰法、振法功力的训练。

第六势　出爪亮翅势

【原文】挺身兼怒目，推手向当前；用力收回处，功须七次全。

【语释】身体挺直，两目圆睁，用力前视，双手向前推；再用力往后收回，整个功势须反复练习 7 遍（图 3-6）。

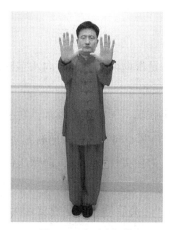

图 3-6 出爪亮翅势

【功势】

1. **预备** 同韦驮献杵势。

2. **握拳护腰** 并步站立，两手握拳，拳心向上，上提腰侧。

3. **提掌前推** 两手缓缓上提至胸，由拳变掌，掌心向上，拇指桡侧用力外展，随呼气向前推出，至两臂伸直，高与肩平。

4. **内旋翻掌** 两手缓缓旋腕翻掌，掌心向下，拇指相对，肩、肘、腕、掌相平。

5. **坐腕亮翅** 两腕尽力背伸，成坐腕翘指，肘直腕伸，十指用力外分，使劲贯于指端。头如顶物，两目视指端，挺胸收腹，膝直足实，气欲沉。吸收呼推，如此反复 7 次。

6. **收势** 深吸气，两手握拳收回至腰间；慢慢呼气，两手由拳变掌下落至体侧，还原成预备姿势。

【要领】

1. 并步直立，头如顶物，挺胸收腹，膝挺直，脚趾抓地，目视指端，气欲沉。

2. 坐腕翘指时，肘直腕伸，力贯指端；吸气收回，呼气前推，收推动作要圆活而缓慢。

【应用】本势锻炼的重点是上肢屈伸肌群和十指的指力。久练可气随意行，使劲力由肩臂、腕贯于指掌，提高平推法、擦法等手法的功力。

第七势 九鬼拔马刀势

【原文】侧首弯肱，抱顶及颈；自头收回，弗嫌力猛；左右相轮，身直气静。

【语释】头稍偏向侧旁，屈臂用掌抱住头顶和颈项；从头部收回，不要嫌力量太大，左右手相轮换，身立正直，心平气静（图 3-7）。

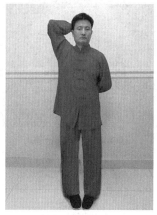

图 3-7 九鬼拔马刀势

【功势】

1. **预备**　同韦驮献杵势。

2. **仰掌护腰**　足尖相对，左右足根向两侧分开呈内八字形，膝直足平，提掌护腰，两手四指并拢伸直，掌心向上。

3. **上举下按**　两掌缓缓上提至胸前，同时旋腕翻掌，右手掌心朝天，上举过头，肘关节伸直，腕背伸，指端向左。左手下按，掌心向下，指端向右。

4. **抱颈按背**　右手屈肘落下，抱住头枕及颈项，前臂压住后枕部；左手翻掌尽量上提，掌心向前，紧按背部。

5. **与项争力**　颈部用力上抬，使头后仰，右手前臂用力下按后枕部，使二力抗争。定势2～8分钟。

6. **收势**　深吸气，双手分别从颈项或腰背部缓缓撤力，回至体侧，徐徐呼气，足跟收回，并步直立，还原成预备姿势。

左右交换，动作相同，方向相反。

【要领】

1. 上举下按，两手肘直腕伸，指端分别向左向右。与项争力，颈部端直，头后仰，与掌、肘、臂对抗用力相争。

2. 按背之手，掌心向前，尽量上提按紧后背。左右轮换，身直气静。

【应用】本势重点锻炼颈肌、肱三头肌、肱二头肌、前臂屈肌群、斜方肌、肩胛提肌，增强掌指、手臂和颈部力量，有利于揉法、点按法、抖法、振法、搓法的功力训练。

第八势　三盘落地势

【原文】上腭坚撑舌，张眸意注牙；足开蹲似踞，手按猛如拏；两掌翻齐起，千劬重有加；瞪睛兼闭口，起立足无斜。

【语释】舌抵上腭，张目咬牙；两足分开下蹲如坐，成马步势，双手猛按如擒拿；两手同时翻掌，有如托起千斤重物；两目睁圆口闭紧，站起来时，双足不要歪斜移动（图3-8）。

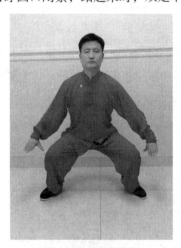

图3-8　三盘落地势

【功势】

1. **预备**　同韦驮献杵势。

2. **双手叉腰**　左足向左横开一步，两足之距较肩宽，足尖微向内收，两手叉腰。平心静气，双目平视。

3. 马步下蹲　屈膝下蹲成高马步，两手下按，肘直腕伸，四指并拢伸直，掌心向下，指端向前。头端平，目前视。前胸微挺，后背如拔，松肩，屈膝，两脚踏实。

4. 仰掌上托　两手翻掌上托，掌心朝上如托千斤重物，徐徐上托，高与肩平，两手相距与肩等宽。

5. 翻掌拿紧　两掌徐徐翻转，拇指与四指分开，虎口相对，掌心朝下，猛拿如水上浮球，下按悬空于膝部外侧。上身正直，松肩。两目平视，呼吸自然。定势 1～5 分钟。

6. 收势　深吸气，徐徐呼出，身体缓缓站直，左足收回，还原成预备姿势。

【要领】

1. 上身正直，头如顶物，两目平视，舌抵上腭，鼻息调匀，前胸微挺，后背如拔，松肩，两肘略内旋；双足踏实，重心放在两脚之间，屈膝 90°～120°，膝不过足尖。

2. 双掌上托如托千斤，双手下按如按水中浮球。

【应用】本势重点锻炼股四头肌、股二头肌及上肢肌群、腰背肌群，为锻炼下盘力量及平衡控制力的基础功法，久练可增强下肢力量和耐力，促进全身气血畅通。

第九势　青龙探爪势

【原文】青龙探爪，左从右出，修士效之，掌平气实；力周肩背，围收过膝；两目注平，息调心谧。

【语释】青龙探爪，左手向右边伸出；修身养性之士仿效这样，掌端平，气实于五指；力贯肩背，手围绕膝关节收回；两目平视，呼吸调匀，心境清静（图3-9）。

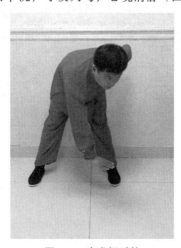

图 3-9　青龙探爪势

【功势】

1. 预备　同韦驮献杵势。

2. 仰拳护腰　左足向左平跨一步与肩等宽，成开立站势。两手仰拳护腰，身立正直，头端平，目前视。

3. 探爪伸指　右上肢仰掌向左前上方伸探，掌高过肩，随势身略向左转侧，面向左前方，松肩直肘，腕勿屈曲，左拳仍仰拳护腰。目视右掌，两足踏实。定势 3～10 分钟。

4. 俯身撑地　右手拇指向掌心屈曲，右臂内旋，翻掌心向下，俯身屈腰，随势推掌至地。膝直，足跟勿离地，昂首，目视左前方，呼吸自然。

5. 围收过膝　右掌离地，掌心向下，随身体转至正前方，围右膝前方收至腰，成仰拳护腰势。

6. 收势　深吸气，缓缓呼出，两手下落至体侧，还原至预备姿势。

左右交换，动作相同，方向相反。

【要领】

1. 探爪伸指，须仰掌向侧前上方伸探，掌高过肩，手臂充分伸展，松肩直肘，腕勿屈曲，力注五指。

2. 俯身屈腰，须推掌至地，膝直，足跟勿离地，昂首，目前视，呼吸自然，不屏气。

【应用】本势重点锻炼上肢各肌群、肋间肌、腹肌、背腰肌、下肢后侧肌群，为一指禅推拿流派的基础功法，久练可增强上、下肢力量，起到疏肝利胆、宣肺束带的作用。

第十势　卧虎扑食势

【原文】两足分蹲身似倾，屈伸左右骽相更；昂头胸作探前势，偃背腰还似砥平；鼻息调元均出入，指尖着地赖支撑；降龙伏虎神仙事，学得真形也卫生。

【语释】两足分开，屈膝下蹲，身体好像要倾倒，屈伸左右腿运动，并相轮换；昂头挺胸作向前探的动作，背腰下沉收紧作收回的动作，像磨刀石一样平坦并带弧线；鼻呼吸，调气均匀，指尖着地全身赖以支撑；降龙伏虎是神仙们的事，要是学得了猛虎扑食的动作，也能防卫护身（图3-10）。

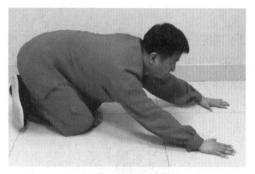

图3-10　卧虎扑食势

【功势】

1. **预备**　同韦驮献杵势。

2. **弓步探爪**　左脚向左前跨一大步，成左弓右箭步势。双手由腰侧向前作扑伸动作，掌心向前，坐腕，十指呈虎爪状。

3. **撑掌叠足**　两手指掌撑地，置于左足前，掌心悬空，指端向前。左足收于右足跟上，双足跟背相叠。

4. **后收提臀**　身体向后收回提臀，双足踏实，臀高背低，胸腹收紧，双臂伸直，头夹于两臂之间，蓄势待发。

5. **前探偃还**　头、胸、腹、腿依次紧贴地面，向前呈弧形推送，至抬头挺胸，沉腰收臀，双目前视。再由腿、腹、胸、头依次紧贴地面，向后呈弧形收回，至臀高背低位。交换左右足位置，如此成波浪形往返操作，势如饿虎扑食。配合呼吸，后收吸气，前探呼气。视体质情况反复锻炼8～10遍。

6. **收势**　背高臀低位时，先深吸气，然后徐徐呼出，右足从左脚跟落下，向前迈半步，左足跟上半步，两足收回并步站立，缓缓起身，双手收回体侧，还原成预备姿势。

【要领】

1.前探偃还动作，往返成波浪起伏状，须紧贴地面而行；两肘和两膝伸直时不能硬挺，切忌用力过猛。

2.吸气时全身向后收缩，臀部突起，胸腹内收，以一股柔和的悬劲，呼气时身体向前推送，力求平稳，量力而行，切勿屏气。

【应用】本势重点锻炼手指、上肢各肌群、胸大肌、腹肌、腰背肌、下肢各肌群，以增强指力、臂力和腰部肌肉力量。久练可强腰壮肾，舒筋健骨，锻炼全面。对点法、按法、捏法、拿法、一指禅推法等手法力度的提高具有极好的促进作用。

第十一势 打躬势

【原文】两手齐持脑，垂腰至膝间；头惟探胯下，口更啮牙关；掩耳聪教塞，调元气自闲；舌尖还抵腭，力在肘双弯。

【语释】两手一齐抱住脑后枕部，鞠躬弯腰至两膝之间的前方；头低伸至裆下，闭嘴牙咬紧；掩住双耳以闭塞听力，调匀元气使内心闲适；舌尖抵上腭，用力在两肘臂（图3-11）。

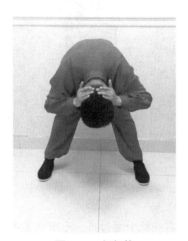

图3-11 打躬势

【功势】

1.**预备** 同韦驮献杵势。

2.**展臂抱枕** 左足向左横跨一步，足尖内扣，宽与肩平，两手仰掌，两臂展开，徐徐向左右而上，十指交叉相握，以掌心抱持后脑。

3.**屈膝下蹲** 两腿屈膝下蹲成马步，头如顶物，双目前视，上身正直，收腹提臀，松肩，腕、肘相平。

4.**直膝弯腰** 两膝伸直，足跟勿离地，弯腰俯身，两手用力，使头尽量探向胯下。

5.**击鸣天鼓** 双手掌缓慢分开，分别用掌心掩住耳郭，四指按于枕骨（玉枕穴），食指从中指滑落，弹击天鼓，耳内可闻及咚咚响声，共击24次。

6.**收势** 深吸气，随势伸直腰部，缓缓呼气，双手同时从枕部变掌，从两侧落下，收回左脚，还原成预备姿势。

【要领】

1.双手掌抱紧枕部，两肘臂向后充分伸展，头向后仰，两手向前按紧，与项争力。

2.弯腰时头尽量压向裆下，膝挺直，足跟勿离地，呼吸自然，切忌屏气。鸣击天鼓24次。

【应用】本势重点锻炼颈项肌肉、上肢各肌群、胸大肌、肋间肌、背阔肌、腰背肌和下肢后侧肌群，久练可增强臂力、腰力、腿力，还可醒脑明目、益聪固肾，缓解脊背腰部的紧张、疲劳等。

第十二势　掉尾势

【原文】膝直膀伸，推手至地；瞪目昂首，凝神一志；起而顿足，二十一次；左右伸肱，以七为志；更作坐功，盘膝垂眦，口注于心，息调于鼻，定静乃起，厥功维备。

【语释】膝挺直，臂膀伸展，手掌推到地面上；睁目抬头，凝聚心神，意念集中；起时足跺地21次；向左右伸展手臂各7次；再改作盘坐式，盘膝垂帘，口吸清气注于心，鼻均匀呼吸，心境安定清静才起来，其（易筋经）就完备了（图3-12）。

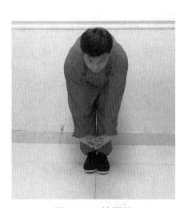

图3-12　掉尾势

【功势】

1. **预备**　同韦驮献杵势。

2. **握指上托**　两手展臂由左右徐徐上举过顶，十指交叉相握，翻掌上托，掌心朝天，两肘欲直。身立正直，双目平视。

3. **左右侧俯**　身体向左转体90^0，随势向左前方俯身弯腰，双掌心向下推掌至左足外侧，使掌心尽量贴近地面，双膝挺直，足跟勿离地，昂首抬头，目视左前方；由原路返回，身体转正，双手随势恢复握指上托，再向右侧转体90^0，俯身弯腰，双掌推至右足外侧，使掌心尽量贴地，昂首抬头，目视右前方。再原路返回，身体转正，双手随势上托。

4. **后仰似弓**　双手臂、头、脊背极力后仰，双膝微屈，足不离地，全身尽力绷紧，犹如拉紧弓弦，两目上视，呼吸自然。

5. **前俯推掌**　俯身向前，随势推掌至两脚正前方，使掌心尽量紧贴地面，昂首抬头，双膝挺，足跟勿离地。

6. **收势**　深吸气，起身直腰，提掌至小腹前，缓缓呼气，两手分开，收回至身体两侧，还原成预备姿势。

【要领】

1. 十指交叉相握，上举时肘臂须伸直，身体后仰时，全身尽力绷紧，两膝微屈。俯身推掌时，掌须推至地，肘直，膝直，足勿移动，抬头，目前视。

2. 本势动作难度较大，练功者可依据自身的柔韧性而定，体弱久病者酌情而定，高血压病患者忌练此功。

　　【应用】本势重点锻炼背阔肌、竖脊肌、腹直肌、腹外斜肌、腹内斜肌、上肢肌群和下肢肌群的肌力，久练可增强指力、腕力、臂力、背腰及上下肢的力量，提升相应关节、韧带的灵活性和柔韧性，为推拿手法协调性和柔和性的锻炼打下基础。

第三节　少林内功

一、概述

　　少林内功相传为达摩根据少林武术动作衍化而来，可以说是武术与气功的交融。明清时期，嵩山少林寺高僧将《易筋经》《八段锦》以及《分行内外功》等汇集为《内功图》，作为少林派功夫的基本锻炼功法之一，逐渐形成目前广为流传的《少林内功》。

　　推拿强调力的渗透，尤其是内功推拿，故少林内功便成为内功推拿流派的重要组成部分，尤其是要做好振法、擦法等手法，须进行少林内功裆势和上肢姿势的刻苦练习。

　　少林内功以站裆为基础，结合步法、身体及手的协调运动，着重于腰腿（根基）的霸力和上肢功能的锻炼。既重视增强腰力、腿力、臂力、腕力和指力，又注重调整脏腑功能，是一种扶正祛邪、内外兼修的锻炼功法。初学者一般先练裆势，裆势站稳，扎实之后，再练习上肢功力，训练量应由弱渐强，循序渐进，持之以恒。

二、少林内功的特点

（一）强调腰腿（根基）霸力

　　少林内功分裆势和上肢锻炼两个部分，强调腰腿（根基）霸力，即是指强调以站裆为基础的裆势锻炼，要求上身正直，含胸拔背，两大腿用力内收夹紧，足掌踏实，五趾抓地，做到挺胸、收腹、含颌，站如挺松，稳而牢固，进而有效提升腰腿部肌肉作为根基的耐力和持久力。少林内功锻炼强调下实上虚，"下实"就是指腰腿作为根基的稳固性，这种锻炼是以关节的拮抗肌同时作强力的静止性等长收缩的一种运动方式，可以有效提升肌肉的力量。"上虚"要求全身放松，呼吸自然，上肢在全身放松的基础上凝劲于肩、臂、肘、腕、指，动作协调，反复练习，以增强上肢肌肉的力量和相应关节的柔韧性和灵活性。

（二）以力贯气

　　少林内功锻炼不强调吐纳意守，但讲求思想集中，呼吸自然，凝劲于肩、臂、肘、腕，蓄劲于指端，以力贯气，所谓"练气不见气，以力带气，气贯四肢"。如"前推八匹马""倒拽九头牛""霸王举鼎""风摆荷叶"等上肢锻炼功势，均具有向上的举力、向前的推力、回收的拉力、向两侧的分力和向内的合力和旋转力等，一招一式均体现劲力的运用，要求以意领气，以气生劲，气随力行，注于经脉，使气血运行畅通，荣灌五脏六腑、五官九窍及四肢百骸，进而达到扶正祛邪、强筋健骨、延年益寿的目的。

（三）外紧内松

　　少林内功属于静中有动之功法，锻炼时虽然周身肌肉静止性用力，但要求呼吸要自然，呼吸调匀，不能屏气，以气导力，且呼吸调节与上肢动作相协调，即所谓"外紧内松"，体现刚中有柔，刚柔相济。

三、少林内功的主要作用

（一）强筋健骨

少林内功的裆势锻炼，要求下肢挺直，两股用力夹紧，可以锻炼下肢内侧、内收肌群的肌力；五趾抓地，足跟踏实，可以锻炼膝、踝关节韧带及相关肌群；挺胸、收腹、含颏等可以锻炼背阔肌、腰背肌及全身肌肉的肌力及各肌群之间的协调性；上肢功势的练习，可以锻炼上肢部各组肌群的肌力，韧带的弹性、柔韧性和灵活性。运用"霸力"，使肌肉强壮、筋骨坚实，进而达到强筋健骨的目的。

（二）疏经通络

少林内功锻炼"外紧内松"，通过以意领气，以气导力，达到疏经通络的目的。"以力贯气"，使力达四肢腰背，气随力行，流于经脉，经络疏通，气血周流顺畅，气行则血行，进而调和气血，达到调和营卫、促进健康的目的。

（三）调整脏腑

少林内功锻炼可使食欲增加，睡眠安稳。长期练习少林内功，对五脏六腑的功能具有双向调节作用，可作为多种慢性疾病的辅助疗法。研究表明，少林内功具有促进新陈代谢、增强消化功能、调节神经系统、改善心肌供血、降脂等功效。

四、少林内功的功势

少林内功包括基本裆势和上肢锻炼两个部分，裆势有站裆、马裆、弓箭裆、大裆、并裆、磨裆、亮裆、悬裆、低裆和坐裆等。上肢锻炼动作有前推八匹马、倒拉九头牛、凤凰展翅、霸王举鼎、顺水推舟、仙人指路、平手托塔、风摆荷叶、顶天抱地、海底捞月、饿虎扑食、三起三落等。

站裆势

【预备】全身放松，两目平视前方，头如顶物，口微开，舌抵上腭，上颏微向里收，直腰拔背，蓄腹收臀，提肛松肩；并步直立，左足向左横迈一步，两足的距离稍比肩宽，足尖略内扣呈内八字，五趾抓地，足跟踏实；双上肢自然下垂，屈肘夹持身体两侧，两手直掌，掌心向内，指尖向前护腰。

【功势】

1.躯干挺拔，挺胸收腹，臀内蓄。

2.双手虎口叉腰，四指在前，拇指在后，两臂伸直后伸并尽量抬起，腕关节尽力背伸，拇指分开外展伸直，其余四指并拢伸直，指尖对着环跳。

3.目视前方，自然呼吸，精神贯注，口唇微闭，舌抵上腭。

【要领】

1.**三直**　臂直，腰直，腿直。

2.**四平**　头平，肩平，掌平，脚平。

【应用】

1.此势为少林内功的基本裆势，可强壮四肢肌肉骨骼，固本强肾，行气活血，调和脏腑。

2.疏通经络，强壮筋骨，提高推拿者指、臂、腰、腿的功力。久练此势腕力、臂力和指力，促进四肢的气血运行。

3.此势主要锻炼背阔肌、大圆肌、三角肌后束、肱二头肌、肱三头肌、拇长伸肌、指总伸肌、耻骨肌、股薄肌、长收肌等。

马裆势

【预备】并步直立，左足向左横迈一大步，屈膝下蹲成马裆（根据高低不同分高位、中位、低位），两足跟之间大约三横步距离或足跟距离较肩为宽，两足尖微微内扣呈内八字。含胸收腹沉腰，上身微微前倾，避免挺臀。双上肢自然下垂屈肘夹持身体两侧，两手直掌，掌心向内，指尖向前护腰。

【功势】

1.双手虎口叉腰，四指在前，大指在后，接着两臂伸直后伸，腕关节尽量背伸，拇指外展伸直，其他四指并拢伸直，虎口朝内，四指尽量指向环跳。

2.竖颈收下颔，目视前方，自然呼吸，精神贯注，口唇微闭，舌抵上腭。

【要领】沉腰屈膝，膝不过足尖；挺胸收腹，两目平视；呼吸自然或顺腹式呼吸。

【应用】

1.马裆势可以促进腰部的气血运行，补肾强腰壮骨，肝肾亏虚患者尤其适合练习本裆势。

2.主要锻炼股四头肌、股直肌、股内侧肌、半腱肌、半膜肌、缝匠肌、腓肠肌、骶棘肌、腹直肌、腹外斜肌、腹内斜肌、腹横肌等。

弓箭裆势

【预备】并步直立，身体微右转，右足向前方迈出一大步，呈右弓步，右膝与右小腿垂直，右足尖略内扣，左膝挺直，左足略外撇，前弓后箭。上身略前倾，重心下沉，臀内蓄。双上肢自然下垂屈肘夹持身体两侧，两手直掌，掌心向内，指尖向前护腰。

【功势】

1.双手虎口叉腰，四指在前，大指在后，接着两臂伸直后伸，腕关节尽量背伸，拇指外展伸直，其他四指并拢伸直，呈八字掌，虎口朝内，四指尽量指向环跳。

2.竖颈收下颔，目视前方，自然呼吸，精神贯注，口唇微闭，舌抵上腭。

3.以上为右弓步，左弓步和右弓步动作相同，只是先出左足，方向相反。

【要领】前腿屈如弓，后腿直如箭；重心下沉，挺胸收腹；呼吸自然。

【应用】

1.疏通下肢经络，促进下肢气血运行。常用于下肢功能障碍患者和单侧肢体麻木患者。

2.主要锻炼髂腰肌、阔筋膜张肌、股直肌、股四头肌、股外侧肌、缝匠肌、股二头肌、半腱肌、半膜肌、腓肠肌等。

大裆势

【预备】并步站立，左足向左横开一大步，大约三至四脚开距离，膝直腿直足实，成内八字。含胸拔背，收腹敛臀。双上肢自然下垂屈肘夹持身体两侧，两手直掌，掌心向内，指尖向前护腰。

【功势】

1.上身含胸拔背，腰部挺直，收腹提臀。

2.双手虎口叉腰，大拇指在后，四指在前，接着两臂后伸，肩腋勿松，挺肘挫腕，掌心向后外，指尖指向环跳穴，四指并拢，拇指外分，虎口朝内。

【要领】此裆势的作用与站裆势类似，三直：臂直、腰直、腿直；四平：头平、肩平、掌平、脚平。

【应用】

1.由于两足间距离加大，运动量明显增大，可锻炼下肢霸力，增强下肢肌力，并可以锻炼膝关节、踝关节耐受力。

2.主要锻炼髂腰肌、臀大肌、阔筋膜张肌、股直肌、股四头肌、股外侧肌、缝匠肌、大收肌、胫骨前肌、胫骨内侧肌、半腱肌、半膜肌、腓肠肌等。

并裆势

【预备】并步站立，两足跟微微向外蹬，双足尖并拢约90°，五趾着实，用力宜匀。双上肢自然下垂屈肘夹持两胁，两手直掌，指尖向前护腰。

【功势】

1.双手虎口叉腰，大拇指在后，四指在前，接着两臂后伸，肩腋勿松，挺肘挫腕，掌心向后，指尖指向环跳穴，四指并拢，拇指外分，虎口朝内，四指尽量指向环跳。

2.将两臂收夹于两胁，前臂平，掌心相对，虎口打开绷紧，其余四指并拢向前。

【要领】含胸拔背，收腹敛臀，呼吸自然，意念专注，做到三直四平。

【应用】

1.本裆势为少林内功的基本功之一，作用与站裆势类似，主要练习人体平衡功能。

2.主要锻炼斜方肌、大圆肌、肩胛提肌、背阔肌、臀大肌、髂腰肌、股直肌、股四头肌、髌韧带、胫骨前肌、腓肠肌等。

磨裆势

【预备】并步站立，右足向右跨一大步，成右弓步，左腿伸直，前弓后箭，上身略向前俯，重心下沉，臀部微收，双上肢自然下垂屈肘夹持身体两侧，两手仰掌护腰。

【功势】

1.左手化俯掌屈肘向右上方推出，掌根及臂外侧运动徐徐向左方磨转，同时身体随之向左旋转，右弓步演变成左弓步，左手变仰掌护腰。

2.右手化俯掌屈肘向左上方推出，掌根及臂外侧运动徐徐向右方磨转，同时身体随之向右旋转，左弓步演变成右弓步，右手变仰掌护腰。

3.如上述往返数次至数分钟，恢复原势。

【要领】前弓后箭，重心下沉，上肢蓄力，徐徐磨转。

【应用】

1.磨裆势可以增强颈椎、胸椎、腰椎旋转运动幅度。加强背部和腰部肌群运动，松解粘连。

2.主要锻炼三角肌、背阔肌、腰大肌、臀大肌、冈上肌、冈下肌、小圆肌、股四头肌、股外侧肌、缝匠肌、胫骨前肌等肌肉。

亮裆势

【预备】并步站立，右足向右跨一大步，呈右弓箭步，双上肢自然下垂屈肘夹持身体两侧，两手仰掌护腰。

【功势】

1.接着两臂后伸，两肩胛向脊侧内收。掌心向地，指端向前，四指并拢，拇指外分。两手由身后经腰间甩向前上方，指端相对，掌心朝前上方，尽力向前推出，目注掌背，上身略前俯，重心下沉。然后收回夹持两胁。

2.换步时向后转，两掌收回由腰部向后，左右交替练习。

【要领】上举亮掌，目注掌背，换步后转，两掌收回。

【应用】

1.亮裆势可以练习臂力和下肢霸力，腰部力量。

2.主要锻炼背阔肌、冈上肌、三角肌、肱二头肌、肱三头肌、斜方肌和前锯肌等肌肉。

悬裆势

【预备】并步站立，左足向左横开一大步，大于三脚距离，屈膝半蹲，两足距离较马裆势宽。双上肢自然下垂屈肘夹持身体两侧，两手仰掌护腰。

【功势】

1.双臂及两手后伸，肘直腕伸，四指并拢，拇指外分，指端指向环跳穴，掌心向后外下方。

2.竖颈收下颏，目视前方，含胸拔背，脊椎正直，敛臀收腹，自然呼吸，精神贯注，口唇微闭，舌抵上腭。

【要领】沉腰屈膝，膝不过足尖；挺胸收腹，两目平视；呼吸自然或顺腹式呼吸。

【应用】

1.悬裆势可以促进腰部、髋部、腹部、下肢的气血运行，补肾强腰壮骨，肝肾亏虚患者尤其适合练习本裆势。

2.主要锻炼腰大肌、骶棘肌、臀大肌、梨状肌、腹直肌、腹外斜肌、腹内斜肌、腹横肌、股四头肌、股直肌、股内侧肌、半腱肌、半膜肌、缝匠肌、腓肠肌等。

低裆势

【预备】并步站立，握拳于腰，足尖靠拢，五趾着地，足跟外蹬，略呈内八字。

【功势】

1.屈膝下蹲，上身下沉，臀部后坐不可着地，故有蹲裆之称，同时两手握拳前上举，肘要微屈，拳心相对，目须平视。

2.蹲片刻后，两拳缓缓下落，身体起立，恢复原势。

【要领】屈膝下蹲，上身下沉，臀不着地，握拳上举，拳心相对，两肘微屈。

【应用】

1.低裆势可以增强腰部、下肢霸力，具有强壮筋骨，平衡四肢。

2.主要锻炼腰背肌肉、腰大肌、骶棘肌、臀大肌、梨状肌、腹直肌、半腱肌、半膜肌、股二头肌、缝匠肌、股薄肌、腓肠肌、股直肌、股四头肌等肌肉。

坐裆势

【预备】两下肢交叉，自然盘膝而坐，脚外侧着地，上身微向前俯，故称之为坐盘功架。

【功势】

1. 上身微向前倾，将两掌分别放于两大腿外侧，掌心朝下，腕背伸，使身体平衡。

2. 竖颈收下颏，含胸拔背，自然呼吸，全神贯注。

【要领】上身正直，头顶平，目须平视；双下肢自然盘坐，全身放松。

【应用】

1. 盘膝而坐，脚侧着地，上身微前俯。可以强壮脊椎和骨盆，增强下肢韧带韧性。

2. 主要锻炼腰背部肌肉、髂腰肌、臀大肌、臀中肌、臀小肌、梨状肌、大腿外侧肌群等肌肉。

前推八匹马势

【预备】并步，两目平视前方，头如顶物，口微开，舌抵上腭，上颏微向里收，神情安详。含胸，直腰拔背，蓄腹收臀，提肛松肩，两臂自然下垂于身体两侧，中指贴近裤缝，呼吸自然，思想集中。

【功势】

1. **仰掌护腰**　取站裆或指定裆式，两臂屈肘，仰掌护于两胁，蓄势待发。

2. **直掌前推**　用霸力将两掌从胁部徐徐向前推出，掌心相对，拇指伸直，四指并拢，与肩同高，头勿盼顾，两目平视，呼吸自然（图3-13）。

3. **运劲回收**　然后运动手臂，缓缓屈肘，运劲收掌直掌立于两腰侧稍停，按上述动作来回推收3～5次。

4. **收势**　由直掌化俯掌，两臂后伸下按，回于原裆式。

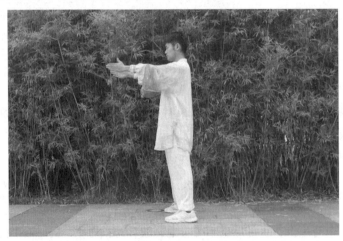

图 3-13　前推八匹马势

【要领】指臂蓄力，直掌运气慢推，两目平视，呼吸自然。

【应用】

1. 主要锻炼肱三头肌、肱二头肌、斜方肌、肩胛提肌、大圆肌等肌肉，可增强指力和两臂蓄劲的功力，有利于锻炼臂部力量，可以提升推法、擦法、揉法的渗透力。

2. 宽胸理气、健脾和胃、强筋壮骨，可防治胸闷、气短、腰痛、腹胀、消化不良、食少纳呆等病证。

NOTE

倒拉九头牛势

【预备】同"前推八匹马"。

【功势】

1.**直掌护腰** 取站裆或指定裆式，两臂屈肘，直掌护于两胁，蓄势待发。

2.**边推边旋** 两掌沿两腰前推，边推边将前臂内旋，手臂完全伸直时，虎口正好朝下。指端朝前，四指并拢，拇指用力外分，肘、腕伸直，勿抬肩，力求与肩平（图3-14）。

3.**握拳旋臂** 五指向内曲收，由掌化拳如握物状，劲注拳心，旋腕，拳眼朝上，紧紧内收。徐徐到两胁，身体微前倾，臀部微收。

4.**收势** 由拳变直掌，两臂后伸下按，回于原裆式。

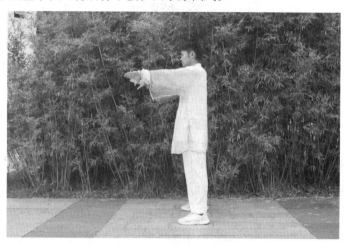

图3-14 倒拉九头牛势

【要领】直掌前推，劲注掌心，肘腕伸直，力求肩平，再化拳紧紧后拉。

【应用】

1.此势可通经络、调气血、平阴阳、和脾胃，内外兼顾。可防治消化不良、脘腹胀满、食少纳呆等病证。

2.主要锻炼肩胛下肌、胸大肌、背阔肌、大圆肌、肱二头肌、肱桡肌、旋前圆肌。可增强两臂的悬劲、掌力和握力，能提高拿法、捏法、点法等手法力度。

凤凰展翅势

【预备】同"前推八匹马"。

【功势】

1.**立掌交叉** 站好站裆或指定的裆势，伸臂提肘，到上胸处成立掌交叉待势。

2.**左右外分** 两臂缓缓向左右外分展开，两臂尽力伸直与肩相平，行如展翅，四指并拢，拇指外分，指欲上翘，呈竖掌坐腕势。头如顶物，目欲平视，切勿抬肩，呼吸随意（图3-15）。

3.**蓄劲内收** 两掌旋腕，曲肘内收，两侧蓄劲着力，徐徐收回，使掌心逐渐相对，处于胸前交叉立掌。如此来回3～5次后。

4.**收式** 由立掌化俯掌下按，两臂后伸，回于原裆式。

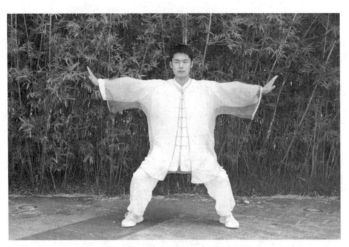

图 3-15　凤凰展翅势

【要领】竖掌交叉，用力外展，如飞鸟展翅，肩臂伸直腕背伸，蓄劲内收。

【应用】

1.此势可宽胸理气、调和脏腑，常用于防治颈椎病、肩周炎、失眠、高血压、胸闷、胁肋胀痛、月经失调、善太息、咳、喘等病证。

2.以锻炼桡侧腕屈肌、尺侧腕屈肌、掌长肌、指浅屈肌、指深屈肌、三角肌、冈上肌等为主，可增加上肢力量，尤其是增强手腕和手指的力量，为擦、揉、按、托等手法操作提供基础。

霸王举鼎势

【预备】同"前推八匹马"。

【功势】

1.**仰掌护腰**　仰掌护腰，站裆或指定的裆势，两手曲肘，仰掌护腰。

2.**蓄劲上举**　两掌用劲缓缓上托，臂内旋外翻，使掌心朝天，拇指朝下，虎口相对，如托重物；用劲缓缓上举过头，两目仰视手背，头勿盼顾，呼吸自然（图 3-16）。

3.**旋腕下落**　旋腕翻掌，四指朝天，拇指朝外，掌侧相对，蓄力徐下，渐渐收至腰部成仰掌。

4.**收式**　又仰掌变俯掌，两臂后伸下按，回于站裆式。

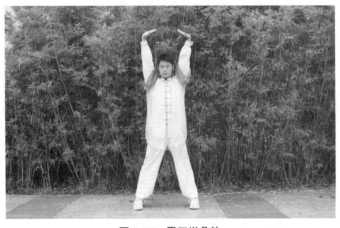

图 3-16　霸王举鼎势

【要领】仰掌上托，过肩旋腕翻掌，指端相对，挺肘上举；回收时旋腕翻掌，指端朝上，掌侧相对。

【应用】

1.此势可伸直脊椎，减轻椎间盘压力，引气血上行，提神醒脑，改善脑循环。适合颈椎病、胸椎病、腰椎间盘突出症、冈上肌腱炎、背痛、驼背患者练习。

2.以锻炼背阔肌、腰大肌、三角肌、肩胛提肌、斜方肌、桡侧腕长伸肌、桡侧腕短伸肌、尺侧腕伸肌及所有伸指肌为主。腕关节尽力背伸，增加腕力，为锻炼托法的基础功法。

顺水推舟势

【预备】同"前推八匹马"。

【功势】

1.**直掌护腰**　马裆或指定的裆势，两手曲肘，直掌护腰，蓄势待发。

2.**前推旋臂**　两掌运劲徐徐向前推出，边推边两前臂内旋，虎口朝下，四指并拢，拇指外分，由外向内旋转，指尖相对，肘欲伸直，腕欲屈曲，似环之形。头勿低，身勿倾，力求掌肘与肩平（图3-17）。

3.**旋腕直掌**　五指端缓缓向左右外旋，恢复直掌，四指并拢，拇指后翘，指端着力，曲肘蓄力而收，成直掌护腰。

4.**收式**　由直掌化俯掌下按，两臂后伸，呈直臂伸掌，回原裆式。

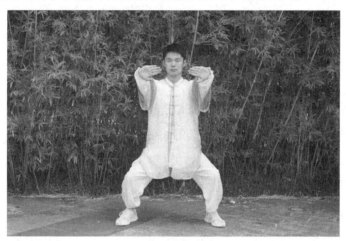

图3-17　顺水推舟势

【要领】直掌运动慢推时，旋腕指尖相对，手掌向外挺肘似推舟状。

【应用】

1.此势可运动肩关节、肘关节，伸展躯干，宽胸理气，健脾和胃，可防治心脏病、脾胃不和、颈椎病、肩周炎、网球肘等病证。

2.以锻炼肩胛下肌、胸大肌、背阔肌、竖脊肌、大圆肌及前臂伸肌群为主，增强腰部及上肢力量，着重于指、掌发力训练，有助于擦、按、点、揉、推等手法的提高。

仙人指路势

【预备】同"前推八匹马"。

【功势】

1. 仰掌护腰　取大裆或指定的裆势，两手曲肘，仰掌护腰。

2. 瓦掌前推　右仰掌上提到胸立掌而出，四指并拢，拇指外展伸直，手心内凹成瓦楞掌，肘臂运动竖掌着力向前推出，用力均匀（图3-18）。

3. 握拳出掌　右掌推直后旋腕握拳，蓄劲而收，同时左掌行"瓦楞前推"与右掌同，次数反复。

4. 收式　右拳收回于腰部，化拳为掌，左掌推足后旋腕握拳，收回腰部，双掌化俯掌，两臂后伸下按，回于原裆式

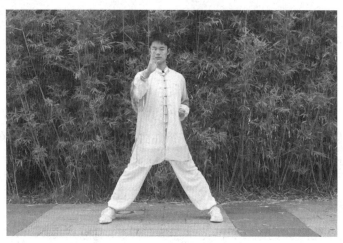

图3-18　仙人指路势

【要领】仰掌上提，竖掌胸前，手心内凹，形如瓦楞；臂指运劲，用力前推；旋腕握拳后拉。

【应用】

1. 此势可增强肩关节运动，牵拉背部肩胛骨活动，疏经通络，行气活血。常用来防治肩周炎、颈椎病、背痛、冈上肌腱炎、失眠、健忘等病证。

2. 主要锻炼三角肌、斜方肌、肱二头肌、肱三头肌、掌侧肌、拇长伸肌、蚓状肌，增强前臂、肘、掌指力。

平手托塔势

【预备】同"前推八匹马"。

【功势】

1. 仰掌护腰　取站裆或指定的裆势，两手曲肘仰掌，处于两胁待势。

2. 平掌前推　两仰掌慢慢向前运劲推出，边推边拇指向左右外旋。保持掌平运行，犹如托物在手，推出后手与肩平（图3-19）。

3. 外旋屈肘　拇指运动向左右外旋使掌面端平，四指用力伸平，屈肘缓缓蓄劲收回，处于两胁。

4. 收式　将在两胁之仰掌化为俯掌下按，两臂后伸回原裆势。

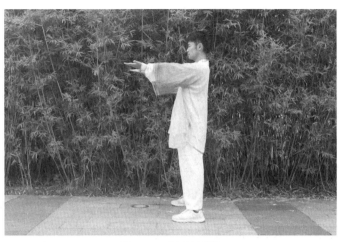

图 3-19　平手托塔势

【要领】仰掌运劲前推，大指外旋；肘直掌平托物。

【应用】

1. 此势可强壮脊椎，活动肩关节，疏通手之三阴、三阳经络，促进上半身气血的运行。有利于肝、胆之气运行，对胸胁满闷、气郁脘腹之证有较好的防治效果。

2. 主要锻炼三角肌、斜方肌、肱二头肌、肱三头肌、冈下肌、小圆肌、旋前圆肌、旋后肌等，增强前臂的旋劲，锻炼掌力、指力，有利于按、点、推等手法的训练。

风摆荷叶势

【预备】同"前推八匹马"。

【功势】

1. **仰掌护腰**　取站裆或指定的裆势，屈肘，双手变成仰掌，于腰部待势。

2. **风摆荷叶**　两臂后伸、提肘，两仰掌从胁部，向前上方推出，用劲缓至胸部，使两掌渐渐交叉相迭（左在右上或右在左上），运劲向前推直，至肘直时即缓缓用劲使两臂左右外分；肩、肘、掌须平，成直线，头如顶物，目须平视，呼吸自然（图 3-20）。

3. **合拢回收**　两仰掌慢慢合拢左上右下交叉，收于腰部。

4. **收式**　由仰掌化俯掌，两臂后伸下按，回于原裆式。

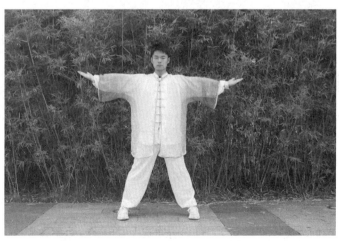

图 3-20　风摆荷叶势

【要领】仰掌交叉前推，外旋挺肘展开，肩肘腕掌平齐。

【应用】

1.此势可活动肩部外展力量，松解肩胛和背部粘连，宽胸理气，调畅气机，强心宣肺，可防治颈椎病、肩周围炎以及心、肺、肝等脏腑疾患。

2.以锻炼肱三头肌、三角肌、冈上肌等为主，增强两臂臂力、指力，特别是悬劲。适合推、擦、点、捻等手法的训练。

顶天抱地势

【预备】同"前推八匹马"。

【功势】

1.**仰掌护腰**　预备式：大裆或指定的裆势，两手仰掌于腰部。

2.**旋腕上举**　仰掌上托，过肩时旋腕翻掌，掌根外翻，指端内旋相对，徐徐上举推尽。

3.**俯腰抱地**　旋腕翻掌，缓缓向左右外分下抄，同时身向前俯，两掌逐渐合拢，拇指外分，掌背尽量靠底蓄劲待发（图3-21）。

4.**收式**　两掌犹如抱物提至胸前，上身随势起立。旋腕翻掌，两臂后伸下按，回于原裆式。

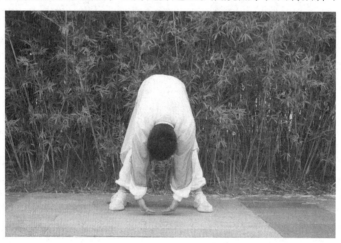

图3-21　顶天抱地势

【要领】仰掌上托，过肩旋腕翻掌，掌心朝上，指端相对；两手翻掌外分下抄，身向前俯，两掌合拢相送，势如抱物上提。

【应用】

1.此势可加强脊椎前俯后仰运动能力，改善脊椎侧弯或曲度改变。补肾壮腰，通调督、任脉气血。

2.主要锻炼斜方肌、背阔肌、胸大肌、大圆肌、肩胛下肌及上臂肌群，增强腰、腹、上肢力量，防治腰背部肌肉劳损。

海底捞月势

【预备】同"前推八匹马"。

【功势】

1.**仰掌护腰**　大裆或指定的裆势，两手曲肘，仰掌护腰。

2.**翻腕上举**　两仰掌缓缓向上托起，至胸前伸腕手臂内旋，边旋边上举，推至头部前上方，四指相对，掌心斜向上，肘直（图3-22）。

3. **俯腰捞月** 两臂运劲外展，腰前屈，曲髋伸膝，前臂内旋，下抄，掌心指端着力，掌侧相对，拇指分开，掌心向上犹如抱物离地，蓄劲待发。

4. **运劲上提** 两臂运劲，掌指着力，蓄劲缓缓上提，提至胸前，仰掌护腰，上身随势而起。

5. **收式** 两仰掌变俯掌，下按，两臂后伸，直臂伸掌，恢复原裆势。

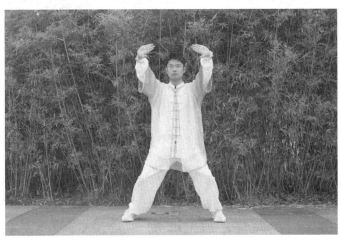

图 3-22 海底捞月势

【要领】仰掌上提，胸上高举，左右分推；旋腕翻掌，腰俯腿直；掌心向上，形如抱月；两臂用劲，指端用力，缓慢抄起。

【应用】

1. 此势可调理脊椎和骨盆位置关系，强健筋骨，行气活血，治疗腰背及四肢筋骨损伤性疾病。能够激发任、督两脉经气；又因任、督脉俱起于胞中，故能补益气血、通调阴阳，对于体虚衰弱、月经不调、闭经、带下及阳痿、遗精有较好的防治作用。

2. 主要锻炼冈上肌、三角肌、斜方肌、胸大肌、背阔肌和腹直肌等为主，增强腰、腹和上肢的力量，锻炼两臂蓄力。

饿虎扑食势

【预备】同"前推八匹马"。

【功势】

1. **直掌护腰** 弓箭裆或指定的裆势，两手直掌护腰。

2. **弓步扑食** 两掌前推，同时两前臂也旋前，两腕背伸，虎口朝下，掌背相对，手指向前，腰随势前俯，前腿待势似冲，后腿使劲勿松（图3-23）。

3. **握拳旋腕** 五指内收握拳，旋腕，拳眼朝天，上身随势而直。

4. **收式** 变拳为直掌，直掌变为俯掌，下按，两臂后伸，回于原裆式。

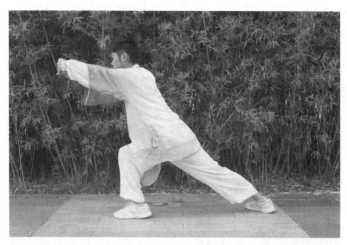

图 3-23　饿虎扑食势

【要领】仰掌旋推，腰向前俯；劲注拳心，屈肘紧收。

【应用】

1. 此势可锻炼下肢关节及腰部、背部肌肉张力，纠正脊椎、髋关节紊乱，尤其是肩部活动障碍以及各种慢性病证。

2. 主要锻炼旋前圆肌、旋后肌、肩胛下肌、大圆肌、背阔肌、前臂伸肌，增加腰、腿部力量，增强身体稳定性。

三起三落势

【预备】同"前推八匹马"。

【功势】

1. **直掌护腰**　取大裆或指定的裆势，腰欲直胸微挺，两手直掌护腰。

2. **下蹲前推**　两膝慢慢下蹲，在下蹲的同时两掌前推，掌心相对，四指并拢，拇指运劲外展后伸。须保持原势的要求，头勿随势俯仰动摇，两目平视（图 3-24）。

3. **用劲起蹲**　推足后，两掌运劲后收，同时慢慢起立，待直立时两掌正好收到两胁。往返 3 次，须用劲均匀。

4. **收式**　由仰掌化俯掌，两臂后伸下按，回原裆式。

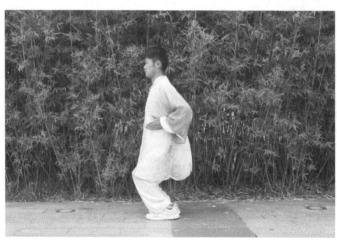

图 3-24　三起三落势

【要领】前臂蓄力，前推下蹲，用劲后收，随之立起。

【应用】

1.此势可对脊椎、腰骶部、髋关节有调节作用，纠正其紊乱。防治退行性脊椎炎、强直性脊椎炎、腰椎间盘突出症、椎管狭窄、股骨头坏死、股骨头滑膜炎，同时加强带脉的功能，调经止带。

2.主要锻炼肩胛下肌、大圆肌、冈下肌、小圆肌、旋后肌、旋前圆肌等肌肉，可增强腰背部、上下肢的力量，滑利关节，增强机体的灵活性。

第四章 小儿推拿常用手法

第一节 概述

一、手法与操作法的概念

"手法"是指用手或肢体的其他部分，按照各种特定的技巧和规范化的动作，以力的形式作用于体表的特定部位或穴位，以达到防病治病、强身健体和延年益寿的一种治疗方法，属中医外治疗法范畴。"手法"是推拿防治疾病的主要手段，是一种治疗方法特定的称谓。这种特定的技巧动作根据需要可以用手操作，也可以用肢体的其他部分操作，如用脚操作的"踩跷法"，也属"手法"之一。"手法"以"力"的形式表现，但不是蛮力和暴力，而是柔和之力、巧力，这种动作技巧有别于日常生活中的按、拿、捏等动作，它是一种具有医疗保健作用的治疗手段，故称为"法"。手法加穴位即为"操作法"。

二、推拿手法的基本技术要求

由于历史的原因，手法的种类繁多，为习练和研究的需要，历代医家将手法进行了较为合理的分类。若根据手法的动作形态，即动作结构的运动学及动力学特征进行分类，可分为摆动类、摩擦类、挤压类、叩击类、振动类和运动关节类等六大类手法；若按手法的主要作用进行分类，可分为松解类、温通类和整复类；若按手法作用力的方向进行分类，可分为垂直用力类、平面用力类、对称合力类、对抗用力类和复合用力类；若按作用对象进行分类，可分为成人推拿手法和小儿推拿手法。

一般来说，凡具有松解和温通作用的手法，要求做到"持久、有力、均匀、柔和、深透"的基本技术要求，凡具有整复作用的手法，要求做到"稳、准、巧、快"的技术要求。

"持久"指手法能够持续操作一定的时间而不间断，保持动作和力量的连贯性，以保证手法对人体的刺激量积累到一定的程度，足以达到相应的防治作用。

"有力"指手法必须具备一定的力度和功力，达到一定的层次。这种力量不是蛮力、暴力，而是根据手法作用对象、病证虚实、施治部位不同而辨证运用的巧力。

"均匀"指手法的力量、速度及操作幅度要保持均匀一致，用力不能时轻时重，速度不可时快时慢，幅度不能时大时小。需要改变力量、速度、幅度时要逐渐、均匀地改变。

"柔和"指手法动作要轻柔和缓，稳柔而富有节律感，用力要"轻而不浮、重而不滞"，刚中有柔，柔中带刚，刚柔相济，不可生硬粗暴或使用蛮力，正如《医宗金鉴》所言："法之所施，使患者不知其苦，方称为法也。"

"深透"指手法的刺激可透入皮内，深达皮下深层及脏腑组织，适达病所。以上几个方面关系密切，相辅相成，持续运用的手法可以逐渐降低患者肌肉的张力，使手法力量能够逐渐渗透到深层组织。均匀协调的动作，能使手法更趋柔和。而力量与技巧相结合，则使手法既有力，又柔和，达到"刚柔相济"的境界。故手法具备了持久、有力、均匀、柔和这四项基本要求，才能具备一定的渗透力。柔和是基础，深透为目的。

"稳"指操作要平稳，关节的固定要稳；"准"指诊断要明确，定位要准确；"巧"指用力要轻巧，既要使错缝的关节得到整复，又不能损伤关节及其周围的组织，要用巧力，以柔克刚，以巧制胜，以达到"四两拨千斤"的效果；"快"指整复动作要快，用力要疾发疾收，要用所谓的"短劲""寸劲"。

三、小儿推拿手法的基本技术要求

由于小儿具有"脏腑娇嫩、形气未充，生机蓬勃、发育迅速"的生理特点和"发病容易、传变迅速，脏器清灵、易趋康复"的病理特点，小儿推拿手法的基本技术要求特别强调"轻快柔和，平稳着实，补泻有度"。

轻快柔和，指手法用力要轻柔和缓，灵活协调，轻而不浮，重而不滞，快而不乱，慢而不断，柔而有力；突出以"柔"为贵，以"巧"为魂。

平稳着实，强调手法操作柔和但不是软弱无力，而是力量和技巧的完美结合，稳柔灵活，实而不滞，既能使力量深透，又能适达病所而止，不宜攻伐过度。

小儿特殊的生理病理特点决定了机体感应的敏感性，故小儿推拿临床注重补虚泻实，即所谓"推拿揉掐，性与药同""寒热温凉，取效指掌"。一般情况下，小儿推拿的补泻与所选手法的性质、手法的刺激量、手法操作的方向等关系密切。

四、小儿推拿手法练习的原则和步骤

"手法"是推拿防治疾病的主要手段，也是一种技能技巧，手法质量的优劣是判定推拿防治疾病疗效的关键因素之一，"一分功夫，一分疗效"，故小儿推拿手法练习的原则是在掌握动作要领的前提下，深刻领会技术要求，反复多练，才能由生到熟，熟而生巧，达到能既"手到病除"的理想效果，又可避免医源性损伤，达到自我保护的目的。

好的手法都是勤学苦练的结果，小儿推拿手法要达到运用自如、心手合一之境界，必须重视手法的练习，一般情况下，手法练习须分两个阶段进行。第一阶段，习练易筋经、少林内功等推拿功法，获得练习手法的身体机能，并在米袋和正常成人人体上刻苦练习成人推拿使用较多的一指禅推法、滚法等各类手法，达到"持久、有力、均匀、柔和、深透"的基本技术要求，并能深刻体会其中的内涵。第二阶段，在模拟人或正常人体穴位上反复练习各种常用操作法，仔细体会轻快柔和、平稳着实的含义。尤其是对新生儿，手法更要轻柔缓和。练习纯熟的手法才能"手随心转，法从手出"，变通在心。正如骆如龙在《幼科推拿秘书》中所言："初生轻指点穴，二三用力方凭，五七十岁渐推深，医家次第神明。"

第二节　常用基本手法

一、按法

用拇指、中指指腹或手掌按住一定部位或穴位，逐渐用力下压，按而留之，称为按法。以手指着力的称指按法，如指按合谷；以掌面着力的称掌按法，如掌按腹部。

【出处】《黄帝内经》。

按法

【操作方法】详见视频，扫二维码。

1.指按法　拇指伸直，其余四指自然屈曲，用拇指罗纹面或指端着力，吸定在施术部位，垂直用力向下按压，持续一定的时间，然后放松，再逐渐向下用力按压，反复操作（图4-1）。

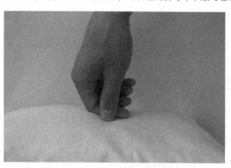

图4-1　拇指按法

2.掌按法　腕关节背伸，掌面或掌根着力，附着在施术部位，垂直用力向下按压，持续一定的时间，按而留之（图4-2）。

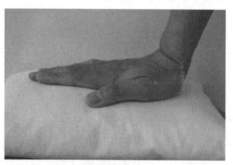

图4-2　掌按法

【动作要领】操作时，着力部分要紧贴施术部位或穴位，不能移动。按压的方向要垂直向下。按压的力量要由轻到重，由重到轻，力量逐渐增加，平稳而持续。

【临床应用】指按法适用于全身各部穴位，指按法可起到"以指代针"的作用，如按足三里，能通经通络、健脾和胃；掌按法适用于面积大而又平坦的部位，如胸腹部、腰背部等，能温经散寒、通络止痛。

【文献摘录】

《素问·举痛论》："寒气客于背俞之脉则脉泣，脉泣则血虚，血虚则痛，其俞注于心，故相引而痛，按之则热气至，热气至则痛止矣。"

《备急千金要方》："又以肌肉纹理节解缝会宛陷之中，及以手按之，病者快然。"

《石室秘录》："颈项强直，乃风也……深按其风门之穴，久之，则其中酸痛乃止。"

《厘正按摩要术》："按而留之者，以按之不动也。按字，从手从安，以手探穴而安于其上也……以言手法，则以右手大指面直按之，或用大指背屈而按之，或两指对过合按之，其于胸腹，则又以掌心按之，宜轻宜重，以当时相机行之。"

《小儿推拿补正》："按，用指在部位上扪按之，使气血流通而不骤散也。"

二、摩法

用手掌面或食、中、无名指指面附着在体表一定部位做环形而有节律的抚摩，称为摩法。以指面着力的称指摩法，如指摩中脘；以掌面着力的称掌摩法，如掌摩腹部。

【出处】《黄帝内经》。

【操作方法】详见视频，扫二维码。

1. 指摩法　食指、中指、无名指、小指四指并拢，掌指关节自然伸直，腕部微悬屈，以四指指面着力附着在施术部位，做顺时针或逆时针方向的环形抚摩（图 4-3）。

2. 掌摩法　指掌自然伸直，腕关节微背伸，用掌面着力，附着在施术部位，前臂带动腕关节及着力部分做顺时针或逆时针方向的环形抚摩（图 4-4）。

摩法

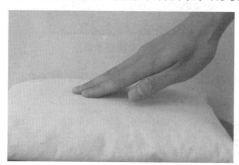

图 4-3　指摩法

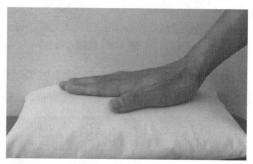

图 4-4　掌摩法

【动作要领】肩、肘、腕关节放松，指面或掌面自然着力，不可用力下压。以前臂及腕关节带动掌面或指面在被操作部位做环形抚摩。动作缓和协调，频率为每分钟 100 次左右。

【临床应用】指摩法和掌摩法主要适用于头面部及胸腹部等面状穴位。摩中脘、摩腹可治疗肠胃疾患，具有消积导滞、温中健脾的作用；摩囟门、摩百会可治疗神志疾病，能安神镇静、升举阳气。文献中有"急摩为泻，缓摩为补"之说。使用摩法时，可借助一定介质进行操作。

【文献摘录】

《素问·病能》："摩之切之。"

《石室秘录》："摩法不宜急，不宜缓，不宜轻，不宜重，以中和之意取之。"

《医宗金鉴》："摩者，谓徐徐揉摩之也……摩其壅聚，以散瘀结之肿。"

《厘正按摩要术》："按而留之，摩以去之，又曰急摩为泻、缓摩为补。摩法较推则从轻，较运则从重，或用掌心。"

《小儿推拿补正》："摩，以手或指在皮毛上用之，以祛气分、血分之表病。"

三、推法

用指、掌或肘部在体表做单方向推动的手法称为推法。小儿推拿中常用指面着力即指推法，具体应用时，又根据需要分为直推法、旋推法、分推法和合推法。

【出处】《医学研悦》。

推法

【操作方法】详见视频，扫二维码。

1. **直推法**　用拇指桡侧缘或螺纹面，或食、中二指螺纹面在穴位上做单方向的直线推动，称为直推法（图4-5、图4-6）。直推法常用于"线"状穴位，如开天门、推坎宫、推大肠等。

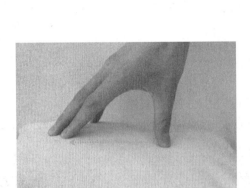
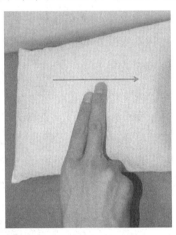

图4-5　拇指直推法　　　　　　　图4-6　食中指直推法

2. **旋推法**　用拇指螺纹面在穴位上做顺时针方向的旋转推摩，称为旋推法（图4-7）。旋推法常用于"面状"穴位，如旋推脾经、肺经、肾经等。

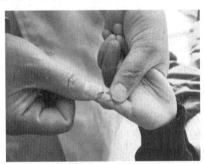

图4-7　旋推法

3. **分推法**　用双手拇指桡侧缘或螺纹面，自穴位中间向两边做单方向的分向推动，称为分推法（图4-8）。该法常用于"线"状穴位，如分推坎宫、分腕阴阳、分胸阴阳、分背阴阳等。

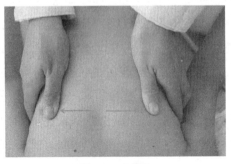

图4-8　分推法

4.合推法（和法） 用双手拇指螺纹面从穴位两旁向中间做单方向的合向推动，称为合推法（图4-9）。合推法常用于"线"状穴位，如合推坎宫、合腕阴阳、合胸阴阳、合背阴阳等。

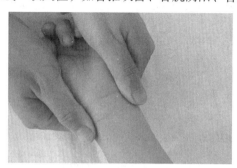

图4-9 合推法

【动作要领】肩、肘、腕自然放松，用力较揉法轻，不带动皮下组织（轻而不浮），动作富有节律性，频率为每分钟240～300次。

【临床应用】直推法是小儿推拿常用手法之一，具有疏经通络、行气活血、清热散结等作用，配伍其他操作法可用于治疗儿科各种常见病和多发病。为保护患儿皮肤，增加疗效，指推法操作时可借用一定的介质，如葱姜水等。

【文献摘录】

《医学研悦》："一推者，医人以右手大指面蘸汤药于其穴处，向前推也，故大肠、心经、肺经、肾水皆曰推，板门向横纹、横纹向板门，亦曰推。三关六腑有（进退）推之别，三关向手膊推，六腑向手掌推。脾土有补泻之说，直病者之指而推，取进饮食之意，亦谓之推。分阴阳者，以左右两大指于阴阳穴处，向前两边分，故谓之分推也。"

《小儿推拿广意》："凡推法必似线性，毋得斜曲，恐动别经而招患也。"

《幼科铁镜》："用葱姜煎汁浸染医人大指，先从眉心向额上，推至二十四数，次从眉心分推至太阳太阴九数。"

《幼科推拿秘书》："指推去而不返，返则向外泄。或用大指，或用三指，穴道不同，惟心经无推。"

《保赤推拿法》："推者医指按儿经穴挤而上下之也。"

《厘正按摩要术》："其手法，手内四指握定，以大指侧着力直推之。"

《推拿指南》："推者，以指推去而不返。"

四、揉法

用手掌大鱼际、掌根部分或手指螺纹面部分，吸定于一定部位或穴位上，做轻柔缓和的回旋揉动，称为揉法。根据接触面的不同可分为掌揉法和指揉法。掌揉法又分为鱼际揉法和掌根揉法；指揉法又分为单指揉法、双指揉法，三指揉法。

【出处】《石室秘录》。

【操作方法】详见视频，扫二维码。

1.指揉法 以拇指或中指的螺纹面或指端，或食指、中指、无名指指面着力体表，做轻柔缓和的顺时针或逆时针方向的旋转揉动。根据着力部位的不同，可分为拇指揉法（图4-10），中指揉法（图4-11），以及食指、中指操作的双指揉法和用食指、中指、无名指操作的三指揉

揉法

NOTE

法（图 4-12）。

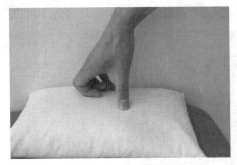

图 4-10 拇指揉法

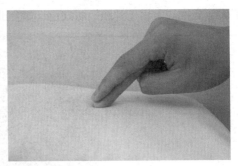

图 4-11 中指揉法

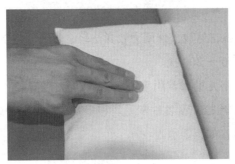

图 4-12 三指揉法

2.鱼际揉法　以大鱼际着力于施术部位上，稍用力下压，做轻柔缓和的顺时针或逆时针方向的旋转揉动（图 4-13）。

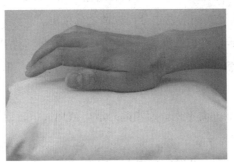

图 4-13 大鱼际揉法

3.掌根揉法　以掌根部分着力，吸定在施术部位上，稍用力下压，腕部放松，以肘关节为支点，做轻柔缓和的顺时针或逆时针方向的旋转揉动（图 4-14）。

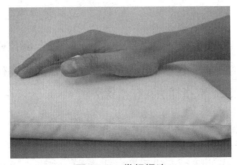

图 4-14 掌根揉法

【动作要领】肩、肘、腕放松，以指面或掌面自然吸定于一定部位或穴位上，前臂做主动摆动，连同腕、掌、指的协调运动，带动吸定部位的皮肤及皮下组织。动作要灵活协调、缓和而有节律性，频率为每分钟 120～160 次。

【临床应用】指揉法适用于全身各部位或穴位；鱼际揉法适用于头面部、胸腹部、胁肋部、四肢部；掌根揉法适用于腰背部、腹部及四肢部。本法轻柔和缓，刺激量小，小儿最易接受，适用于全身各部。"揉以和之"，本法能调和气血、消肿止痛、祛风散热、理气消积。根据病情需要，可二指并揉或三指同揉，如揉二扇门以发汗解表，揉天枢以调理大肠。其操作时间宜长，力度适中，根据不同部位和穴位，结合方向、频率，可补可泻。

【文献摘录】

《石室秘录》："脏腑癥结之法，以一人按其小腹揉之，不可缓，不可急，不可重，不可轻。最难之事，总以中和为主。揉之数千下乃止。"

《陆地仙经》："揉：屈两大指骨，蘸少津唾，揉大小眼角，各九次。"

《幼科铁镜》："涌泉穴：男左转揉之，吐即止；右转揉之，泻即止。左转不揉，主吐；右转不揉，主泻。女反是。"

《幼科推拿秘书》："揉者，揉天枢。用大将二指。双揉齐揉。中脘全掌揉，曲池阳池将指揉。脐与龟尾皆搓掌心，用三指揉之，或用二指。视小儿大小。"

《保赤推拿法》："揉者，医以指按儿经穴，不离其处旋转之也。"

《厘正按摩要术》："揉以和之。揉法以手宛转回环，宜轻宜缓，绕于其上也。是从摩法生出者，可以和气血，可以活筋络，而脏腑无闭塞之虞矣。"

五、振法

以指或掌在一定的部位或穴位上，做高频率小幅度振动的手法称为振法。以中指指端为着力部位的称指振法，如指振百会；以掌面为着力部位的称掌振法，如掌振中脘。

【出处】《养性延命录·导引按摩》。

【操作方法】以指或掌在一定部位或穴位上，做高频率小幅度震动的手法。分为指振法和掌振法两种。以中指指端为着力部位的称指振法（图 4-15），以掌面为着力部位的称掌振法（图 4-16）。详见视频，扫二维码。

振法

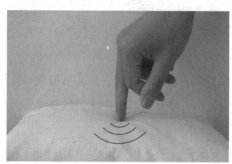

图 4-15　指振法

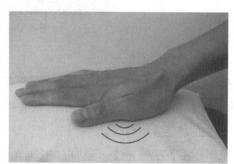

图 4-16　掌振法

【动作要领】

1.前臂和手部的肌肉强烈的静止性用力。

2.振动的幅度要小，频率要高（每分钟 600～800 次）。

【临床应用】常用于治疗小儿虚寒性腹痛、胃肠功能紊乱等，具有温中散寒、消积导滞、理气止痛的作用。

NOTE

【文献摘录】

《养性延命录·导引按摩》："右手向上尽势托，以身并手振动三……面向南峻坐，两手托
襟，尽势振动三，令人面有光泽生。"

《诸病源候论·风身体手足不随候》中提到的养生方导引法有"极力左右振两臀"以除痛劳
倦及"振腹除壮热疼痛，两胫不随。"

《备急千金要方·养性按摩法》："外振手三遍，内振三遍，覆手振亦三遍。"

六、擦法

用掌、鱼际等部位紧贴一定部位做快速直线往返摩擦，称为擦法。小儿推拿中常使用掌擦
法（图4-17）、大鱼际擦法（图4-18）和小鱼际擦法（图4-19），如掌擦胁肋、横擦腰骶、直
擦脊柱。详见视频，扫二维码。

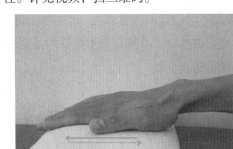

图4-17　掌擦法

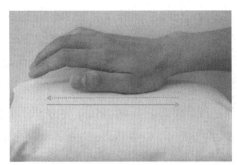

图4-18　大鱼际擦法

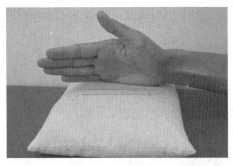

图4-19　小鱼际擦法

【出处】《韩氏医通》。

【操作方法】用食、中、无名指指面、手掌、鱼际等部位紧贴体表，腕关节伸直，使前臂与
掌指基本相平，以肘关节为支点，前臂做主动屈伸运动，使着力部位在体表做直线来回摩擦移
动，使产生的热能渗透到深层组织。

【动作要领】呼吸自然，不可屏气。着力部分要紧贴皮肤，压力适中，直线往返，距离拉
长，不可歪斜。

【临床应用】擦法为一种柔和温热的刺激，常用于胸腹部、胁肋部、背腰及四肢部。掌擦胸
腹及腰背部，具有温经通络、行气活血、祛风散寒、健脾和胃的作用，对小儿积滞、腹泻、风
寒咳嗽等常见病证有较好的疗效。

【文献摘录】

《韩氏医通》："每用和古方摩腰膏、九阳丹之类，老姜汤化少许，以擦摩肾俞，大补元阳。"

《动功按摩秘诀》中多次提到擦法并善于运用擦法治疗各种疾病，如眼目症："设有眼昏，可于睛明穴用大指第一节于掌心内擦热熨之，兼静功"；腰肾足膝症："设有腰脊痛不得俯首者，可于腰俞穴掐五七十度，擦五七十度。"

七、捏法

以单手或双手的拇指与食指、中指两指，或拇指与四指的指面做对称性着力，夹持住患儿的肌肤，相对用力挤压并一紧一松逐渐移动，称为捏法。捏法主要用于脊背部，故又称捏脊法（图4-20）。临床上根据操作方法的不同，可分为三指捏脊法和二指捏脊法。

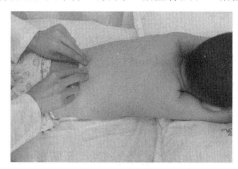

图4-20　捏脊法

【出处】《备急千金要方》。

【操作方法】详见视频，扫二维码。

1. **三指捏脊法**　用拇指桡侧缘顶住皮肤，食、中两指前按，三指同时用力提拿皮肤，双手交替捻动向前。

2. **二指捏脊法**　用屈曲的食指桡侧缘顶住皮肤，拇指前按，两指同时用力提拿皮肤，双手交替捻动向前。

【动作要领】操作时间的长短和手法强度的轻重，以及挤捏面积的大小要适中，用力要均匀、连贯。操作时，可捏三下提拿一下，称之为"捏三提一法"。

【临床应用】捏法属于强刺激手法，具有调阴阳、理气血、和脏腑、通经络、培元气的作用。适用于脊背部之督脉、膀胱经。常用于小儿疾病中的发热、感冒、食积、肥胖等，治疗中暑、痧证和痰食郁结之证效果明显。

【文献摘录】

《备急千金要方》："有阿是之法，言人有病痛，即令捏其上，若里当其处，不问孔穴，即得便快或痛处，即云阿是。"

《医学衷中参西录》："捏喉结法……其令人喉痒作嗽之力尤速。欲习其法者，可先自捏其结喉，如何捏法即可作嗽，则得其法矣。"

《小儿捏脊》："将皮肤捏将起来叫捏……双手拇、食两指将皮肤捏起，随捏，随提，随放，随着向前推进。这时皮肤一起一伏好像后浪推前浪似的。捏起皮肤的多少要适中。"

八、拿法

用大拇指和食、中两指，或大拇指和其余四指做对称性用力，提拿一定部位和穴位，进行一紧一松的拿捏，称为拿法（图4-21）。如拿风池、拿肩井。详见视频，扫二维码。

捏法

拿法

NOTE

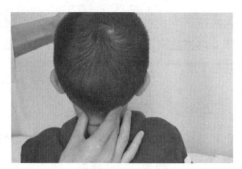

图 4-21　拿法

【出处】《万育仙书》。

【操作方法】医师以拇指螺纹面与食、中两指指面着力，相对用力捏住施术部位的皮肤连同筋肌，逐渐用力内收并上提，做轻重交替地持续揉捏动作。

【动作要领】操作时腕部要放松，手指指面着力，用巧劲提拿施术部位的深层筋肌，揉捏时双手交替操作。

【临床应用】拿法既有力又柔和，小儿感觉轻松舒适，常配合其他手法，适用于颈项、肩部和四肢等部位，治疗临床各种疾患。例如，拿合谷能疏风解表，通络止痛；拿肩井可以祛风散寒，发汗解表，舒筋活血，松解痉挛；拿颈项能通调全身气血，主治头痛、感冒、肌肉麻木等。

【文献摘录】

《万育仙书》："医用右手大指患儿总位上。而以中指于一窝风处，对着大指尽力拿之。或用右手食、中二指夹儿左手中指甲尖，用大指当指尖一折拿之。"

《秘传推拿妙诀》："拿者，医人以两手指或大指或各指于病者应拿穴处，或掐或捏或揉，皆谓之拿也。"

《医宗金鉴》："推拿法：推者，谓以手推之，使还旧处也。拿者，或两手一手捏定患处，酌其宜轻宜重，缓缓焉以复其位也。若肿痛已除，伤痕已愈，其中或有筋急而转摇不甚便利，或有筋纵而运动不甚自如，又或有骨节间微有错落不合缝者，是伤虽平，而气血之流行未畅，不宜接、整、端、提等法，惟宜推拿，以通经络气血也。"

九、搓法

用双手掌面夹住一定部位，相对用力搓揉，并同时做上下往返移动，称为搓法（图 4-22）。如搓上肢、按弦走搓摩。详见视频，扫二维码。

搓法

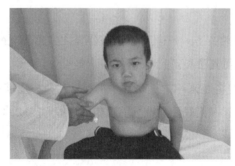

图 4-22　搓法

【出处】《厘正按摩要术·卷二·搓法》。

【操作方法】以双手掌面夹住一定的治疗部位，以肘关节和肩关节为支点，前臂与上臂部主动施力，两手相对用力做相反方向的快速搓动，并做上下往返移动。

【动作要领】医师双手用力要对称，搓动要快，移动要慢；搓法用于上肢时，要使上肢随手法而略微转动；搓法用于腰背、胁肋时，主要是搓摩动作。

【临床应用】搓法适用于腰背、胁肋及四肢部。常作为推拿治疗的结束手法和治疗后的辅助手法。胁肋常用搓摩法，肩周常用搓揉法，四肢部常用搓转法。其具有调和气血、疏通脉络、放松肌肉的作用。

【文献摘录】

《厘正按摩要术·卷二·搓法》："搓以转之，谓两手相合而交转以相搓也。或两指合搓，或两手合搓，各极运动之妙，是以摩法中生出者。"

《保赤推拿法》："搓者，医指在儿经穴，往来摩之也。"

《按摩经》："按弦搓摩：先运八卦，后用指搓病人手，关上一搓，关中一搓，关下一搓，拿病人手，轻轻慢慢而摇，化痰可用。"

十、摇法

一手托住关节近端，一手握住关节远端，做一定幅度的环转运动，称为摇法（图4-23）。小儿推拿中，摇法常作为结束手法作用于四肢关节。如摇肩法、摇肘法、摇腕法。详见视频，扫二维码。

摇法

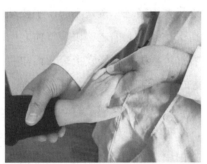

图4-23 摇法

【出处】《小儿推拿广意》。

【操作方法】一手托握住患儿关节的近端，另一手握住患儿关节的远端，做和缓有节律的顺时针或逆时针方向的环形旋转运动。

【动作要领】医师操作时应先使关节充分放松，环转的方向及幅度应在被摇关节的生理活动范围内，因势利导，适可而止，两手要协调配合，动作宜缓不宜急，宜轻不宜重，用力要稳。

【临床应用】摇法是对关节做被动性活动的一种手法。在应用时要视具体关节面变通，强调顺势而为。适用于肩、肘、腕及膝关节等。

【文献摘录】

《小儿推拿广意》："猿猴摘果……寒证往里摇，热证往外摇。"

《保赤推拿法》："摇者，或于四肢及颈腰部关节。"

《厘正按摩要术·卷二·摇法》："摇则动之。""是法也，摇动宜轻，可以活经络，可以和气血，亦摩法之中变化而出者。"

NOTE

十一、掐法

用拇指指甲或拇、食指指甲刺激穴位，称为掐法（图 4-24）。

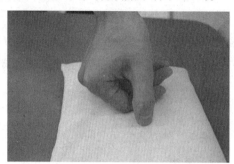

图 4-24　掐法

【出处】《幼科推拿秘书》。

【操作方法】医者手握空拳，拇指伸直，指腹紧贴在食指中节桡侧缘，以拇指指甲着力，吸定在施术穴位上，逐渐向下用力进行切掐。详见视频，扫二维码。

【动作要领】垂直向下用力切掐，可持续用力，也可间歇性用力以增强刺激，取穴要准。

【临床应用】适用于头面部和手足部点状穴位。如掐人中、掐十王、掐精宁威灵，可用于小儿高热惊风，能发汗退热、定惊醒神。

【文献摘录】

《幼科推拿秘书》："掐者，以我大指掐之，按穴不起。手微动，却有数，其数如推运之数。"

《小儿推拿补正》："掐：用指甲在部位上掐之，以聚气血之所。掐后气血即散。"

《保赤推拿法》："掐法：掐者，医指头在儿经穴上轻入而向后出也。"

《厘正按摩要术》："掐，《说文》：爪刺也。《玉》：爪按曰掐。夏禹铸曰：以掐代针也。小儿久病且重者，先将人中一掐以试之，当即有哭声，或连哭数声者生，否则，哭如鸦声，或绝无声者，难治。但医者仍勿轻弃，以期生机于万一，是一好生之德也。掐法，以大指甲按主治之穴，或轻或重，相机行之。""掐由甲入，用以代针，掐之则生痛，而气血一止，随以揉继之，气血行而经络舒也。"

十二、捻法

用拇、食指螺纹面夹捏住一定部位，相对用力做如捻线状的快速搓捻动作，称为捻法（图 4-25）。

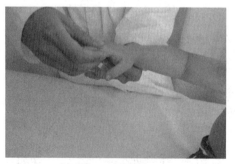

图 4-25　捻法

【出处】《保赤推拿法》。

【操作方法】以拇指与食指螺纹面或拇指螺纹面与食指中节的桡侧缘相对着力，夹捏住施术部位，稍用力做对称性快速捻搓，并可做上下往返移动。详见视频，扫二维码。

捻法

【动作要领】着力要对称，捻动时要灵活、快速，状如捻线。上下左右移动要慢，要有连贯性，做到紧捻慢移。

【临床应用】适用于手指、足趾小关节部与浅表肌肉、皮肤筋结处，能舒筋活血，调畅气血，可治疗指和趾损伤、疼痛等，用于小儿脑瘫、语言障碍、耳鸣耳聋、多动等，可捻十指或十趾。

【文献摘录】

《保赤推拿法》："捻者，医以两指摄儿皮，微用力而略动也。"

《石室秘录·摩治法》："手足疼痛者……执其两手捻之者千下而后已。"

《诸病源候论·鼻病诸候》："手捻鼻两孔，治鼻中患。"

十三、抖法

以手握住小儿肢体远端，做连续的小幅度的上下抖动，称为抖法（图4-26）。

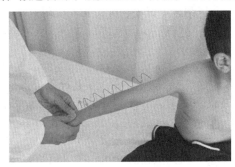

图4-26　抖法

【出处】《中医按摩疗法》。

【操作方法】双手或单手握住小儿上肢或下肢的远端，微用力做快速、小幅度的上下抖动。根据抖动的部位、姿势、体位的不同，可分为抖上肢、抖下肢。详见视频，扫二维码。

抖法

【动作要领】

1.上臂静止性用力，带动腕关节做小幅度抖动。

2.适度牵拉被抖动的肢体，使之相对伸直，便于抖动的传导。

3.抖动的幅度要小，频率要快。

【临床应用】抖法具有舒筋活络、滑利关节的作用，常用于急慢性损伤，以及小儿脑瘫引起的肢体疼痛、功能障碍等。小儿推拿中，用五指抓住脐部，快速地进行抖动，称为抖脐，用于治疗蛔虫性肠梗阻等引起的腹痛、腹胀等。

【文献摘录】

《中医按摩疗法》："抖法即颤法。"

《按摩十法》："骨节屈伸不利宜多抖。"

十四、刮法

以手指或器具的光滑边缘蘸液体润滑剂后直接在施术部位的皮肤上做单方向直线快速刮动，称为刮法（图4-27）。

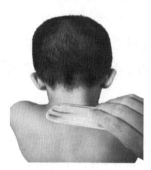

图4-27   刮法

刮法

【出处】《保赤推拿法》。

【操作方法】以拇指桡侧缘或食指、中指螺纹面，或食指第2指节背侧尺侧缘着力，或手握汤匙、铜钱等器具，用其光滑的边缘着力，蘸清水、麻油、药水等液体润滑剂，在体表做由上向下或由内向外地直线单方向快速刮动。详见视频，扫二维码。

【动作要领】腕关节要放松，以肘关节为支点。节奏轻快，用力均匀。着力部分紧贴皮肤，压力轻重适宜。

【临床应用】刮法能促进小儿体内的新陈代谢，使其汗腺扩张，以开泄腠理，把阻滞经络的病邪排出体外，促使周身气血得以畅通，五脏六腑阴阳平衡，达到正本清源的目的，从而恢复自身的免疫功能。本法刺激较大，主要适用于眉心、颈项、胸背等部位，常用于小儿的线状点状穴位，如天柱、骨脊、洪池等穴，具有发汗解表、通经活络、调和阴阳、行气活血、清热解毒、增强免疫功能等作用。

【文献摘录】

《保赤推拿法》："刮者，医指挨儿皮肤，略加力而下也。"

《景岳全书·杂证谟》："盖以五脏之系，咸附于背，故向下刮之，则邪气亦随而降。凡毒气上行则逆，下行则顺。改逆为顺，所以得愈。虽近有两臂刮痧之法，亦能治痛，然毒深病急者，非治背不可也。"

十五、捣法

以中指指端或食、中二指屈曲的指间关节着力，有节奏地叩击穴位的手法，称捣法（图4-28），又称"指击法"或"叩击法"。详见视频，扫二维码。

捣法

【出处】《幼科推拿三字经派求真》。

【操作方法】医师沉肩、垂肘，以一手指端，或者食指、中指屈曲的第1指间关节突起部着力，以腕关节的屈伸带动着力部位，有节奏地叩击穴位。

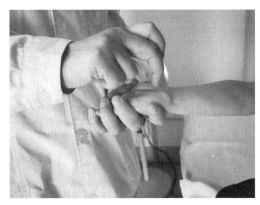

图 4-28　捣法

【动作要领】肩、肘、指间关节要自然放松，腕关节主动屈伸带动着力部位，捣击穴位要准确，用力要有弹性。

【临床应用】捣法具有安神宁志、化痰镇惊、疏通经络的作用，常用于点状穴位，如小天心穴等，治疗慢惊抽搐、咳喘无力、斜视（右斜视向左捣、左斜视向右捣）等。

【文献摘录】《幼科推拿三字经派求真》："食中指屈曲，用屈指关节背面捣（打）在穴位上叫捣法。用于点型穴。如捣小天心。"

第三节　常用复式操作法

复式操作法是指具有特定的名称，特有的治疗作用，两种或两种以上的操作法按一定的操作程序组合而成的操作法。复式操作法具有以下三个特点：第一，规范化的动作结构与操作程序。每种操作法均按其固有的动作结构施术，并按照规定的操作程序依次施用。第二，特有的治疗作用。每种复式操作法均具有特定的治疗效果，可以把它看成是古代医家为治疗某种病证而设计的一种推拿验方。如开璇玑具有开通脏腑、理气化痰、消积导滞之功效，专治痰邪壅盛、食积不化引起的胸闷气促、咳痰不畅、食积腹痛等证。第三，形象而朴实的特定名称。复式操作法的名称直接来源于临床，故形象而朴实。有的根据手法、穴位及操作要求命名，如运水入土、运土入水等；有的根据功效命名，如打马过天河、飞经走气、总收法等；有的根据动作形态命名，如黄蜂入洞、凤凰展翅、二龙戏珠、猿猴摘果、按弦走搓摩等。

最早的复式操作法见于明代徐用宣《袖珍小儿方·秘传看惊掐筋口授手法》，称为"大手法"；《按摩经》将18种复式操作法归在"三关·手诀"中，称为"手诀"；《小儿推拿方脉活婴秘旨全书》称之为"十二手法"，《小儿推拿秘诀》称之为"手上推拿法"，《幼科推拿秘书》则称为"十三大手法"，《窍穴图说推拿指南》称为"大手术"。

由于年代、师承经验等原因，历代医家总结创造的复式操作法术式繁多，名称各异。本节归纳总结临床上常见的13种复式操作法介绍如下。

一、黄蜂入洞

【位置】两鼻孔。

【出处】《按摩经》。

【操作方法】先用食、中二指揉两侧迎香穴，再用食、中二指指端在患儿两鼻孔下缘做揉法。各50～100次。详见视频，扫二维码。

黄蜂入洞

【临床应用】黄蜂入洞能开肺窍、通鼻息、发汗解表。临床常用于治疗外感风寒所致的发热无汗，各种原因所致的鼻塞、呼吸不畅等症。

【文献摘录】

《按摩经》："黄蜂入洞，屈儿小指，揉儿劳宫，去风寒也。"

《小儿推拿方脉活婴秘旨全书》："黄蜂入洞法，大热。一掐心经，二掐劳宫，先开三关，后做此法。将左、右二大指先分阴阳；二大指并向前，众小指随后，一撮、一上，发汗可用。"

《幼科铁镜》："婴儿脏腑有寒风，试问医人何处攻，揉动外劳将指屈，此曰黄蜂入洞中。"

《幼科推拿秘书》："黄蜂入洞，此寒重取汗之奇法也。洞在小儿两鼻孔，我食将二指头，一对黄蜂也。其法屈我大指，伸我食将二指，入小儿两鼻孔揉之，如黄蜂入洞之状。用此法汗必至。若非重寒阴证不宜用。盖有清天河捞明月之法在。"

二、开璇玑

【位置】胸部、腹部。

【出处】《幼科集要》。

【操作方法】患儿仰卧，医者先用两手拇指自患儿璇玑穴沿肋骨向两侧分推，并自上而下分推至季肋；再从胸骨下端之鸠尾穴处向下直推至脐部；再以脐为中心用三指或四指顺时针或逆时针摩腹；再从脐部向下直推至小腹部耻骨联合上缘。最后，令患儿俯卧，两手拇指交替直推七节骨。上述操作各30～50次。详见视频，扫二维码。

开璇玑

【临床应用】开璇玑为开通上焦、宣通中焦之法，具有开通脏腑、理气化痰、消积导滞之功效。包括分推胸胁、直推胸部、摩挪神阙、直推下腹、直推七节骨五种操作法。临床上常用于痰邪壅盛、食积不化引起的胸闷气促、咳痰不畅、食积腹痛、积滞胀满、呕吐、泄泻、发热不退等实热证。临证操作时，直推七节骨可根据病证虚实的不同选用不同的直推方向。推下七节骨具有泄热通便的作用，常用于实证便秘；推上七节骨具有温阳止泻的作用，常用于脾虚泄泻。

【文献摘录】

《幼科集要》："璇玑者，胸中、膻中、气海穴也。凡小儿气促，胸高，风寒痰闭，夹食腹痛，呕吐泄泻，发热搐搦，昏迷不醒，一切危险急症，置儿密室中，不可当风。医用两手大指蘸姜葱热汁，在病儿胸前左右横推，至两乳上近胁处，三百六十一次。口中记数，手中推周天之数，乃为奇。璇玑推毕，再从心坎用两大指左右分推至胁肋六十四次。再从心坎推下脐腹六十四次。再用热汁入右手掌心，合儿脐上，左挪六十四次，右挪六十四次。挪毕，用两手自脐中推下少腹六十四次。再用热汁入右手掌心，合儿脐上，左挪六十四次，右挪六十四次。挪毕，用两手自脐中推下少腹六十四次。再用两大指蘸汁推尾尻穴，至命门两肾间，切不可顺推，此法屡试屡验。"

三、按弦走搓摩

【位置】胁肋部。

【出处】《按摩经》。

【操作方法】患儿家长抱患儿于怀中，令较大患儿两手叉搭在两肩上，医者以两掌从患儿两胁搓摩至肚角处。自上而下单向搓摩 50 ~ 100 遍。详见视频，扫二维码。

按弦走搓摩

按弦走搓摩又名按弦搓摩，此法用生动的语言描述其操作过程。"弦者，勒肘骨也"，将肋骨喻之为弦，操作时"以我两手对小儿两胁上"，自上而下，"搓摩至腹角下"，故得名。

【临床应用】本法具有顺气、化痰、除胸闷、开积聚之功效。主要用于治疗积痰积气引起的胸闷痞满、咳嗽气急、痰喘不利等病证。

【文献摘录】《幼科推拿秘书》："按弦走搓摩，此法治积聚，屡试屡验。此法开积痰、积气、痞疾之要法也。弦者，勒肘骨也，在两胁上。其法着一人抱小儿坐在怀中，将小儿两手抄搭小儿两肩上，以我两手对小儿两胁上搓摩至肚角下，积痰积气自然运化。若久痞则非一日之功，须久搓摩方效。"

四、揉脐及龟尾并擦七节骨

【位置】腹部、腰骶部。

【出处】《幼科推拿秘书》。

【操作方法】患儿取仰卧位，用一手掌或食、中、无名三指螺纹面揉脐或揉脐及天枢，另一手拇指或中指端揉龟尾；再令患儿俯卧，用拇指或食、中二指直推上七节骨或下七节骨。操作各 100 ~ 300 次。详见视频，扫二维码。

揉脐及龟尾
并擦七节骨

【临床应用】本法能通调任督二脉之经气，并能调理肠腑，止泻导滞。常用于治疗泄泻、痢疾、便秘等病证。揉脐及龟尾并推上七节骨为补，能温阳止泻；揉脐及龟尾并推下七节骨为泻，能泄热通便。

【文献摘录】《幼科推拿秘书》："揉脐及龟尾并擦七节骨：此治痢疾、水泻神效。此治泻痢之良法也。龟尾者，脊骨尽头尾间穴也；七节骨者，从头骨数第七节。其法以我一手，用三指揉脐；又以我一手，托揉龟尾。揉讫，自龟尾擦上七节骨为补，水泻专用补。若赤白痢，必自上七节骨擦下龟尾为泄。推第二次，再用补。盖先去大肠热毒，然后可补也。若伤寒后，骨节痛，专擦七节骨至龟尾。"

五、打马过天河

【位置】前臂内侧。

【出处】《万育仙书》。

【操作方法】患儿取坐位或仰卧位，或由家长抱坐怀中。医者面对患儿取坐位，用左手握住患儿四指，掌心向上，先用右手中指指面运内劳宫 50 ~ 100 次；再用食、中二指指面蘸凉水从总筋穴起，循天河水向上一起一落弹打至肘弯洪池处，边弹打边吹气，10 ~ 20 遍。详见视频，扫二维码。

打马过天河

【临床应用】本法性凉大寒，具有清热解毒凉血、行气活血通络之功效。常用于治疗高热烦躁、神昏谵语、上肢麻木、惊风、抽搐等实热病证。

【文献摘录】

《按摩经》:"打马过河:温凉。右运劳宫毕,屈指向上,弹内关、阳池、间使、天河边,生凉退热用之。"

《小儿推拿广意》:"打马过天河法:此法性凉去热。医用左大指掐儿总筋,右大中指如弹琴,当河弹过曲池,弹九次。再将右大指掐儿肩井、琵琶、走马三穴,掐下五次是也。"

《幼科推拿秘书》:"打马过天河,此能活麻木,通关节脉窍之法也。马者,二人上马穴也,在天门下。其法以我食将二指,自小儿上马处打起,摆至天河,去四回三,至曲池内一弹。如儿辈嬉戏打破之状。此法退凉去热。"

六、水底捞月

水底捞月

【位置】双手掌心。

【出处】《按摩经》。

【操作方法】水底捞月,又称水里捞月、水中捞月、水中捞明月。患儿坐位,医者先以左手持患儿四指,再以右手食、中二指固定患儿拇指,然后以拇指自患儿小指根经小鱼际边缘,推至小天心处,再转入内劳宫穴处为一遍,边推运边吹气,操作30～50遍。详见视频,扫二维码。

【临床应用】本法大寒大凉,能清热凉血、宁心除烦。常用于治疗一切高热神昏、热入营血、烦躁不安、便秘等实热病证。

【文献摘录】

《幼科推拿秘书》:"水底捞明月:此退热必用之法也。水底者,小指边也,明月者,手心内劳宫也。其法以我手拿住小儿手指,将我大指,自小儿小指旁尖,推至坎宫,入内劳轻拂起,如捞明月之状。再一法,或用凉水点入内劳,其热即止。盖凉入心肌,行背上,往脏腑。大凉之法,不可乱用。"又曰:"水底明月最为凉,清心止热此为强。"

《保赤推拿法》:"水底捞月法:先掐总筋,清天河水,医人以四指皆屈,随以中指背第二节、第三节骨凸起,浇新汲凉水于儿掌心,往右运劳宫,医人以口气吹之,随吹随推,大凉,治一切热证,最效。"

七、运水入土

运水入土

【位置】双手掌尺侧缘。

【出处】《按摩经》。

【操作方法】医者用一手握住患儿食指、中指、无名指和小指,使其掌心向上,另一手拇指指端着力,自患儿小指根推起,沿手掌边缘,经过掌小横纹、小天心、推运到拇指端脾土穴止,呈单方向反复推运,100～300次。详见视频,扫二维码。

【临床应用】本法能健脾助运、润燥通便。常用于久病、虚证,如因脾胃虚弱引起的消化不良、食欲不振、泻痢、便秘、疳证等。

【文献摘录】

《保赤推拿法》:"运水入土,从小儿指梢肾经推去……至大指梢脾经按之,补脾土虚弱。"

《按摩经》:"运水入土,以一手从肾经推去,经兑、乾、坎、艮至脾土按之。脾土太旺,水火不能既济，用之，盖治脾土虚弱。"

八、运土入水

【位置】双手掌尺侧缘。

【出处】《按摩经》。

【操作方法】医者用一手握住患儿食指、中指、无名指和小指，使其掌心向上，另一手拇指指端着力，自患儿拇指根推起，沿手掌边缘，经过小天心、掌小横纹，推运到小指端肾水穴止，呈单方向反复推运，100～300次。详见视频，扫二维码。

【临床应用】本法能清利湿热、利尿止泻。常用于新病、实证，如因湿热内蕴引起的少腹胀满、小便赤涩、小便频数、泻痢等病证。

【文献摘录】

《保赤推拿法》："运土入水，从大指梢脾经推去……至小指梢肾经按之，治小便赤涩。"

《按摩经》："运水入土，照前法反回是也（按：指运水入土）。肾水频数无统用之，又治小便赤涩。"

运土入水

九、二龙戏珠

【位置】食指、无名指端，阴池、阳池、曲池穴。

【出处】《医门秘旨》。

【操作方法】医者以左手持握患儿之手，使掌心向上，前臂伸直，右手食、中二指自患儿总筋穴起，以两指端交互向前按之，直至曲池穴为止。寒证重按阳池穴，热证重按阴池穴，最后一手拿捏阴池、阳池两穴，另一手拿捏患儿食指、无名指并摇动。按捏5～6遍，摇动20～30次。详见视频，扫二维码。

【临床应用】本法性温和，有镇惊定痉、通阳散寒、调理阴阳、调和气血之功效。用于治疗寒热不和之四肢抽搐、惊厥等病证。

【文献摘录】

《小儿推拿方脉活婴秘旨全书》："二龙戏珠，利结止搐之猛将。"又曰："二龙戏珠法，用二大指、二盐指（食指）并向前，小指在两旁，徐徐向前，一进、一退，小指两旁掐穴，半表里也。"

《小儿推拿广意》："此法性温。医将右大、食、中三指，捏儿肝肺二指，左大、食、中三指捏儿阴阳二穴往上一捏一捏，捏至曲池五次。热证阴捏重而阳捏轻；寒证阳重而阴轻。再捏阴阳，将肝肺二指摇摆，二九、三九是也。"

《幼科推拿秘书》："二龙戏珠，此止小儿四肢掣跳之良法也。其法性温，以我食将二指，自儿总经上，参差以指头按之，战行直至曲池陷中。重揉，其指头如圆珠乱落，故名戏珠，半表半里也。"

二龙戏珠

十、凤凰展翅

【位置】手背部。

【出处】《小儿推拿广意》。

NOTE

【操作方法】患儿坐位，医者以两手握住患儿腕部，以两手拇指分别按捏在阴池、阳池二穴，然后向外摆动腕关节24次；再用一手托住患儿肘，另一手握住患儿手背，上下摆动腕关节24次；最后一手托住患儿肘，另一手握住患儿手背，用拇指掐住虎口，屈伸腕关节24次。详见视频，扫二维码。

【临床应用】本法能祛寒解表，宣通气机。常用于治疗因风寒困扰而致的寒性咳喘、呃逆、惊悸等病证。

【文献摘录】《小儿推拿广意》："凤凰展翅法：此法性温，治凉。医用两手托儿手掌向上，于总上些，又用两手上四指在下两边爬开，二大指在上阴阳穴往两边爬开，两大指在阴阳二穴，边向外摇二十四下，掐住捏紧一刻，医左大食中三指侧拿儿肘，手向下轻摆三四下，复用左手托儿肘上，右手托儿手背，大指掐住虎口，往上向外顺摇二十四下。"

凤凰展翅

十一、猿猴摘果

【位置】两耳部。

【出处】《幼科推拿秘书》。

【操作方法】两手食、中二指分别捏住患儿两耳尖，中指在前，食指在后，一扯一放，反复10～20次；再用拇、食指指腹捏住患儿耳垂，向下搓动10～20次，如猿猴摘果之状。此法是医者"以我两手大食二指"上提小儿两耳尖若干次，"又扯两耳坠"若干次，如猿猴摘果之状，故得名。详见视频，扫二维码。

【临床应用】本法具有定惊悸、除寒积之功效。常用于治疗寒热往来、疟疾、痰痞、食积痞闷、惊悸怔忡等病证。

【文献摘录】

《按摩经》："……猿猴摘果势，化痰能动气。""猿猴摘果：以两手摄儿螺蛳骨上皮，摘之，消食可用。"

《小儿推拿广意》："猿猴摘果法：此法性温，能治痰气、除寒退热，医用左手食中指捏儿阳穴，大指捏阴穴。寒证，医将右大指从阳穴往上揉至曲池，转下揉至阴穴，名转阳过阴；热证，从阴穴揉上至曲池，转下揉至阳穴，名转阴过阳，俱揉九次。阳穴即三关，阴穴即六腑也，揉毕再将右大指掐儿心肝脾三指，各掐一下，各摇二十四下，寒证往里摇，热证往外摇。"

猿猴摘果

十二、飞经走气

【位置】双上肢部。

【出处】《按摩经》。

【操作方法】医者先用右手握住患儿左手四指，再用左手四指，从曲池起，按之、跳之，至总筋穴数次；再以左手拇、食二指拿住患儿之阴池、阳池二穴不动，然后右手将患儿左手四指向内向外屈伸，连续操作。操作20～50遍。详见视频，扫二维码。

【临床应用】本法具有行一身之气、清肺、化痰之功效。常用于治疗失音、咽痛、咳喘、外感风寒等病证。

【文献摘录】

《按摩经》："……飞经走气能通气。""飞经走气：先运五经，后五指开张一滚，做关中用手

飞经走气

打拍，乃运气行气也，治气可用。又以一手推心经，至横纹住，以一手揉气关，通窍也。"

《小儿推拿广意》："飞经走气法：此法性温，医用右手奉拿儿手四指不动，左手四指从腕曲池边起，轮流跳至总上九次，复拿儿阴阳二穴，医用右手向上往外一伸一缩，传送其气，徐徐过关是也。"

十三、总收法

【位置】肩井穴、手指。

【出处】《幼科铁镜》。

【操作方法】患儿坐位，医者以一手中指或拇指按揉患儿左侧肩井穴，再以另一手拇、食、中三指紧拿患儿食指和无名指，屈伸并摇动患儿同侧上肢。按揉 5～10 次，屈伸、摇动各 20～30 遍。详见视频，扫二维码。

【临床应用】本法具有调阴阳、通经络、通行一身之气血之功效。常作为外感内伤诸证推拿治疗结束手法使用，含关门之意，故称总收法。特别是久病体虚者更宜用此法。

【文献摘录】

《幼科铁镜》："肩井穴是大关津，掐此开通血气行，各处推完将此掐，不愁气血不周身。"

《幼科推拿秘书》："总收法：诸症推毕，以此法收之，久病更宜用此，永不犯。其法以我左手食指掐按儿肩井陷中，乃肩膊眼也。又以我右手紧拿小儿食指、无名指，伸摇如数，病不复发矣。"

总收法

第五章　小儿推拿常用穴位

第一节　概　述

一、小儿推拿常用穴位的分类

腧穴是人体脏腑经络之气输注聚集于体表之部位，是治病的关键所在。小儿推拿的常用穴位主要由部分十四经腧穴、经外奇穴、阿是穴、经验穴和小儿推拿的特定穴等几部分构成。十四经腧穴包括手足阳明经、太阳经、少阳经，手足少阴经、厥阴经、太阴经，任脉、督脉等十四经上的穴位，如手太阴肺经经穴尺泽、鱼际，足阳明胃经经穴足三里、丰隆等；经外奇穴是指不属于十四正经，但有固定名称、位置和主治作用，能找到古代文献依据，并有奇特效果的穴位，如印堂、太阳、百虫等穴；阿是穴指压痛点或其他病理反应点；经验穴是指根据长期临床经验证明，具有独特治疗效果的穴位，如桥弓、肾纹；小儿推拿特定穴是指小儿推拿所特有的，具有较好疗效的穴位，如肝经、心经、脾经、肺经和肾经等。

二、小儿推拿特定穴的特点

小儿推拿特定穴为小儿特有的穴位，在穴位的表面形态、分布、名称及内容方面跟其他类的穴位不同。首先，穴位的表面形态多样化。特定穴不仅具有存在于肌肉纹理缝隙之中的点状穴，还有从一点到另一点的线状穴和覆盖某一区域的面状穴，这与小儿的推拿手法常用直推法、旋推法、摩法等操作有关。其次，多数穴位分布集中于两手肘关节以下，有"小儿百脉皆汇于两掌"之说。分布于两手肘关节以下的特定穴约占全部推拿特定穴的半数，其次为头面部，胸腹腰背及下肢部则较少，这可能与严寒的冬天，患儿可免去脱衣之苦，方便治疗有关。再次，特定穴的名称及内容均比较朴素。由于小儿推拿的独特理论体系直接来源于临床，故特定穴的位置不像经穴那样有规律，它们的命名也源于临床，具有自然天成的味道，非常朴素。

三、小儿推拿特定穴的命名原则

小儿推拿特定穴在命名过程中遵循了非常朴素的辩证唯物论，按照"取类比象"的方法，使用了多种命名方法。如根据脏腑命名的有脾、肝、大肠、小肠等；根据穴位的作用命名的有精宁、端正、睛明、止泻等；根据古代哲学命名的有八卦（内、外）、阴池、阳池、肝木、肺金等；根据人体部位命名的有腹、胁、乳根、乳旁等；根据江海河流命名的有山根、天河水、洪池、水底等；根据动物名称命名的有老龙、黄蜂、百虫、龟尾等；根据建筑物体命名的有天庭、天门、二扇门、三关等。了解这些穴位的命名特点，不仅有助于记忆，也有利于对证治疗。

四、小儿推拿常用穴位的取穴原则

小儿推拿常用穴位的取穴方法主要依据体表解剖标志（即以人体体表的骨节、肌肉的突起和凹陷、皮肤的皱纹、乳头、发际、脐、唇、眉等作为定穴的主要标志）结合人体的骨度分寸法而确定。临床应用选穴时，采用近取、远取、随症取穴的原则。近取是指选取病痛局部和邻近的穴位。远取是指选用远隔病痛部位的穴位。随症取穴即指选取对某些病症有特殊疗效，可起到对症治疗作用的穴位。

五、小儿推拿常用穴位的配伍原则

小儿推拿的配穴法可采用传统意义上的前后、上下、左右、表里、远近等配穴法，由于小儿疾病的辨证强调脏腑辨证，故还常应用经脉五行相关配穴法。小儿的特定穴中，肝、心、脾、肺、肾、大肠、小肠等脏腑均分布于两手，如五指分属五脏，五脏与五行相配，故可根据五行的生克制化原理进行配伍应用。如肺虚咳嗽，可根据五行中母子相生，相乘相侮的原理，采用"补三抑一"法，即补脾经、肺经、肾经，泻肝经的配穴方法。

第二节　头面颈项部穴位

"头为诸阳之会"，头面颈项部穴位（图5-1）在临床应用中的特点是手三阳经、足三阳经和督脉经穴应用较多。推拿特定穴30多个，仅次于上肢，位居第二。其次还有著名的经外奇穴如太阳，经验穴如桥弓，这些穴位易与特定穴相混淆，应注意合理选用。

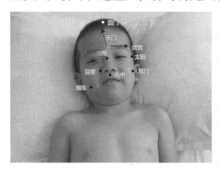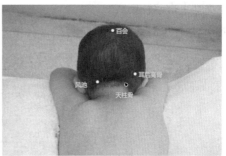

图5-1　头面颈项部常用穴位

一、天门（攒竹）

【位置】两眉中间至前发际成一直线。

【出处】《小儿按摩经》。

【穴位类别】推拿特定穴。

【操作方法】两拇指自下而上交替直推天门，称开天门，又称推攒竹（图5-2）。若用两拇指自下而上交替直推至囟门，称开大天门。开天门30～50次。

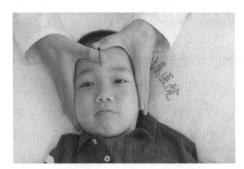

图 5-2　开天门

【临床应用】开天门具有疏风解表、醒脑明目、镇静安神的作用。开天门常配伍推坎宫、揉太阳等操作法治疗风寒感冒、头痛、发热等证；配伍清肝经、捣小天心、掐揉五指节、按揉百会等，治疗烦躁不宁、惊惕不安等证。

【文献摘录】

《小儿按摩经》："在两眉头小陷宛宛中。"

《小儿推拿广意》："推攒竹，医用两大指自儿眉心交替往上直推是也。"

《厘正按摩要术》："推攒竹法，法治外感内伤均宜。医用两大指，春夏蘸水，秋冬蘸葱姜和真麻油，由儿眉心，交互往上直推。"

《保赤推拿法》："开天门法：凡推，皆用葱姜水，浸医人大指；若儿病重者，须以麝香末，粘医人指上用之。先从眉心向额上，推二十四数，谓之开天门。"

二、坎宫

【位置】自眉头起沿眉至眉梢成一横线。

【出处】《小儿推拿广意》。

【穴位类别】推拿特定穴。

【操作方法】两拇指自眉头向眉梢做分推，称推坎宫（图 5-3），又称分头阴阳。推坎宫 30 ～ 50 次。

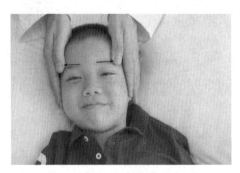

图 5-3　推坎宫

【临床应用】推坎宫具有疏风解表、醒脑明目、止头痛的作用。推坎宫常配伍开天门、揉太阳等操作法，治疗外感发热、头痛；配伍清肝经、掐揉小天心、清天河水等操作法，治疗肝火上炎所致的目赤肿痛、烦躁不安等证。

【文献摘录】

《小儿推拿广意》："推坎宫，医用两大指，自小儿眉心分过两旁是也。"

《厘正按摩要术》："推坎宫法：法治外感内伤均宜。医用两大指，春夏蘸水，秋冬蘸葱姜和真麻油，由小儿眉心上，分推两旁。""推坎宫，坎宫在两眉上。"

三、太阳

【位置】眉梢后凹陷中（眉梢与目外眦连线中点向后的凹陷处）。

【出处】《银海精微》。

【穴位类别】经外奇穴。

【操作方法】两拇指自前向后直推太阳，称推太阳。用中指端揉，称揉太阳（图 5-4）。用中指端自太阳穴向其周围运推，称运太阳。揉太阳 100～300 次，推、运太阳 30～50 次。

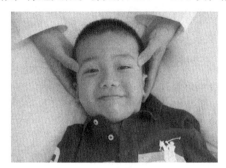

图 5-4　揉太阳

【临床应用】揉太阳具有疏风解表、清热明目、止头痛的作用。揉太阳主要用于外感风寒诸证，推、运太阳常用于外感风热诸证。配伍开天门、分推坎宫、揉耳后高骨，常用于治疗外感头痛；按揉太阳还可用于治疗屈光不正、口眼㖞斜、弱视、斜视等病证。

【文献摘录】

《银海精微》："太阳穴，在外眦五分是。"

《小儿推拿广意》："太阳青色始方惊，赤主伤寒红主淋。要识小儿疾病笃，青筋直向耳中生。""运太阳，往耳转为泻，往眼转为补。""太阳二穴属阳明，起手拿之定醒神。"

《厘正按摩要术》："太阳青，主惊风。"

《幼科推拿秘书》："额角：左为太阳，右为太阴。"

《小儿推拿直录》："凡运太阳者，医用两大指运小儿太阳，往耳转者为泻，往眼转者为补是也。"

四、山根

【位置】两目内眦连线中点。

【出处】《幼幼新书》。

【操作方法】用拇指掐山根，称掐山根（图 5-5）。掐山根 5～10 次。

【临床应用】掐山根具有开窍醒神的作用。常与掐人中、掐老龙等合用，治疗各种原因引起的昏迷、惊风、抽搐等急症，能迅速缓解症状。山根穴还可用于望诊，如见山根处青筋显露，为脾胃虚寒，或惊风、胆怯。

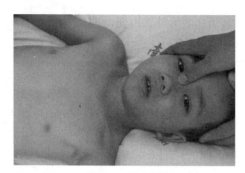

图 5-5　掐山根

【文献摘录】

《幼幼新书》："薄荷自然汁调成膏子，贴在鼻山根凹中，少时睡着，候鼻尖头汗出，即便好安。"

《幼科推拿秘书》："山根：在两眼中间、鼻梁骨，名二门。"

《幼幼集成》："山根青黑，每多灾异。山根，足阳明胃脉所起，大凡小儿脾胃无伤，则山根之脉不现。倘乳食过度，胃气抑郁，则青黑之纹，横截于山根之位，必有延绵啾唧，故曰灾异。"

《保赤推拿法》："掐天庭穴至承浆穴法：于分太阴太阳二穴后，再于天庭、眉心、山风、延年、准头、人中、承浆各穴，皆用大指甲一掐。天庭在额上，眉心在两眉夹界，山风在鼻洼，延年在鼻高骨，准头在鼻尖，人中在鼻下口上，承浆在口下低处。"

五、人中（水沟）

【位置】鼻唇沟中上 1/3 交界处。

【出处】《针灸甲乙经》。

【操作方法】用拇指甲掐人中，称掐人中（图 5-6）。用食指或中指端揉，称揉人中。掐人中 3～5 次或掐醒即止，揉人中 30～50 次。

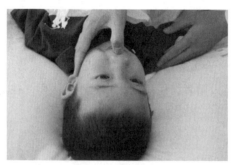

图 5-6　掐人中

【临床应用】掐人中具有开窍醒神的作用。临床常配伍掐山根、掐十王、掐老龙等，治疗各种原因引起的昏迷、惊风、抽搐等证。揉人中常与按揉牙关合用治疗口眼㖞斜。

【文献摘录】

《针灸甲乙经》："水沟，在鼻柱下人中，督脉、手足阳明之会，直唇取之。"

《小儿推拿直录》："人中穴：在鼻下中心。治急慢惊风，掐而揉之。"

《肘后备急方》："救卒死……令爪其病人人中，取醒。"

《幼科推拿秘书》："水沟：在准头下，人中是也。"

六、迎香

【位置】鼻翼两侧旁开 0.5 寸，当鼻唇沟中取穴。

【出处】《针灸甲乙经》。

【操作方法】用食、中二指指端按揉迎香，称揉迎香（图 5-7）。用食、中指两指指面或双手拇指桡侧缘在两侧迎香穴自上而下推擦，称分推迎香或擦迎香。揉迎香 50 ～ 100 次，分推迎香 30 ～ 50 次。

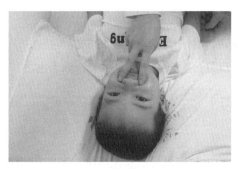

图 5-7　揉迎香

【临床应用】鼻为肺窍，能宣肺气、通鼻窍。揉迎香常配伍清肺经、拿风池等治疗外感风寒引起的鼻塞、流清涕等证。分推迎香或擦迎香常用于治疗外感风热引起的呼吸不畅、鼻塞、流浊涕。

【文献摘录】

《小儿推拿直录》："迎香穴：在鼻窝陷中。治慢惊。掐而揉之。"

《小儿按摩经》："口眼俱闭，迎香泻。"

《针灸大成》："主鼻塞不闻香臭，偏风口㖞，面痒浮肿，风动叶落，状如虫行，唇肿痛，喘息不利，鼻㖞多涕，鼽衄骨疮，鼻有息肉。"

《针灸甲乙经》："鼻鼽不利，窒洞气塞，㖞僻多涕，鼽衄有痈，迎香主之。"

七、牙关（颊车）

【位置】下颌角前上方一横指，用力咬牙时咬肌隆起处。

【出处】《灵枢》。

【操作方法】用拇指和中指同时用力按拿牙关，称按牙关。用中指揉牙关，称揉牙关（图 5-8）。按牙关 5 ～ 10 次，揉牙关 50 ～ 100 次。

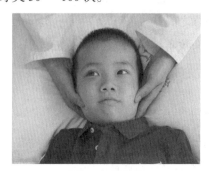

图 5-8　揉牙关

【临床应用】按牙关能开窍，配伍掐十宣、掐老龙等常用于治疗急惊风引起的牙关紧闭。配伍揉合谷治疗牙痛。揉牙关可牵正，配伍揉人中治疗各种原因引起的口眼㖞斜、颞下颌关节紊乱症等。

【文献摘录】

《灵枢·经脉》："胃足阳明之脉……出大迎，循颊车，上耳前。"

《小儿按摩经》："牙关紧，颊车泻。"

《厘正按摩要术》："按牙关：牙关在两牙腮尽近耳处，用大中二指对过着力合按之，治牙关紧闭者即开。"

《小儿推拿直录》："颊车穴，治诸惊噤口，掐而揉之。"

《针灸甲乙经》："颊肿，口急，颊车痛，不可以嚼，颊车主之。"

八、耳风门（耳门、风门）

【出处】《针灸甲乙经》。

【位置】在耳屏上切迹之前方与下颌骨髁状突后缘，张口有凹陷处。

【操作方法】用拇指或中指按揉耳风门，称按揉耳风门（图5-9）。按揉耳风门30～50次。

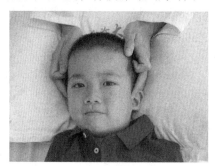

图 5-9　按揉耳风门

【临床应用】按揉耳风门能聪耳明目。按揉听宫、听会、翳风等穴治疗耳鸣、耳聋；配伍按拿风池及眼周穴位可治疗眼疾。

【文献摘录】

《秘传推拿秘诀》："黄蜂入洞：医将二大指跪入两耳数十次，能通气，如前所云，板门掩耳门俱是，余皆非。"

《厘正按摩要术》："按风门：风门即耳门，在耳前起肉当耳缺陷中，将两大指背跪按两耳门，所谓黄蜂入洞法也。此温法亦汗法也，最能通气。"

《小儿推拿直录》："治慢惊揉之。"

《针灸甲乙经》："耳鸣聋，头颔痛，耳门主之。"

九、囟门

【位置】前发际正中直上2寸，百会前骨陷中。

【出处】《补要袖珍小儿方论》。

【操作方法】两拇指自前发际向该穴交替直推囟门，称推囟门（囟门未闭时，仅推至边缘）。拇指端轻揉囟门，称揉囟门（正常儿童前囟在出生后12～18个月闭合，故须轻揉，不可用力按压）。用掌面或食、中、无名、小指四指摩囟门，称摩囟门（图 5-10）。推囟门 30 ～ 50 次，揉囟门 50 ～ 100 次，摩囟门 2 ～ 5 分钟。

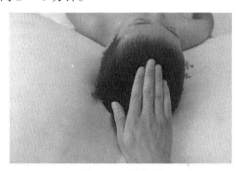

图 5-10　摩囟门

【临床应用】推、揉囟门能镇静、安神、通窍。常与推坎宫、运太阳等配合，治疗头痛、惊风、鼻塞等病证。摩囟门能祛风散寒，常用于小儿保健。

【文献摘录】

《千金要方》："小儿虽无病，早起常以膏摩囟上及手足心，甚避寒风。"

《幼科推拿秘书》："囟门穴：在百会前，即泥丸也。"

《针灸甲乙经》："囟会，在上星后一寸骨间陷者中，督脉气所发。"

十、百会

【位置】前后正中线与两耳尖连线的交叉点。

【出处】《针灸甲乙经》。

【操作方法】用拇指或中指指端按揉百会，称按或揉百会（图 5-11）。用拇指指甲掐百会，称掐百会。按百会 30 ～ 50 次，揉百会 50 ～ 100 次，掐百会 5 ～ 10 次。

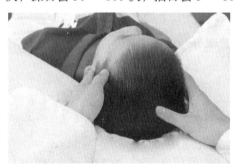

图 5-11　揉百会

【临床应用】百会为诸阳之会，具有安神镇惊、升阳举陷的作用。按或掐百会与清肝经、清心经、掐揉小天心等配合，治疗高热惊风、烦躁。揉百会与补脾经、补肾经、推三关、揉丹田等配合，治疗遗尿、脱肛。

【文献摘录】

《幼科推拿秘书》："百会穴：在头顶毛发中，以线牵向发前后左右重。"

《小儿推拿直录》："百会穴，在头顶窝中。治小儿急慢惊风不醒。兼治脱肛，灸五七壮。"

《幼科铁镜》："百会由来在顶心，此中一穴管通身，扑前仰后歪斜痫……腹痛难禁还泻血，亦将灸法此中寻。"

《胜玉歌》：“头痛眩晕百会好。”

《针灸甲乙经》：“督脉、足太阳之会。”“顶上痛，风头重，目如脱，不可左右顾，百会主之。”

十一、耳后高骨（耳背高骨）

【位置】耳后乳突下缘凹陷中。

【出处】《推拿仙术》。

【操作方法】用拇指或中指端揉耳后高骨，称揉耳后高骨（图5-12）。用两拇指分别推运耳后高骨，称运耳后高骨。揉耳后高骨50～100次，运耳后高骨30～50次。

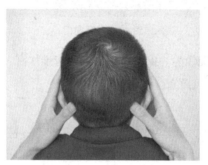

图5-12　揉耳后高骨

【临床应用】揉耳后高骨能祛风散寒。与推攒竹、推坎宫、揉太阳等合用，治疗外感风寒引起的感冒头痛诸证。运耳后高骨能疏散风热、安神除烦，治疗外感风热引起的头痛、惊风、神昏烦躁等病证。

【文献摘录】

《小儿推拿广意》：“医用两手中指、无名指，揉儿耳后高骨二十四下毕，掐三十。”

《厘正按摩要术》：“运耳背高骨：用两手中指、无名指，揉运耳后高骨二十四下毕，再掐三下，治风热。”

《推拿仙术》：“拿耳后穴，属肾经能去风。”

十二、风池

【位置】后头部，乳突向后1.5寸，当胸锁乳突肌与斜方肌上端之间的凹陷中。

【出处】《灵枢》。

【操作方法】用拇指与食、中两指拿风池，称拿风池（图5-13）。用双手食指或中指端按揉风池，称揉风池。拿风池5～10次，揉风池50～100次。

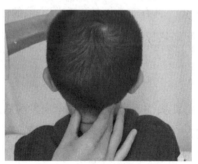

图5-13　拿风池

【临床应用】拿风池具有发汗解表、祛风明目的作用。拿风池与开天门、推坎宫、揉太阳、掐揉二扇门合用，治疗感冒、头痛、发热无汗等病证。揉风池与眼周穴位合用，可治疗青少年近视、斜视等。

【文献摘录】

《灵枢·经脉》："所谓五十九刺者……风池二，天柱二。"

《针灸甲乙经》："颈痛，项不得顾，目泣出，多眵臊，鼻鼽衄，目内眦赤痛，气厥，耳目不明，喉痹伛偻引项筋挛不收，风池主之。"

《通玄指要赋》："头晕目眩，要觅于风池。"

《针灸大成》："主洒淅寒热，伤寒温病汗不出，目眩苦，偏正头痛，痎疟，颈项如拔，痛不得回顾，目泪出，欠气多，鼻鼽衄，目内眦赤痛，气发耳塞，目不明，腰背俱疼，腰伛偻引颈筋无力不收，大风中风，气塞涎上不语，昏危，瘿气。"

十三、天柱骨（天柱）

【位置】颈后发际正中至大椎穴成一直线。

【出处】《幼科推拿秘书》。

【操作方法】用拇指或食中二指自上而下直推天柱骨，称推天柱骨（图5-14）。用汤匙边蘸油或水自上向下刮天柱骨，称刮天柱骨（由于患儿皮肤娇嫩，可在局部先垫一层绢绸之物再刮）。用拇指自上而下按揉天柱骨，称揉天柱骨。推天柱骨100～300次；刮天柱骨，刮至皮下瘀紫；揉天柱骨5～10次。

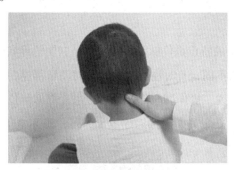

图5-14　推天柱骨

【临床应用】推、刮天柱骨具有降逆止呕、祛风散寒的作用。与横纹推向板门、揉中脘等合用，治疗恶心呕吐。与拿风池、掐揉二扇门等合用，治疗外感发热、颈项强痛等。揉天柱骨能强筋健骨，与按揉肩井、命门、肾俞等合用，治疗脑瘫患儿出现的项强或项软等。

【文献摘录】《幼科推拿秘书》："天柱，即颈骨也。"

十四、桥弓

【位置】在颈部两侧，沿胸锁乳突肌成一直线。

【出处】《灵枢》。

【操作方法】用拇指指腹自上而下推抹桥弓，称抹桥弓。用拇、食、中三指拿捏桥弓，称拿桥弓（图5-15）。用食、中、无名指指端揉桥弓，称揉桥弓。抹桥弓10～30次，拿桥弓3～5遍，揉桥弓5～10遍。

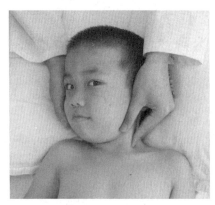

图 5-15　拿桥弓

【临床应用】抹桥弓能行气活血，拿桥弓能软坚消肿，揉桥弓能舒筋通络，三法合用配合颈项部的摇法、扳法，常治疗小儿先天性肌性斜颈。

【文献摘录】

《小儿推拿》："桥弓穴，在颈部两侧，沿胸锁乳突肌成一线。"

《灵枢．刺节真邪》："大热遍身，狂而妄见、妄闻、妄言，视足阳明及大络取之，虚者补之，血而实者泻之，因令偃卧，居其头前，以两手四指挟按颈动脉，久持之，卷而切推，下至缺盆中，而复止如前，热去乃止。此所谓推而散之者也。"

第三节　胸腹部穴位

胸腹部穴位（图 5-16）的特点是任脉、手三阴、足三阴的经穴较多，推拿特定穴较少。临床操作时，由于选用的手法不同，有时注重穴位，有时注重部位，如掌摩气海穴就是摩以气海为中心的一个区域。一般来说，操作胸腹部穴位应让患儿取仰卧位，枕下不必垫枕头。若患儿哭闹使腹肌紧张收缩，为安抚患儿，确保治疗效果，可让患儿坐于家长膝上或取家长怀抱位，注意避免风寒侵袭。

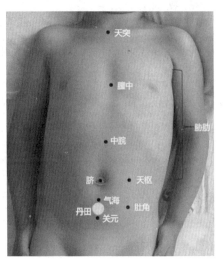

图 5-16　胸腹部穴位

一、天突

【位置】颈部，当前正中线上，胸骨上窝中央。

【出处】《灵枢》。

【操作方法】中指微屈，用中指端向下向里随小儿呼吸起落按压天突，称按天突。用食指或中指端轻揉天突，称揉天突（图5-17）。按天突5～10次，揉天突50～100次。

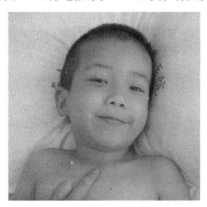

图5-17　揉天突

【临床应用】揉天突具有理气化痰、降逆平喘的作用。配合推揉膻中、揉中脘、运内八卦，可治疗由于气机不利，痰涎壅盛或胃气上逆所致的咳喘、呕吐等病证。快速按天突可催吐、利尿，"开上窍而通下窍"，起到"提壶揭盖"的作用。

【文献摘录】

《灵枢·本输》："缺盆之中任脉也，名曰天突。"

《针灸甲乙经》："咳上气，喘，暴喑不能言及舌下夹缝青脉，颈有大气，喉痹，咽中干，急不得息，喉中鸣，翕翕寒热，项肿肩痛，胸满腹皮热，衄，气哽，心痛，瘾疹，头痛，面皮赤热，身肉尽不仁，天突主之。"

《铜人腧穴针灸图经》："治咳嗽上气，胸中气噎，喉中状如水鸡声，肺痈，咳唾脓血，气咽干，舌下急，喉中生疮，不得下食。"

二、膻中

【位置】胸部，当前正中线上，平第4肋间隙。

【出处】《灵枢》。

【操作方法】中指端揉膻中，称揉膻中。用两拇指指端自膻中穴向两旁分推至乳头称分推膻中（图5-18），又称开胸或分胸阴阳。用食、中两指自胸骨切迹向下推至剑突称直推膻中或推膻中。用食、中、无名指沿胸骨自上往下摩擦膻中，称擦膻中。揉膻中50～100次，分推膻中50～100次，推膻中100～300次，擦膻中以热为度。

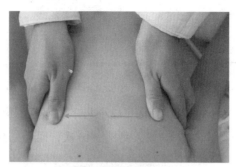

图 5-18　分推膻中

【临床应用】膻中为气之会穴，居胸中。揉膻中能宽胸理气、止咳化痰，配合揉天突、揉丰隆等，治疗由各种原因引起的胸闷、咳嗽、痰喘。推膻中能降逆止呕，与运内八卦、横纹推向板门、分腹阴阳等合用，治疗嗳气、呕吐。分推膻中能宣肺清肺，与清肺经、揉肺俞、脾俞合用，治疗热性咳喘。擦膻中则用于治疗寒性咳喘。

【文献摘录】

《灵枢·海论》："膻中者，为气之海。"

《幼科推拿秘书》："膻中，在胸前堂骨洼处。风门，在脊背上，与膻中相对。揉者，以我两手按小儿前后两穴，齐揉之，以除肺家风寒邪热、气喘咳嗽之症。"

《针灸大成》："主上气，短气，咳逆，噎气，膈气，喉鸣喘咳，不下食，胸中如塞，心胸痛，风痛，咳嗽，肺痈唾脓，呕吐涎沫，妇人乳汁少。"

三、乳根

【位置】乳头直下 2 分。

【出处】《针灸甲乙经》。

【操作方法】以中指指端揉乳根 100～300 次，称揉乳根（图 5-19）。亦可以食、中二指同时按揉乳根、乳旁两穴，称揉乳旁乳根。

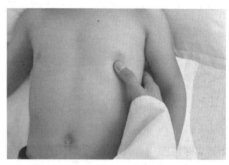

图 5-19　揉乳根

【临床应用】揉乳根具有宽胸理气、止咳化痰的作用。临床常与揉膻中、揉乳旁同用治疗咳嗽、胸闷、痰喘等病证。

【文献摘录】

《针灸甲乙经》："乳根，在乳下一寸六分陷者中，足阳明脉气所发，仰而取之，刺入四分，灸五壮。"

《幼科推拿秘书》："乳穴，在两乳下。"

四、乳旁

【位置】乳头外旁开 2 分。

【出处】《厘正按摩要术》。

【操作方法】用中指端揉乳旁，称揉乳旁（图 5-20）。以食指、中指同时按揉乳根、乳旁，称双指揉乳根、乳旁。揉乳旁 50 ～ 100 次，双指揉乳根及乳旁 30 ～ 50 次。

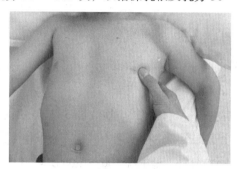

图 5-20　揉乳旁

【临床应用】揉乳旁具有宽胸理气、止咳化痰的作用。临床常与揉膻中、揉乳根同用治疗咳嗽、胸闷、痰喘等病证。

【文献摘录】

《小儿推拿广意》：“奶旁止吐。”

《推拿仙术》：“拿奶旁穴，属胃经，能止呕。”

《厘正按摩要术》：“按奶旁，奶旁即乳旁，用右手大指按之。治咳嗽，止呕吐。左右同。”

五、胁肋（胁）

【位置】躯体两侧，从腋下两胁至天枢穴水平处。

【操作方法】用两手掌从腋下正中搓摩至天枢穴水平处，称搓摩胁肋（图 5-21），又称按弦走搓摩。搓摩胁肋 50 ～ 100 次。

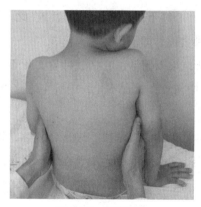

图 5-21　搓摩胁肋

【临床应用】搓摩胁肋具有行气化痰、除胸闷、开积聚的作用。常用于治疗小儿因食积、痰壅、气逆等所致的胸闷、腹胀、痰鸣等病证。中气下陷、肾不纳气者慎用。

【文献摘录】

《幼科推拿秘书》："按弦走搓摩，此运开积痰积气痞疾之要法也。弦者，勒肘骨也，在两胁上。其法着一人抱小儿坐在怀中，将小儿两手抄搭小儿两肩上。以我两手对小儿两胁上搓摩至肚角下，积痰积气自然运化。若久痞则非一日之功。须久搓摩方效。"

《厘正按摩要术》："摩左右胁。左右胁在胸腹两旁肋膊处。以掌心横摩两边，得八十一次，治食积痰滞。"

六、中脘（胃脘，太仓）

【位置】前正中线上，脐上4寸。

【出处】《针灸甲乙经》。

【操作方法】用掌根或指端揉中脘，称揉中脘（图5-22）。用掌心或四指摩中脘，称摩中脘。用食、中两指自中脘向上直推至喉，称推上中脘；或自喉往下推至中脘，称推下中脘。揉中脘50～100次，摩中脘2～5分钟，推中脘100～300次。

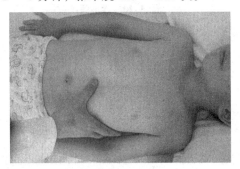

图5-22　揉中脘

【临床应用】中脘为胃之募穴。揉、摩中脘能健脾和胃、消食和中，与补脾经、摩腹、按揉足三里合用治疗厌食、泄泻、呕吐、腹痛等病证。推上中脘能催吐，与按天突合用治疗小儿积食不化或误食异物需催吐者。推下中脘能降逆止呕，治疗嗳气、呃逆、呕吐。

【文献摘录】

《幼科推拿秘书》："中脘，在心窝下，胃腑也，积食滞在此。揉者，放小儿卧倒仰睡，以我手掌按而揉之，左右揉，则积滞食闷，即消化矣。"

《针灸甲乙经》："心痛身寒，难以俯仰，心疝气冲胃，死不知人，中脘主之。伤忧悁思气积，中脘主之。腹胀不通，寒中伤食，饮食不化，中脘主之。小肠有热，溺赤黄，中脘主之。溢饮胁下坚痛，中脘主之。"

《针灸大成》："主五膈，喘息不止，腹暴胀，中恶，脾疼，饮食不进，翻胃，赤白痢，寒癖，气心疼，伏梁，心下如覆杯，心膨胀，面色萎黄，天行伤寒，热不已，温疟先腹痛，先泻，霍乱，泻出不知，饮食不化，心痛，身寒，不可俯仰，气发噎。"

七、腹

【位置】腹部。

【出处】《厘正按摩要术》。

【操作方法】用四指指面或掌根摩腹部，称摩腹（图5-23）。沿肋弓角边缘或自中脘至脐，由上而下，从中间向两旁分推，称分推腹阴阳或分腹阴阳。摩腹 2 ～ 5 分钟，分推腹阴阳 50 ～ 100 次。

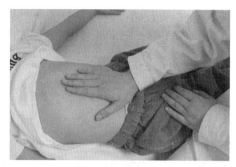

图 5-23　摩腹

【临床应用】摩腹、分推腹阴阳具有健脾和胃、消食导滞的作用。与运内八卦、补脾经、揉板门、捏脊、按揉足三里等合用治疗小儿厌食，或因乳食停滞、胃气上逆引起的恶心、呕吐、腹胀、腹痛，腹泻，便秘等病证。摩腹还常与捏脊、按揉足三里合用作为小儿推拿保健常规操作法之一。

【文献摘录】

《秘传推拿秘诀》："凡遇小儿不能言者，若偶然恶哭不止，即是肚痛。将一人把小儿置膝间，医人对面将两手搂抱其肚腹，着力久久揉之，如搓揉衣服状。又用手掌摩揉其脐，左右旋转数百余回，每转三十六，愈多愈效。"

《厘正按摩要术》："摩腹。用掌心，团摩满腹上，治伤乳食。"

八、脐

【位置】肚脐。

【出处】《按摩经》。

【操作方法】用中指端、大鱼际或掌根揉脐，称揉脐（图 5-24）。用食、中、无名指或掌根摩脐，称摩脐。用食、中、无名指搓摩脐腹部，称搓脐。用拇指和食、中二指或五指抓肚脐并抖动脐部，称抖脐。用食、中指两指自脐直推至耻骨联合上缘，称推下小腹。揉脐 100 ～ 300 次，摩脐 2 ～ 5 分钟，搓脐 2 ～ 3 分钟，抖脐 1 ～ 3 分钟，推下小腹 50 ～ 100 次。

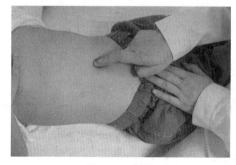

图 5-24　揉脐

【临床应用】揉脐、摩脐具有温阳散寒、补益气血、健脾和胃、消食导滞的作用。与摩腹、揉龟尾、推七节骨合用治疗腹泻、便秘、腹痛、疳积等病证。揉脐配合铜钱固定还可治疗脐疝。搓脐、抖脐、推下小腹能行气活血、理肠止痛，用于治疗蛔虫团或粪便肠梗阻。揉脐常与摩腹、推上七节骨、揉龟尾配合应用，简称"龟尾七节，摩腹揉脐"。

【文献摘录】

《小儿推拿秘旨》："揉龟尾并揉脐：治水泄乌痧膨胀、脐风急慢等证。"

《小儿按摩经》："揉脐法：掐肫肘毕，又以左大指按儿脐下丹田不动，以右大指周围搓摩之，一往一来。一掐肫肘下筋，曲池上总筋，治急惊。"

《幼科推拿秘书》："揉脐及龟尾并擦七节骨，此治泻痢之良法也。龟尾者，脊骨尽头间尾穴也。七节骨者，从头骨数第七节也。其法以我一手，用三指揉脐，又以我一手，托揉龟尾。揉讫，自龟尾擦上七节骨为补。水泻专用补，若赤白痢，必自上七节骨擦下龟尾为泄。推第二次，再用补。盖先去大肠热毒，然后可补也。若伤寒后，骨节痛，专擦七节骨至龟尾。"

《小儿推拿广意》："脐上，运之治肚胀气响。如症重，则周遭用灯火四燋。"

《厘正按摩要术》："摩神阙。神阙即肚脐。以掌心按脐并小腹，或往上，或往下，或宜左，或宜右，按而摩之，或数十次数百次，治腹痛，并治便结。""推肚脐。须蘸汤往小腹下推，则泄，由小腹往肚脐上推，则补。"

九、天枢

【位置】肚脐旁开2寸。

【出处】《灵枢》。

【操作方法】以食、中指端同时按揉，称揉天枢，称揉天枢（图5-25）。揉天枢50～100次。

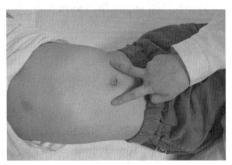

图5-25　揉天枢

【临床应用】揉天枢具有疏调肠腑、理气消滞的作用。与摩腹、揉脐、揉龟尾、推七节骨等操作法合用治疗腹泻、呕吐、食积、便秘等病证。若与清肺经、推板门合用还可协助治疗痰迷心窍引起的神昏。

【文献摘录】

《灵枢·骨度》："天枢以下至横骨长六寸半。"

《幼科推拿秘书》："天枢穴，在膻中两旁两乳之下，揉此以化痰止嗽，其揉法以我大食两指，八字分开，按而揉之。"

《针灸甲乙经》："腹胀肠鸣，气上冲胸，不能久立，腹中痛濯濯。冬日重感于寒则泄，当脐而痛，肠胃间游气切痛，食不化，不嗜食，身肿，夹脐急，天枢主之。""疟，振寒，热甚狂言，天枢主之。""脐疝，绕脐而痛，时上冲心，天枢主之。气疝哕呕，面肿，奔豚，天枢主之。""大肠胀者，天枢主之。""阴疝、气疝，天枢主之。"

十、丹田

【位置】小腹部，脐下 2 ～ 3 寸之间。

【出处】《按摩经》。

【操作方法】用食、中、无名指指面或掌面摩丹田，称摩丹田（图 5-26）。用拇指或中指指端揉丹田，称揉丹田。摩丹田 2 ～ 5 分钟，揉丹田 50 ～ 100 次。

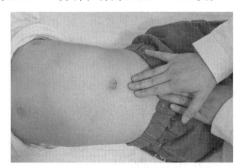

图 5-26　摩丹田

【临床应用】摩、揉丹田具有培肾固本、温补下元、分清泌浊的作用。配伍补肾经、推三关、揉外劳治疗小儿先天不足诸证，寒凝少腹之腹痛、疝气、遗尿、脱肛等病证。配伍推箕门、清小肠可治疗尿潴留。

【文献摘录】

《按摩经》："脐下二指名气海，按之有动气脉横，丹田不通生百病，体衰身懈气力空。"

《难经·六十六难》："脐下肾间动气者，丹田也；丹田者，人之根本也。"

《厘正按摩要术》："摩丹田。丹田在脐下，以掌心由胸口直摩之，得八十一次，治食积气滞。""搓脐下丹田等处，以右手周遭搓摩之，一往一来，治膨胀腹痛。"

十一、肚角

【位置】脐下 2 寸旁开 2 寸之大筋。

【出处】《推拿仙术》。

【操作方法】以拇指与食、中两指相对，捏拿两侧肚角，称拿肚角（图 5-27）。以拇指或中指指端按肚角，称按肚角。拿肚角 3 ～ 5 次，按肚角 5 ～ 10 次。

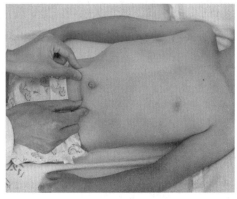

图 5-27　拿肚角

【临床应用】按、拿肚角具有消食导滞、理气止痛的作用。拿肚角是止腹痛的要法，可治疗各种原因引起的腹痛，尤其是寒痛及伤食痛。本法刺激强度较大，故一般捏拿 3 ～ 5 次即可。为防止患儿哭闹影响治疗，本法一般在诸法操作完毕后进行。

【文献摘录】

《小儿推拿广意》："肚角止涌泄。"

《厘正按摩要术》："按肚角。肚角在脐之旁，用右手掌心按之，治腹痛，亦止泄泻。"

《推拿仙术》："肚角穴：止泄止肚痛。往上推止泄，往下推泄。"

十二、关元

【位置】小腹部，脐下 3 寸。

【出处】《灵枢》。

【操作方法】用手掌摩关元，称摩关元；以拇指或中指指端按揉关元，称揉关元（图 5-28）。摩关元 3 ～ 5 分钟，揉关元 100 ～ 300 次。

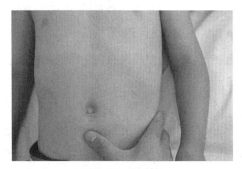

图 5-28　揉关元

【临床应用】关元具有培肾固本、泄浊通淋的作用。常用于小腹疼痛、霍乱吐泻、疝气、遗尿等病证的治疗。

【文献摘录】

《灵枢·寒热病》："脐下三寸关元也。"

《黄帝内经》："身有所伤，血出多及中风寒，若有所堕坠，四肢懈惰不收，名曰体惰。取其小腹脐下三结交。三结交者，阳明太阴也，脐下三寸关元也。"

《针灸甲乙经》："奔豚寒气入小腹，时欲呕，伤中溺血，小便数，背脐痛引阴，腹中窘急欲凑，后泄不止，关元主之。""石水，痛引胁下胀，头眩痛，身尽热，关元主之。""胞转不得溺，少腹满，关元主之。""暴疝，少腹大热，关元主之。""女子绝子，衃血在内不下，关元主之。"

十三、气海

【位置】小腹部，脐下 1.5 寸。

【出处】《针灸甲乙经》。

【操作方法】用手掌摩气海，称摩气海；以拇指或中指指端按揉气海，称揉气海（图 5-29）。摩气海 3 ～ 5 分钟，揉气海 100 ～ 300 次。

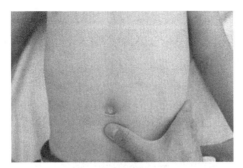

图 5-29　揉气海

【临床应用】气海具有益气助阳、导赤通淋的作用。与关元穴作用相似，更长于化气行水，与清小肠、推箕门等操作法配伍，用于治疗小儿水肿、小便频数、尿频、尿急等病证。

【文献摘录】

《针灸甲乙经》："少腹疝，卧善惊，气海主之。"

《针灸资生经》："以为元气之海，则气海者，盖人元气所生也。"

《针灸大成》："主伤寒，饮水过多，腹胀肿，气喘，心下痛，冷病面赤，脏虚气惫，真气不足，一切气疾久不瘥，肌体羸瘦，四肢力弱，贲豚七疝，小肠膀胱肾余，癥瘕结块，状如覆杯，腹暴胀，按之不下，脐下冷气痛，中恶，脱阳欲死，阴证卵缩，四肢厥冷，大便不通，小便赤，卒心痛，妇人临经行房赢瘦，崩中，赤白带下，月事不调，产后恶露不止，绕脐疞痛，闪着腰痛，小儿遗尿。"

第四节　腰背部穴位

腰背部穴位（图 5-30）的特点是足太阳膀胱经及督脉经的经穴较多，推拿特定穴较少，但特定穴的临床应用机会比较多。龟尾、七节骨等位置在后正中线上，但不属于督脉经穴，其穴位类别为特定穴。

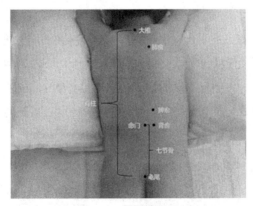

图 5-30　腰背部穴位

一、大椎

【位置】后正中线，当第 7 颈椎棘突下凹陷中。

【出处】《素问》。

【操作方法】以拇指或中指指端按揉大椎，称揉大椎（图 5-31）；用双手拇指和食指对称用力挤捏大椎，称捏大椎；用汤匙、钱币，或刮痧板的光滑边缘蘸水或麻油，在大椎穴自上而下刮之，称刮大椎。揉大椎 50 ～ 100 次；捏或刮大椎，以局部皮肤轻度充血为度。

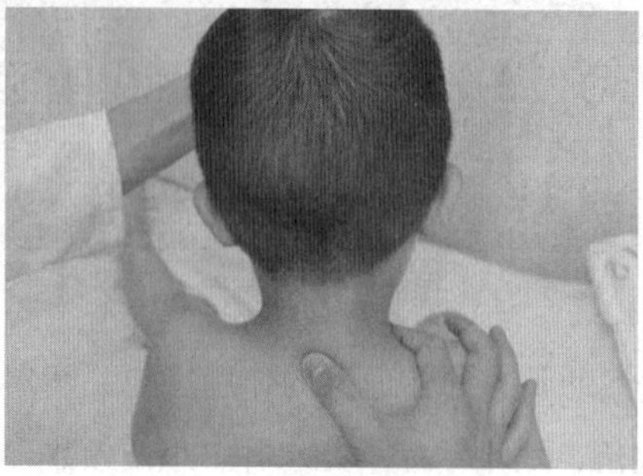

图 5-31　揉大椎

【临床应用】大椎穴具有清热利咽、发汗解表、通经活络的作用。揉大椎配伍开天门、推坎宫、揉太阳、按肩井等常用于治疗外感发热、颈项强直等病证。捏大椎配伍分胸阴阳及分背阴阳，对治疗百日咳有特殊疗效。刮大椎配伍按天突、按曲池等穴用于治疗中暑引起的发热、恶心、呕吐、头晕等病证。

【文献摘录】

《素问·骨空论》："灸寒热之法，先灸项大椎，以年为壮数。"

《针灸甲乙经》："伤寒热盛，烦呕，大椎主之。痉，脊强互引，恶风时振栗，喉痹，大气满喘，胸中郁郁气热，𥇦𥇦，项强，寒热，僵仆不能久立，烦满里急，身不安席，大椎主之。灸寒热之法，先取项大椎，以年为壮数。"

《针灸大成》："主肺胀胁满，呕吐上气，五劳七伤，乏力，温疟，痎疟，气注背膊拘急，颈项强不得回顾，风劳，食气，骨热，前板齿燥。"

二、肺俞

【位置】第 3 胸椎棘突下，旁开 1.5 寸。

【出处】《灵枢》。

【操作方法】用两手拇指或一手食、中指两指指端或螺纹面同时按揉两侧肺俞穴，称揉肺俞（图 5-32）；以两手拇指螺纹面或桡侧缘自肩胛骨内缘从上而下向两侧分推，称分推肺俞或分推肩胛骨或分背阴阳。用食、中、无名指三指指面或小鱼际着力，擦肺俞部位至局部发热，称擦肺俞。揉肺俞 50 ～ 100 次；分推肺俞 100 ～ 300 次；擦肺俞，擦至局部皮肤轻度充血为度。

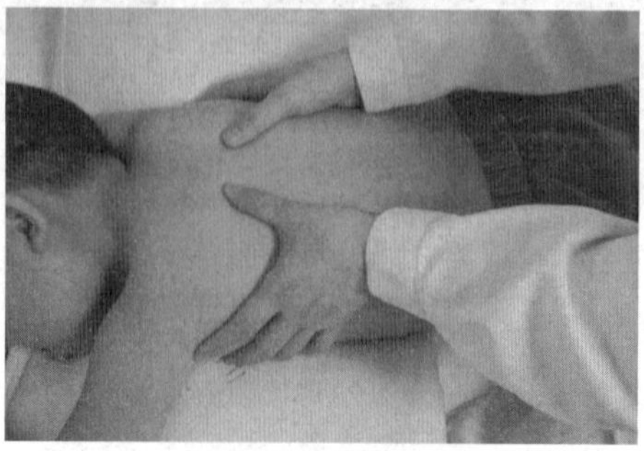

图 5-32　揉肺俞

NOTE

【临床应用】肺俞为肺的背俞穴，揉肺俞具有调肺气、补虚损、止咳嗽的作用，常用于治疗呼吸系统病证。揉肺俞、擦肺俞常配伍开天门、推坎宫、揉太阳、揉耳后高骨等治疗外感风寒发热、咳嗽或寒性喘咳。分推肺俞常用于外感风热或热性喘咳。久咳虚证可选择盐为推拿介质，以增强治疗效果。

【文献摘录】

《灵枢·背腧》："五脏之腧，出于背者肺腧在三焦之间，夹脊相去三寸所。"

《厘正按摩要术》："推肺俞。肺俞在第三椎下两旁，相去脊各一寸五分，对乳引绳取之。须蘸葱姜汤，左旋推属补，右旋推属泄，但补泄须分四六数用之，治风寒。"

《推拿抉微》："夏英白曰：此穴在肩膀骨之夹缝处，两边两穴，揉之化痰。涂蔚生曰：肺俞穴之取法，须得小儿坐之端正，根据平肩之第一脊椎数起，至第三椎止。再离第三节椎之两旁各二寸，即是肺俞穴。"

三、脾俞

【位置】第 11 胸椎棘突下，旁开 1.5 寸。

【出处】《灵枢》。

【操作方法】用两手拇指或一手食、中指两指指端或螺纹面同时按揉两侧脾俞穴，称揉脾俞（图 5-33）；用手掌小鱼际着力擦，称擦脾俞。揉脾俞 50～100 次；擦脾俞，擦至局部皮肤轻度充血为度。

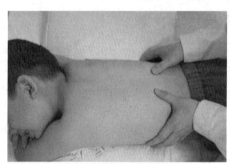

图 5-33　揉脾俞

【临床应用】脾俞为脾的背俞穴，揉脾俞具有健脾胃、助运化、祛水湿的作用，常用于治疗消化系统病证。揉脾俞与补脾经、揉板门、摩腹等配伍治疗呕吐、泄泻、厌食、积滞等脾胃虚弱或失调之证。擦脾俞能温运脾阳，与擦肾俞、揉丹田等配伍治疗各种原因引起的全身气血亏虚、津液不足或脾阳虚寒诸证。

【文献摘录】

《灵枢·背腧》："脾俞在十一焦（椎）之间。"

《铜人腧穴针灸图经》："脾俞二穴，在第十一椎下，两旁相距各一寸五分……腹胀引胸背痛，食饮倍多，身渐赢瘦，黄疸善欠，胁下满，泄利体重，四肢不收，痃癖积聚，腹痛不嗜食，痰疟寒热。"

《针灸甲乙经》："腹中气胀，引脊痛，食饮多身赢瘦，名曰食晦，先取脾俞，后取季胁。大肠转气、按之如覆杯，热引胃痛，脾气寒，四肢急，烦不嗜食，脾俞主。黄瘅善欠，胁下满欲吐，脾俞主之。"

四、肾俞

【位置】第 2 腰椎棘突下，旁开 1.5 寸。

【出处】《灵枢》。

【操作方法】用两手拇指或一手食、中两指指端或螺纹面同时按揉两侧肾俞穴，称揉肾俞（图 5-34）。用掌根或手掌小鱼际着力擦，称擦肾俞。揉肾俞 50～100 次；擦肾俞，擦至局部皮肤轻度充血为度。

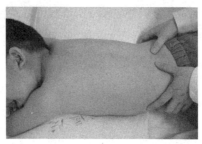

图 5-34　揉肾俞

【临床应用】肾俞为肾的背俞穴，揉肾俞能滋阴壮阳、补益肾气，常用于治疗泌尿系统病证。揉肾俞配伍补脾经、揉二人上马、推三关治疗肾虚腹泻或阴虚便秘；配伍揉肺俞、揉脾俞治疗阴虚哮喘；配伍揉腰俞、拿委中、按揉足三里等治疗慢性腰痛、下肢痿软乏力等病证。擦肾俞能温补肾阳，常用于治疗久病或他病及肾导致肾元虚寒、命门火衰诸证；也常作为补肾益智的常规操作法之一，广泛应用于小儿保健。

【文献摘录】

《灵枢·背腧》："肾俞在十四焦（椎）之间，皆挟脊相去三寸所。"

《针灸甲乙经》："寒热，食多身羸瘦，两胁引痛……久喘咳，少气，溺浊赤，肾俞主之。骨寒热，溲难，肾俞主之。"

《铜人腧穴针灸图经》："虚劳羸瘦。"

《针灸大成》："肾虚水肿。"

五、命门

【位置】后正中线上，第 2 腰椎棘突下凹陷中。

【出处】《针灸甲乙经》。

【操作方法】以拇指或中指指端揉，称揉命门（图 5-35）。用掌根或手掌小鱼际着力擦，称擦命门。揉命门 50～100 次；擦命门，擦至局部皮肤轻度充血为度。

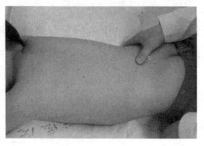

图 5-35　揉命门

【临床应用】命门穴为补肾要穴，揉命门和擦命门具有温补肾阳的作用。可配伍补肾经、揉肾俞治疗肾气虚、肾阳虚所致的各种病证，如形寒肢冷、易于感冒、身体瘦弱、久咳久喘、完谷不化、小便清长等。

【文献摘录】

《针灸甲乙经》："头痛如破腰腹相引痛，命门主之。"

《小儿推拿广意》："推命门。止腰痛，补下元。"

六、龟尾（尾闾，长强）

【位置】尾椎骨末端。

【出处】《按摩经》。

【操作方法】用拇指或中指指端揉，称揉龟尾（图5-36）。揉龟尾100～300次。

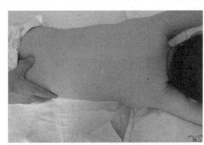

图5-36 揉龟尾

【临床应用】揉龟尾具有通调督脉之经气，调理大肠之功能。本穴性平和，既能止泻，又能通便。配伍摩腹、揉脐、推上七节骨能温阳止泻，治疗泄痢、脱肛。配伍摩腹、揉天枢、推下七节骨能泻热通便，治疗肠热便秘、痢疾等病证。用于小儿或成人保健中，称"收谷道"。

【文献摘录】

《小儿按摩经》："掐龟尾：掐龟尾并揉脐，治儿水泻，乌痧，膨胀，脐风，月家盘肠等惊。"

《小儿推拿广意》："龟尾，揉之止赤白痢泄泻之症。"

《厘正按摩要术》："揉龟尾。龟尾在臀尖，揉之，治赤白痢泄泻。"

七、七节骨

【位置】第二腰椎（命门）至尾椎骨端（龟尾）成一直线。

【出处】《幼科推拿秘书》。

【操作方法】用拇指螺纹面或食、中两指指螺纹面自上而下直推七节骨，称推下七节骨（图5-37）；若自下而上推七节骨，称推上七节骨。推下七节骨或推上七节骨，统称推七节骨。推七节骨100～300次。

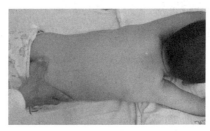

图5-37 推下七节骨

【临床应用】推上七节骨为温为补为升，具有温阳止泻的作用，配伍按揉百会、揉丹田等治疗虚寒腹泻、久痢，或气虚脱肛、遗尿等病证。推下七节骨为清为泻为降，能泻热通便，常配伍摩腹、揉天枢、揉龟尾等治疗肠热便秘、痢疾等病证。

【文献摘录】《幼科推拿秘书》："七节骨者，从颈骨数下第七节也。""七节骨穴，与心窝相对。""治腹泻，痢疾，伤寒后骨节痛等症。""七节骨者，从头骨数第七节也。其法以我一手，用三指揉脐，又以我一手，托揉龟尾。揉讫，自龟尾擦上七节骨为补，水泻专用补，若赤白痢，必自上七节骨擦下龟尾为泄，推第二次，再用补。盖先去大肠热毒，然后可补也。若伤寒后。骨节痛，专擦七节骨至龟尾。"

八、脊柱

【位置】后正中线上，大椎至长强成一直线（第七颈椎棘突到龟尾穴）。

【出处】《推拿仙术》。

【操作方法】用食、中二指螺纹面沿脊柱自上而下直推脊柱，称推脊；用拇指指端自上而下按揉脊柱，称按揉脊柱。用指螺纹面或掌面自上而下摩脊柱，称摩脊柱。用捏法自下而上提捏，或捏三下将背脊皮提一下，即捏三提一，称捏脊柱（图5-38）。推脊100～300次，按脊、摩脊或捏脊一般操作3～5遍。

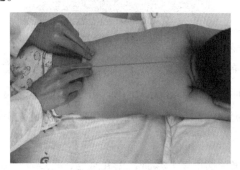

图 5-38　捏脊

【临床应用】推脊柱能清热，配伍清天河水、退六腑可清解脏腑实热，配伍揉二人上马、推涌泉可清虚热。按脊柱具有较好的舒经通络作用，配伍揉肾俞、拿委中、按揉阳陵泉等可治疗小儿脑瘫、小儿麻痹后遗症或产伤麻痹等。

捏脊能调阴阳、理气血、和脏腑、通经络、培元气。配伍补脾、补肾经、推三关、摩腹、按揉足三里等可治疗先、后天不足引起的一切慢性病证。本法单用称捏脊疗法，常用于治疗小儿厌食、积滞、疳证、腹泻等病证；也常作为主要操作法之一，广泛用于小儿保健。

捏脊法操作时亦旁及足太阳膀胱经经脉，临床应用时可根据不同病情，捏脊同时重提或按揉相应背俞穴，可加强疗效。

【文献摘录】

《肘后备急方》："治卒腹痛方第九：使病患伏卧，一人跨上，两手抄举其腹，令病患自纵重轻举抄之，令去床三尺许，便放之，如此二七度止。拈取其脊骨皮深取痛引之，从龟尾至顶乃止。未愈，更为之。"

《厘正按摩要术》："推骨节，由项下大椎，直推至龟尾，须蘸葱姜汤推之，治伤寒骨节疼痛。"

第五节　上肢部穴位

上肢部穴位（图5-39）的特点是特定穴数目最多，约占全部小儿推拿特定穴的半数，而且多集中在两手肘关节以下，故有"小儿百脉汇于两掌"之说，临床应用较为方便，故应用概率也较高。这些穴位的表面形态既有点状穴，又有面状穴、线状穴。点状穴有十四经的经穴，也有经外奇穴、经验穴和特定穴，而面状穴和线状穴一般属于推拿特定穴。

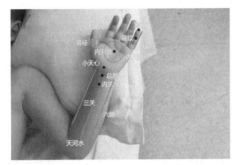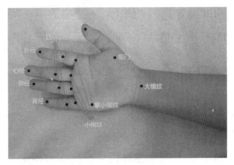

图5-39　上肢部穴位

一、脾经（脾土）

【位置】拇指末节螺纹面，或拇指桡侧缘，自指尖至指根成一线。

【出处】《小儿按摩经》。

【操作方法】旋推拇指末节螺纹面，或将患儿拇指屈曲，循拇指桡侧缘向指根方向直推，称补脾经（图5-40）。或将患儿拇指伸直，循拇指桡侧缘由指根向指尖方向直推，称清脾经。补脾经和清脾经统称为推脾经。一般操作100～500次。

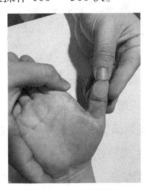

图5-40　补脾经

【临床应用】补脾经能健脾胃、补气血，配伍摩腹、捏脊、揉足三里等治疗脾胃虚弱、气血不足引起的食欲不振、肌肉瘦弱、消化不良诸证。补脾经配伍开天门、推坎宫、清肺经等还可用于透疹。清脾经能清利湿热、化痰止呕，配伍揉中脘、分腹阴阳等治疗中焦湿热所致的皮肤发黄、恶心呕吐、腹泻等证。

由于小儿具有"脾常不足"的生理特点，不宜攻伐太甚，故一般情况下，临床上多用补脾经，较少用清脾经。若需清脾经时则用清后加补，或以清胃经代替。

补脾经作为小儿常用保健操作法之一，与摩腹、捏脊、揉足三里配伍，广泛用于小儿保健，具有促进小儿生长发育、增强体质、预防疾病的作用。

【文献摘录】

《小儿按摩经》："掐脾土：曲指左转为补，直推之为泻，饮食不进，人瘦弱，肚起青筋，面黄，四肢无力用之。"

《小儿推拿秘旨》："脾土曲补直为清，饮食不进此为魁，泄痢羸瘦并水泻，心胸痞满也能开。"

《推拿仙术》："唇白气血虚，补脾土为主。""补脾土：饮食不消，食后作饱胀满用之。"

《小儿推拿广意》："脾土：补之省人事，清之进饮食。"

《幼科铁镜·推拿代药赋》："大指脾面旋推，味似人参、白术。泻之，则为灶土、石膏。"

二、肝经（肝木）

【位置】食指末节螺纹面。

【出处】《小儿推拿广义》。

【操作方法】旋推或自指尖向食指掌面末节指纹方向直推为补，称补肝经。自食指掌面末节指纹向指尖方向直推为清，称清肝经（图5-41）。补肝经和清肝经统称推肝经。用指甲掐，称掐肝经，又称泻肝经。掐肝经 5～10 次，推肝经 100～500 次。

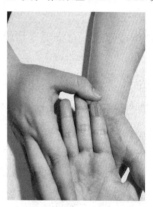

图 5-41　清肝经

【临床应用】清肝经能平肝泻火、解郁除烦。常配伍清心经、掐小天心等治疗高热神昏、烦躁不安、五心烦热等证。泻肝经能息风镇惊，配伍掐十王、老龙等治疗惊风、抽搐。

由于小儿具有"肝常有余"的生理特性，故一般情况下，临床上多用清肝经或泻肝经，较少用补肝经。若肝虚应补时则需补后加清，或以补肾经代替，称为"滋肾养肝法"或"滋水涵木法"。

【文献摘录】

《小儿推拿广意》："肝木：推侧虎口，止赤白痢，水泻。退肝胆之火。"

《推拿三字经》："小婴儿，看印堂……色青者，肝风张，清则补，自无恙。""肝穴在食指端。为将军之官，可平不可补，补肾即补肝。"

《厘正按摩要术》："推肝木：肝木即食指端，蘸汤，侧推之直入虎口，能和气生血。食指端肝，三节大肠。"

三、心经（心火）

【位置】中指末节螺纹面。

【出处】《小儿按摩经》。

【操作方法】旋推或自指尖向中指掌面末节指纹方向直推为补，称补心经。自中指掌面末节指纹向指尖方向直推为清，称清心经（图5-42）。补心经和清心经统称推心经。用指甲掐，称掐心经，又称泻心经。掐心经5～10次，推心经100～500次。

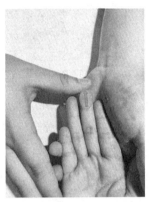

图5-42　清心经

【临床应用】清心经能清热退心火，配伍清天河水、清小肠等治疗心火旺盛引起的高热神昏、烦躁不安、面赤口疮、小便短赤等证。泻心经能息风镇惊，配伍掐肝经、掐精宁等治疗惊风、抽搐。

由于小儿具有"心常有余"的生理特性，一般情况下，临床上多用清心经或泻心经，较少用补心经。若气血不足而见五心烦热、睡卧露睛等证需用补法时，可补后加清，或以补脾经代替。

【文献摘录】

《小儿按摩经》："掐心经，二指劳宫，推上三关，发热出汗用之。如汗不来，再将二扇门揉之，掐之，手心微汗出，乃止。"

《小儿推拿秘旨》："掐心经络节与离，推离往乾中要轻，胃风咳嗽并吐逆，此经推效抵千金。"

《小儿推拿广意》："心火：推之退热，发汗。指之通利小便。"

《幼科推拿秘书》："推心火，凡心火动，口疮弄舌，眼大小眦赤红，小水不通，皆宜推而清之。至于惊搐，又宜清此。"

《保赤推拿法》："推掐心经穴法：心经，即中指尖。向上推至中指尽处小横纹，行气通窍。向下掐之能发汗。""从中指尖推到横门穴，止小儿吐。""掐中指甲法：将儿中指甲上面轻轻掐之，止儿泻。"

四、肺经（肺金）

【位置】无名指末节螺纹面。

【出处】《小儿按摩经》。

【操作方法】旋推或自指尖向无名指掌面末节指纹方向直推为补，称补肺经（图 5-43）。自无名指掌面末节指纹向指尖方向直推为清，称清肺经。补肺经和清肺经统称推肺经。推肺经100～500次。

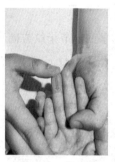

图 5-43　补肺经

【临床应用】补肺经能补益肺气，配伍补脾经、揉二人上马、推三关等治疗肺气虚损所致的咳嗽、气喘、遗尿、自汗、盗汗等肺经虚寒证。清肺经能宣肺清热、疏风解表、化痰止咳，配伍清天河水、退六腑、分推膻中等治疗感冒发热、热性咳喘等肺经实热证。清肺经还可调节皮肤毛孔的开合，如清肺经配伍按揉肩井，可发汗；清肺经配伍退六腑，可止汗。

【文献摘录】

《小儿按摩经》："掐肺经，二掐离宫起至干宫止，当中轻，两头重，咳嗽化痰，昏迷呕吐用之。"

《推拿仙术》："鼻流清水，推肺经为主。"

《小儿推拿广意》："肺金：推之止咳化痰，性主温和。"

《幼科推拿秘书》："肺金在无名指。属气，止咳化痰……凡小儿咳嗽痰喘必推此。""正推向外泄肺火""侧推向里补肺虚。"

《小儿推拿直录》："推之止嗽化痰，能和气血。"

《厘正按摩要术》："无名指端肺，三节包络。"

五、肾经（肾水）

【位置】小指末节螺纹面。

【出处】《小儿按摩经》。

【操作方法】旋推或自指尖向小指掌面末节指纹方向直推为补，称补肾经（图 5-44）。自小指掌面末节指纹向指尖方向直推为清，称清肾经。补肾经和清肾经统称推肾经。推肾经100～500次。

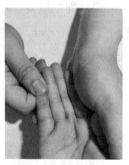

图 5-44　补肾经

【临床应用】补肾经能补肾益脑、温养下元，配伍补脾经、揉脾俞、擦肾俞治疗先天不足、久病体虚诸证或肾虚久泻、遗尿、虚性咳喘、自汗、盗汗等病证。清肾经能清利下焦湿热，配伍清小肠、推箕门等治疗下焦蕴热所致的小便短赤、尿急、尿频等病证。

由于小儿具有"肾常不足"的生理特性，一般情况下，临床上多用补肾经，较少用清肾经。若需清肾经时则用清后加补，或以清小肠代替。

【文献摘录】

《小儿按摩经》："掐肾经，二指小横纹，退六腑，治大便不通，小便赤色涩滞，肚作膨胀，气急，人事昏迷，粪黄者，退凉用之。"

《推拿仙术》："眼不开，气血虚，推肾水为主。"

《小儿推拿广意》："肾水：推之退脏腑之热，清小便之赤，如小便短，又宜补之。""小便黄赤，可清之。治宜清肾水，自肾指尖推往根下为清也。"

六、大肠

【位置】食指桡侧缘，自指尖至虎口成一直线。

【出处】《小儿按摩经》。

【操作方法】从食指尖沿食指桡侧缘向虎口方向直推为补，称补大肠；反之为清，称清大肠（图 5-45）。补大肠和清大肠统称为推大肠。推大肠 100～300 次。

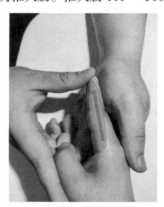

图 5-45 清大肠

【临床应用】补大肠能涩肠固脱、温中止泻，配伍补脾经、推三关、摩腹、揉龟尾、推上七节骨等治疗腹泻、脱肛等肠腑虚寒证。清大肠能清利肠腑、除湿热、导积滞，配伍清天河水、退六腑、揉龟尾、推下七节骨等治疗湿热、积食滞留肠道、身热腹痛、痢下赤白、大便秘结等肠腑实热证。大肠临床上称指三关时，还可用于小儿望诊。

【文献摘录】

《小儿按摩经》："掐大肠，倒推入虎口，止水泻痢疾，肚膨胀用之。红痢补肾水，白多推三关。"

《小儿推拿方脉活婴秘旨全书》："大肠侧推到虎口，止泻止痢断根源。"

《小儿推拿广意》："风气命为虎口三关，即寅卯辰位是也。小儿有疾，必须推之，乃不易之法。"

《幼科推拿秘书》："大肠筋在食指外边，络联于虎口，直到食指侧巅。""向外正推泄肝火，左向里推补大肠。"

七、小肠

【位置】小指尺侧边缘，自指尖至指根成一直线。

【出处】《小儿按摩经》。

【操作方法】自指尖直推向指根为补，称补小肠；反之为清，称清小肠（图 5-46）。补小肠和清小肠统称为推小肠。推小肠 100 ～ 300 次。

【临床应用】补小肠能温补下元，配伍补肾经、揉肾俞、横擦腰骶部治疗下焦虚寒引起的腹泻、多尿、遗尿等病证。清小肠能清利下焦湿热、泌清别浊。配伍清大肠、清天河水、推下七节骨治疗小便短赤不利、尿闭、水泻或心火下移小肠引起的各种症状。

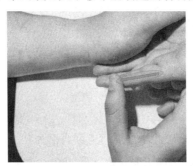

图 5-46　清小肠

【文献摘录】

《小儿按摩经》:"小肠经赤色，主小便不通，青色主气结。"

《小儿推拿直录》:"小肠，治尿白色。白色者如米泔色也。"

《推拿三字经》:"小便闭，清膀胱，补肾水，清小肠……"

《小儿推拿学概要》:"本穴治小儿泄泻最效，不但能利小便，同时尚能分清降浊。"

八、胃经

【位置】拇指掌面近掌端第一节。

【出处】《小儿推拿方脉活婴秘旨全书》。

【操作方法】旋推或自拇指掌面第一指间关节向掌根方向直推为补，称补胃经。自拇指掌面掌指关节向指尖方向直推为清，称清胃经（图 5-47）。补胃经和清胃经统称为推胃经。推胃经100 ～ 500 次。

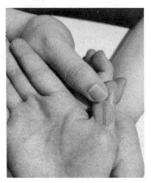

图 5-47　清胃经

【临床应用】清胃经能清利中焦湿热、和胃降逆止呕，配伍清大肠、退六腑、揉天枢、推下七节骨等治疗脘腹胀满、潮热烦渴、便秘、纳呆等病证。清胃经还可配伍清肺经、清天河水治疗胃火上亢引起的衄血。

补胃经能健脾胃、助运化，配伍补脾经、揉中脘、摩腹、按揉足三里等治疗脾胃虚弱所致的厌食、腹泻、纳呆、腹胀等病证。但由于胃在脏象学说中属"腑"，"腑"的特性是"以通为用"，故一般情况下，临床上多用清胃经，较少用补胃经。若需补胃经则用补后加清，或以补脾经代替。

【文献摘录】

《推拿三字经》："胃穴，自古无论之也，殊不知其治病甚良，在板门外侧黄白皮相毗乃真穴也，向外推治呕吐、呃逆……等症甚速。""大指根，震艮连；大指二节，下者平肉，属胃经。"

《厘正按摩要术》："大指端脾，二节胃。"

九、板门

【位置】手掌大鱼际平面。

【出处】《补要袖珍小儿方论》。

【操作方法】用指端揉，称揉板门（图 5-48）；自拇指指根推向掌根或反之，称推板门，其中自指根推向掌根，称板门推向横纹；反之称横纹推向板门。一般操作 100～300 次。

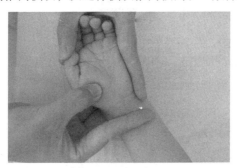

图 5-48　揉板门

【临床应用】推板门能健脾和胃，消食化滞，止泻止吐。揉板门能运达上下之气，多用于乳食停积、食欲不振或嗳气、腹胀、腹泻、呕吐等病证。板门推向横纹能止泻，横纹推向板门能止呕吐。此外，本穴还常用"割治"的方法治疗"疳积"。

【文献摘录】

《补要袖珍小儿方论》："板门穴往外推之退热，一除百病。"

《小儿按摩经》："揉板门，除气促、气攻、气吼、气痛、呕胀用之。"

《小儿推拿秘旨》："板门：在大指节下五分，治气促气攻……板门推向横纹，主吐；横纹推向板门，主泻。"

《小儿推拿广意》："板门穴：揉之，除气吼、肚胀。"

十、四横纹

【位置】手掌面食、中、无名、小指第一指骨间关节横纹处。

【出处】《小儿按摩经》。

【操作方法】用拇指甲掐，称掐四横纹；或四指并拢，自食指横纹处推向小指横纹处，称推四横纹（图5-49）。掐四横纹各5～10次，推四横纹100～300次。也可用毫针或三棱针点刺出血。

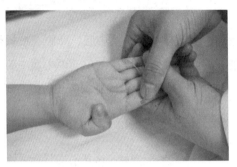

图5-49 推四横纹

【临床应用】掐四横纹能清热除烦、散瘀消结，配伍补脾经、揉中脘、摩腹可治疗积滞、疳证等病证。推四横纹能调中行气、和气血、消胀满，配伍揉中脘、开璇玑可治疗胸闷、脘腹胀满等病证。点刺出血能治疗疳积，为治疳要穴。

【文献摘录】

《小儿按摩经》："推四横纹，和上下之血，人事瘦弱，奶乳不思，手足常掣，头偏左右，肠胃湿热，眼目翻白者用之。""推四横：以大指往来推四横纹，能和上下之气，气喘，腹痛可用。"

《小儿推拿秘旨》："四横纹和上下气，吼气肚痛皆可止……"

《小儿推拿广意》："四横纹：掐之退脏腑之热，止肚痛，退口眼歪斜。"

《小儿推拿直录》："四横纹推之者，消胀宽胸化气，消三焦火。"

十一、小横纹

【位置】手掌面，食、中、无名、小指掌指关节横纹处。

【出处】《小儿按摩经》。

【操作方法】用拇指指甲自患儿食指掌指关节横纹依次掐至小指，称掐小横纹。用拇指螺纹面着力，从患儿食指掌指关节横纹直推至小指掌指关节横纹，称推小横纹（图5-50）。掐小横纹各5～10次，推小横纹100～300次。

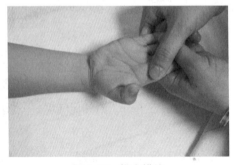

图5-50 推小横纹

【临床应用】掐、推小横纹能退热，消胀，散结。配伍清胃经、清天河水、开璇玑治疗脾胃热结所致口舌生疮、口唇破烂，腹满胀痛等病证。推小横纹配伍清肺经对消除肺部干性啰音有一定作用。

NOTE

【文献摘录】

《小儿按摩经》："掐肾经，二掐小横纹，退六腑，治大便不通，小便赤色涩滞，肚作膨胀，气急，人事昏迷，粪黄者，退凉用之。"

《小儿推拿广意》："小横纹：掐之退热除烦，治口唇破烂。"

《厘正按摩要术》："三节根为小横纹。"

《小儿推拿学概要》："本穴治口唇破裂及腹胀效果最好，如因脾虚作胀者，兼补脾土穴，疗效更好。"

十二、大横纹（手阴阳）

【位置】仰掌，掌后横纹。从阳池（相当于手太阳肺经的太渊穴）至阴池（相当于手少阴心经的神门穴）呈一直线。

【出处】《小儿按摩经》。

【操作方法】两拇指自掌后横纹中（总筋）向两旁分推，称分推大横纹（图5-51），又称分腕阴阳。若自两旁（阴池、阳池）向中间合推，则称合推大横纹或合腕阴阳。分腕阴阳或合腕阴阳30～50次。

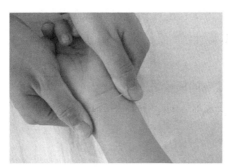

图5-51 分推大横纹

【临床应用】分推阴阳能平衡阴阳、调和气血、行滞消食。配伍开天门、推坎宫、揉太阳、掐总筋等可治疗阴阳不调、气血不和所致的寒热往来、烦躁不安，配伍补脾经、摩腹、揉板门等可治疗乳食积滞而致的腹胀、腹泻、呕吐等病证。合腕阴阳能行痰散结，配伍揉肾纹、清天河水可治疗痰结喘嗽、胸闷胀满等病证。

【文献摘录】

《小儿按摩经》："分阴阳，止泄泻痢疾，遍身寒热往来，肚膨呕逆用之。"

《小儿推拿秘旨》："横纹：两旁乃阴阳二穴。就横纹上，以两大指中分，望两旁抹，为分阴阳。肚胀，腹膨胀，泄泻，二便不通，脏腑虚，并治。"

《小儿推拿广意》："分阴阳法：此法治寒热不均，作寒作热。将儿手掌向上，医用两手托住，将两大指往外阴阳二穴分之。阳穴宜重分，阴穴宜轻分。但凡推病，此法不可少也。"

《小儿推拿直录》："分阴阳：治或寒或热，发战，泄泻之症。热多阳重，寒多阴重。合阴阳：治同上。"

《保赤推拿法》："……就横纹上两指中分向两边抹，为分阴阳。治寒热往来，膨胀，泄泻，呕逆，脏腑结闭。"

十三、掌小横纹

【位置】手掌面小指根下，尺侧掌纹头。

【出处】《小儿推拿直录》。

【操作方法】用中指或拇指端按揉掌小横纹，称揉掌小横纹（图 5-52）。揉掌小横纹 100 ～ 500 次。

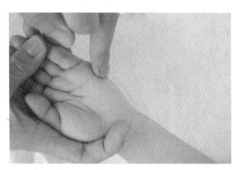

图 5-52　揉掌小横纹

【临床应用】揉掌小横纹能清热散结、宣肺化痰止咳。配伍分胸阴阳、分背阴阳、清肺经等能治疗心肺热结所致的喘咳、流涎；配伍清心经、清胃经、清天河水等能治疗口舌生疮。揉掌小横纹配伍刮大椎对消除肺部湿性啰音有一定作用。掌小横纹为治疗肺炎、百日咳要穴。

【文献摘录】

《小儿推拿直录》："小横纹在四横纹之下。"

《小儿推拿学概要》："本穴为治喘咳、口舌生疮等症的效穴。"

十四、肾顶

【位置】小指顶端。

【出处】《小儿推拿学概要》。

【操作方法】用中指或拇指端按揉肾顶，称揉肾顶（图 5-53）。揉肾顶 100 ～ 500 次。

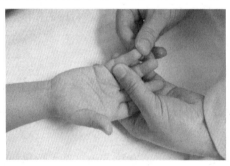

图 5-53　揉肾顶

【临床应用】揉肾顶能收敛元气、固表止汗。配伍补肾经、擦肾俞、揉二人上马等常治疗肾虚所致的自汗、盗汗，或大汗淋漓不止，解颅等。

【文献摘录】《小儿推拿学概要》："功用收敛元气，固表止汗。"

十五、肾纹

【位置】手掌面，小指第二指骨间关节横纹处。

【出处】《小儿推拿学概要》。

【操作方法】用中指或拇指端按揉肾纹，称揉肾纹（图 5-54）。揉肾纹 100 ～ 500 次。

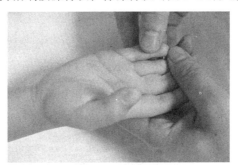

图 5-54 揉肾纹

【临床应用】揉肾纹能祛风明目、消散瘀结。配伍清肝经、清心经、清天河水等常治疗心脾积热所致的目赤肿痛、鹅口疮、高热等病证。

【文献摘录】《小儿推拿学概要》："本穴治结膜充血，眼前房出血，以及患儿高热，呼吸气凉，手足逆冷等，用之屡效。"

十六、内劳宫

【位置】掌心中，握拳屈指时中指、无名指指端之间中点。

【出处】《灵枢·本输》。

【操作方法】用用拇指或中指端揉，称揉内劳宫（图 5-55）；用拇指螺纹面自内劳宫向其周围推运，称运内劳宫。揉内劳 100 ～ 300 次，运内劳 10 ～ 30 次。

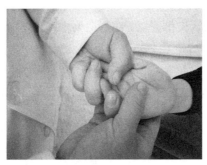

图 5-55 揉内劳宫

【临床应用】揉内劳宫能清热除烦，配伍清心经、清小肠、揉小天心等治疗心经有热所致的口舌生疮、发热、烦渴等。运内劳宫能清虚热，主要用于治疗心、肾两经虚热所致的五心烦热、潮热盗汗。

【文献摘录】

《灵枢·本输》："心出于中冲……溜于劳宫，劳宫掌中中指本节之内间也，为荥。"

《小儿按摩经》："揉劳宫，动心中之火热，发汗用之，不可轻动。"

《小儿推拿广意》："内劳宫属火，揉之发汗。"

《幼科推拿秘书》："点内劳……退心热甚效。"

《小儿推拿直录》："内劳宫：指而揉之能发汗。"

十七、小天心

【位置】手掌面，大鱼际与小鱼际交接处凹陷中。

【出处】《小儿按摩经》。

【操作方法】用一手固定患儿四指，使其掌心向上，用另一手拇指或中指指端按揉小天心，称揉小天心；用拇指指甲掐小天心，称掐小天心（图 5-56）；用中指指端或屈曲的指间关节捣小天心，称捣小天心。揉小天心 50 ～ 100 次，掐小天心 5 ～ 10 次，捣小天心 20 ～ 30 次。

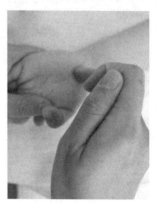

图 5-56　捣小天心

【临床应用】揉小天心能清热、镇惊、明目、利尿，配伍清心经、清天河水、清肝经等常治疗心经有热所致的目赤肿痛、口舌生疮、惊惕不安，或心火下移小肠所致的小便短赤等病证。掐小天心能镇惊安神，配伍掐人中、老龙、端正等治疗惊风抽搐。捣小天心具有牵正的作用，配伍眼周的穴位可治疗斜视。

【文献摘录】

《小儿按摩经》："掐小天心，天吊惊风，眼翻白偏左右，及肾水不通用之。"

《小儿推拿秘旨》："天心穴：乾入寸许，止天吊惊风，口眼歪斜，运之效。"

《小儿推拿广意》："小天心：揉之清肾水。"

《幼科铁镜》："儿眼翻上者，将大指甲在小天心向掌心下掐即平。儿眼翻下者，将大指甲在小天心向总筋上掐即平。"

《推拿三字经》："眼翻者，上下僵，揉二马，捣天心；翻上者，捣下良，翻下者，捣上强，左捣右，右捣左"

《保赤推拿法》："小天心穴，在儿手掌尽处。"

十八、内八卦

【位置】手掌面，以掌心（劳宫穴）为圆心，以圆心至中指根横纹连线的 2/3 为半径画圆圈，八卦即指位于此圆圈上的八个方位：乾宫、坎宫、艮宫、震宫、巽宫、离宫、坤宫、兑宫。南（中指根下）为"离宫"，北为"坎宫"，东为"震宫"，西为"兑宫"，西北为"乾宫"，东北为"艮宫"，东南为"巽宫"，西南为"坤宫"。

【出处】《小儿按摩经》。

【操作方法】用一手持患儿四指以固定，使掌心向上，拇指按定离卦，用另一手拇指指面自乾卦推运至兑卦，称顺运内八卦（图5-57）；反之，自兑卦推运至乾卦，称逆运内八卦。根据临床需要，推运某一段，称分运内八卦。运内八卦100～500次。

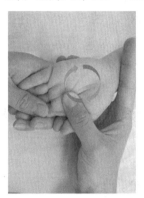

图 5-57　运内八卦

【临床应用】顺运内八卦能宣肺利膈，理气化痰，行滞消食；配伍推脾经、推肺经、揉板门、揉中脘等治疗痰结喘嗽、乳食内伤、胸闷、腹胀、呕吐、泄泻等。逆运内八卦能降气平喘，配伍补肺经、开璇玑治疗呕吐、痰喘。

【文献摘录】

《小儿按摩经》："运八卦，除胸肚膨闷，呕逆气吼噫，饮食不进用之。"

《小儿推拿秘旨》："运八卦：开胸膈之痰结。左转止吐，右转止泄。"

《小儿推拿广意》："运八卦：开胸化痰，除气闷，吐乳食，有九重三轻之法。"

《保赤推拿法》："运内八卦法：从坎到艮左旋推，治热，亦止吐。从艮到坎右旋推，治凉，亦止泻。掌中：离南、坎北、震东、兑西、乾西北、艮东北、巽东南、坤西南。男女皆推左手。"

十九、总筋

【位置】掌后腕横纹中点。

【出处】《补要袖珍小儿方论》。

【操作方法】用中指或拇指端按揉总筋，称揉总筋；用拇指甲掐总筋，称掐总筋（图5-58）。揉总筋100～300次，掐总筋5～10次。

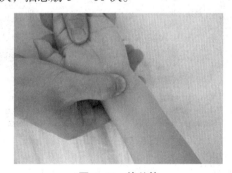

图 5-58　掐总筋

【临床应用】掐总筋能清热散结，配伍清天河水、清心经等治疗口舌生疮、潮热、夜啼等实热证。配伍掐人中、拿合谷、掐老龙等治疗惊风抽搐。揉总筋能通调周身气机，配伍开天门、推坎宫、揉太阳、分推大横纹常治疗外感内伤。

【文献摘录】

《补要袖珍小儿方论》："小儿若作寒热，眼赤气急属肺经，掐总筋，揉大小中三指妙也。"

《小儿按摩经》："掐总筋，过天河水，能清心经，口内生疮，遍身潮热，夜间啼哭，四肢常掣，去三焦六腑五心潮热病。""诸惊风，总筋可治。"

《小儿推拿秘旨》："总筋天河水除热，口中热气并括舌，心经积热火眼攻，推之即好真秘诀。"

《幼科推拿秘书》："总筋穴，在大横纹下，指之脉络皆总于此，中四指脉皆总于此。"

二十、十宣（十王）

【位置】十指尖指甲内赤白肉际处。

【出处】《小儿推拿广意》。

【操作方法】用只一手握患儿手，使掌心向外，指端向上，用另一只手拇指指甲先掐患儿中指，然后逐指掐之，称掐十王。掐十王各 3 ～ 5 次或醒后即止。

【临床应用】掐十王能清热、醒神、开窍，常配伍掐老龙、掐人中、掐小天心等抢救高热惊厥、神昏谵语、双目上视等急证患者。

【文献摘录】

《小儿推拿广意》："五指甲伦为十王穴"。"十王穴：指之则能退热。"

《厘正按摩要术》："十指尖为十王穴。"

二十一、端正

【位置】中指甲根两侧近第二指间关节赤白肉际处，桡侧称左端正，尺侧称右端正。

【出处】《小儿推拿广意》。

【操作方法】用拇、食二指甲对掐端正，称掐端正。用拇、食指二指螺纹面对揉端正，称揉端正（图 5-59）。掐端正 3 ～ 5 次，揉端正 50 ～ 100 次。

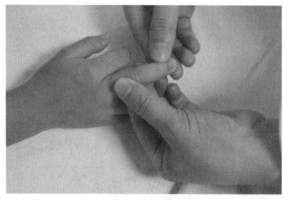

图 5-59　揉端正

【临床应用】揉右端正可降逆止呕，配伍清胃经、横纹推向板门等治疗胃气上逆引起的恶心、呕吐等病证。揉左端正能升阳止泻，配伍补脾经、清大肠、揉龟尾、推七节骨治疗泄泻、痢疾等。揉端正还有牵正的作用，揉右端正治左斜视，揉左端正治右斜视。掐端正能醒神开窍，配伍掐老龙、清肝经治疗小儿惊风抽搐。临床还可用细绳在端正处进行绕扎中指（不可太紧），治疗鼻衄。

【文献摘录】

《小儿推拿广意》："眼左视，掐右端正穴，右视，掐左端正穴。"

《厘正按摩要术》："中指左右为两端正。"

二十二、老龙

【位置】中指甲根正中后 1 分处。

【出处】《幼科铁镜》。

【操作方法】用拇指指甲做掐法，称掐老龙（图 5-60）。掐老龙 3 ～ 5 次，或醒后即止。

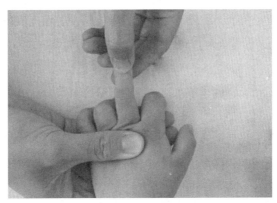

图 5-60　掐老龙

【临床应用】掐老龙能醒神开窍，常配伍掐十王、掐人中等用于高热惊厥、四肢抽搐、不省人事等急证的抢救。掐老龙还可用于初步估计疾病的预后：掐之知痛有声者，易治；掐之不知痛无声无泪者，难治。

【文献摘录】

《幼科铁镜》："老龙穴：于惊死时在精威二穴拿，不醒再于此穴一掐，知痛者生，不知痛者死，可向肺俞穴里揉以探之。"

《小儿推拿直录》："慢惊：先掐老龙穴，有声可治，无声不可治。"

《保赤推拿法》："掐老龙穴法：此穴在中指背靠指甲处，相离如韭叶许，若儿急惊暴死，对拿精灵威宁二穴。不醒，即于此穴指之，不知痛难救。"

二十三、五指节

【位置】掌背，五指中节（第一指间关节）处。

【出处】《小儿按摩经》。

【操作方法】用拇指甲掐五指节，称掐五指节（图 5-61）；用拇、食二指搓揉五指节，称揉五指节。掐五指节各 3 ～ 5 次，揉五指节各 30 ～ 50 次。

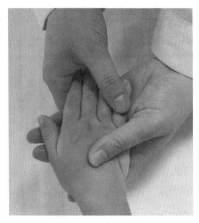

图 5-61　掐五指节

【临床应用】掐五指节能镇惊安神，配伍掐老龙、掐人中等治疗惊风抽搐、高热烦躁等病证。揉五指节能祛痰平喘、滑利关节，配伍运内八卦、分推膻中等治疗胸闷、痰喘；配伍揉外一窝风、揉外关等治疗指间关节屈伸不利。搓捻五指节还有利于小儿的智力发育，可用于小儿保健。

【文献摘录】

《小儿按摩经》："掐五指节，伤风被水吓，四肢常掣，面带青色用之。"

《推拿仙术》："四肢乱舞，掐五指节，清心经为主。"

《小儿推拿秘旨》："掐五指背一节：专治惊吓，醒人事，百病离身。"

《小儿推拿广意》："五指节：掐之去风化痰，苏醒人事，通关膈闭塞。"

《小儿推拿直录》："急惊：……运五经。指五指节。"

《厘正按摩要术》："五指中节有横纹为五指节。""掐五指节：五指节在手背指节窝纹处……后以揉法继之，治口眼㖞斜，咳嗽风痰。"

二十四、二扇门

【位置】掌背，中指指根两侧凹陷处。

【出处】《小儿按摩经》。

【操作方法】用拇、食二指甲同时掐二扇门，称掐二扇门（图 5-62）；用食指、中指指端揉二扇门，称揉二扇门。掐二扇门 5～10 次，揉二扇门 100～500 次。

【临床应用】掐、揉二扇门能发汗透表、退热平喘，为发汗要法。配伍开天门、推坎宫、揉太阳、按风池等治疗风寒外感、发热无汗。治疗体虚外感可配伍揉肾顶、补脾经、补肾经等。

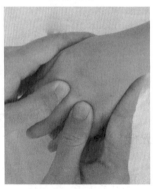

图 5-62　掐二扇门

【文献摘录】

《小儿按摩经》："掐两扇门，发脏腑之汗，两手掐揉，平中指为界，壮热汗多者，揉之即止。又治急惊，口眼㖞斜，左向右重，右向左重。"

《小儿推拿秘旨》："一扇门，二扇门：在中指两旁交界下半寸是穴。治热不退，汗不来。掐此，即汗如雨，不宜太多。"

《推拿仙术》："揉掐二扇门发汗用之。""二扇门手法用两大指甲钻掐中指骨两边空处。"

《小儿推拿学概要》："二扇门为发汗效穴，如高烧无汗，操作 1 ～ 2 分钟，即可立见汗出；如操作时间稍长（3 ～ 4 分钟）多致大汗淋漓。如体虚患儿须用本穴时，必须先固表，而后再用汗法（固表以补脾、肾，揉肾顶为主，时间每穴 1 ～ 2 分钟即可），揉本穴宜稍用力，速度宜快。"

二十五、上马（二马、二人上马）

【位置】手背，无名指及小指掌指关节后凹陷中。

【出处】《小儿按摩经》。

【操作方法】用拇指甲掐上马，称掐二人上马或掐上马。用拇指或中指指端揉上马，称揉二人上马或揉上马（图 5-63）。掐上马 3 ～ 5 次，揉上马 100 ～ 500 次。

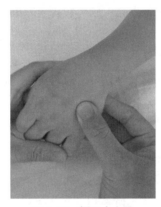

图 5-63　揉二人上马

【临床应用】掐、揉二人上马能滋阴补肾、顺气散结、利水通淋，为滋阴补肾要法。配伍补肾经、补脾经、运内劳宫等治疗潮热、烦躁、牙痛等阴虚阳亢之证；配伍清小肠、揉丹田、揉龟尾等治疗小便赤涩淋沥等症；配伍推小横纹治疗肺部干性啰音；配伍揉掌小横纹治疗肺部湿性啰音。

【文献摘录】

《小儿按摩经》："掐二人上马，能补肾，清神顺气，苏醒沉，性温和。"

《小儿推拿秘旨》："二人上马：在小指下里侧，对兑边是穴。治小便赤涩、清补肾水。"

《推拿仙术》："揉掐二人上马，清补肾水用之，并治眼吊。""二人上马用大指钻掐，无名小指界空处。"

《小儿推拿广意》："二人上马：掐之苏胃气，起沉疴。"

《小儿推拿学概要》："本穴治小便闭塞，疗效明显。对肺部有干性啰音久不消失者，用之最效。"

二十六、外劳宫

【位置】掌背，第三、第四掌骨歧缝间凹陷中，与内劳宫相对。

【出处】《小儿按摩经》。

【操作方法】以拇指或中指指端揉外劳宫，称揉外劳宫（图 5-64）；以拇指指甲掐外劳宫，称掐外劳宫。揉外劳宫 50～100 次，掐外劳宫 3～5 次。

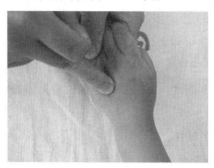

图 5-64　揉外劳宫

【临床应用】掐外劳宫能发汗解表，配伍开天门、推坎宫、掐揉二扇门治疗外感风寒之发热、无汗。揉外劳宫能温阳散寒、升阳举陷。本穴性温，揉之能治一切寒证，如配伍补脾、摩腹、按揉足三里治疗脏腑积寒之完谷不化、肠鸣腹泻、寒痢腹痛等。配伍补脾经、补肾经、推三关、揉丹田可治疗脱肛、遗尿。

【文献摘录】

《小儿按摩经》："掐外劳宫，和脏腑之热气，遍身潮热，肚起青筋揉之效。"

《小儿推拿秘旨》："外劳宫：在指下，正对掌心是穴。治粪白不变，五谷不消，肚腹泄泻。""掐外劳宫止泻用之，拿此又可止头痛。""头疼肚痛外劳宫。"

《小儿推拿广意》："外劳宫：揉之和五脏潮热，左清凉，右转温热。"

《推拿三字经》："小腹寒，外劳宫，左右旋，久揉良……"

《保赤推拿法》："掐外劳宫穴法……脏腑积有寒风热气，皆能和解，又治遍身潮热，肚起青筋，粪白不变，五谷不消，肚腹膨胀。"

二十七、威灵

【位置】手背，第二、第三掌骨歧缝间。

【出处】《小儿按摩经》。

【操作方法】用拇指指甲掐威灵，称掐威灵（图 5-65）。掐威灵 5～10 次，或醒后即止。

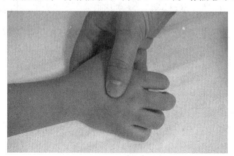

图 5-65　掐威灵

【临床应用】掐威灵能开窍醒神。配伍掐人中、掐老龙等用于惊风昏迷不醒时的急救。遇患儿急惊暴死者掐之，有声者易治，无声者难治。

【文献摘录】

《小儿按摩经》："掐威灵穴，治急惊暴死。"

《小儿推拿秘旨》："威灵穴在虎口下，两旁歧，有圆骨处。遇卒死症，摇掐即醒。"

《小儿推拿广意》："威宁：掐之能救急惊卒死，揉之即能苏醒。"

《幼科推拿秘书》："精灵穴能医吼气，威灵猝死能回生。"

《小儿推拿直录》："威宁：掐而揉之，治急惊、天吊惊、暴中风、肚痛头疼、肚起青筋。"

二十八、精宁

【位置】手背，第四、第五掌骨歧缝间。

【出处】《小儿按摩经》。

【操作方法】用拇指指甲掐精宁，称掐精宁（图5-66）。掐精宁5～10次或醒后即止。

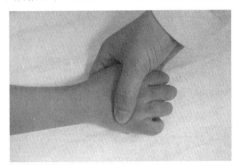

图 5-66　掐精宁

【临床应用】掐精宁能行气、破结、化痰。常配伍摩腹、揉中脘、揉板门等治疗痰食积滞、干呕、疳积等病证；配伍掐威灵可加强开窍醒神的作用。体虚者为免克削太甚，常配伍补脾、推三关、捏脊等手法。

【文献摘录】

《小儿按摩经》："掐精宁穴，气吼痰喘，干呕痞积用之。"

《小儿推拿广意》："精宁：掐之能治风哮，消痰食痞积。""掐精宁，治气喘，口歪眼偏，哭不出声，口渴。"

《小儿推拿直录》："精灵：掐而揉之，消痰痞积，胸膈气喘。"

二十九、外八卦

【位置】掌背，外劳宫周围，与内八卦相对。

【出处】《小儿按摩经》。

【操作方法】用一手持患儿四指令其掌背向上，另一手拇指做顺时针方向推运外八卦，称运外八卦（图5-67）。运外八卦100～300次。

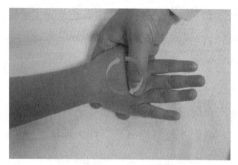

图 5-67 运外八卦

【临床应用】运外八卦能宽胸理气，行痰散结。常配伍揉板门、摩腹、分推膻中等治疗胸闷、腹胀、便秘等病证。

【文献摘录】

《小儿按摩经》："外八卦，通一身之气血，开脏腑之秘结，穴络平和而荡荡也。"

《小儿推拿广意》："外八卦：性凉，除脏腑秘结，通血脉。"

《保赤推拿法》："运外八卦穴法，此穴在手背，对手心内八卦处，运之能通一身之气血，开五脏六腑之闭结。"

《小儿推拿学概要》："顺运本穴，能促进肠蠕动，消除腹胀。"

三十、一窝风（乙窝风）

【位置】手背，腕横纹正中凹陷处。

【出处】《小儿按摩经》。

【操作方法】用用中指或拇指端按揉一窝风，称揉一窝风（图 5-68）。揉一窝风 100 ～ 300 次。

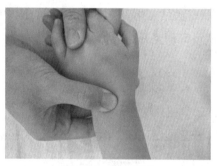

图 5-68 揉一窝风

【临床应用】揉一窝风能温中行气、止痹痛、利关节。配伍推三关、拿肚角、揉中脘治疗食积或受寒引起的腹痛、肠鸣。配伍按揉总筋、揉内关、摇腕关节治疗上肢或腕部痹痛。

【文献摘录】

《小儿按摩经》："掐一窝风，治肚疼，唇白眼白一哭一死者，除风去热。"

《小儿推拿秘旨》："一窝风在掌根尽处腕中，治肚痛极效。急慢惊风。又一窝风掐住中指尖，主泻。""一窝风止头疼功。"

《小儿推拿广意》："一窝风掐之止肚疼，发汗去风热。"

《小儿推拿直录》："一窝风掐之治肚痛眼反白。"

三十一、膊阳池

【位置】手背，一窝风上 3 寸处。

【出处】《小儿推拿方脉活婴秘旨全书》。

【操作方法】用拇指甲掐膊阳池，称掐膊阳池。用拇指或中指端按揉，称揉膊阳池（图 5-69）。掐膊阳池 5 ～ 10 次，揉膊阳池 50 ～ 100 次。

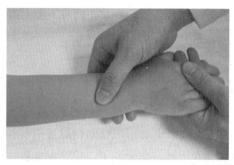

图 5-69　揉膊阳池

【临床应用】掐、揉膊阳池能止头痛、通大便、利小便。常配伍开天门、推坎宫、揉太阳治疗感冒头痛；配伍摩腹、揉脐、揉龟尾、推下七节骨治疗大便秘结；配伍揉丹田、推箕门、清小肠等治疗小便频数、赤涩短少。

【文献摘录】《小儿推拿秘旨》："阳池穴，在掌根下三寸是，治风痰，头痛。""单掐阳池头痛止。"

三十二、三关

【位置】前臂桡侧，阳池至曲池呈一直线。

【出处】《补要袖珍小儿方论》。

【操作方法】用拇指桡侧面或食、中二指螺纹面自腕推向肘，称推三关（图 5-70）；屈患儿拇指，自拇指外侧端推向肘，称为大推三关。推三关 100 ～ 300 次。

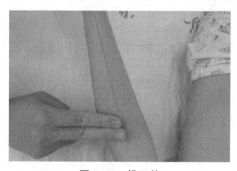

图 5-70　推三关

【临床应用】推三关能补气行气、温阳散寒、发汗解表。常配伍补脾经、补肾经、摩腹、揉丹田、捏脊等治疗气血虚弱、命门火衰、下元虚冷、阳气不足等引起的四肢厥冷、面色无华、食欲不振或吐、泻、积、疳等一切虚寒病证。配伍清肺经、开天门、掐揉二扇门治疗感冒风寒、发热无汗。临床上推三关多用于虚证、寒证，若非虚寒病证，则宜慎用。

【文献摘录】

《补要袖珍小儿方论》:"推上三关退寒,加暖退拂三五十次,男依此例,女反此也。"

《小儿推拿秘旨》:"三关出汗行经络,发汗行气是为先。"

《小儿推拿广意》:"三关:男左三关推发汗,退下六腑谓之凉,女右六腑推上凉,退下三关谓之热。""推上三关:推之通血气,发汗。"

《幼科铁镜》:"男左手直骨背面为三关,属气分,推上气行阳动故为热为补。"

《小儿推拿直录》:"三关:推之去风发汗。在掌左高骨下推上曲池至。"

三十三、天河水

【位置】前臂正中,总筋至洪池(曲泽)成一直线。

【出处】《小儿按摩经》。

【操作方法】用拇指桡侧面或食、中二指螺纹面自腕推向肘,称清天河水(图5-71);用食、中二指指面蘸凉水从总筋穴起,循天河水向上一起一落弹打至洪池穴,边弹打边吹气,称打马过天河。清天河水100~300次,打马过天河10~20遍。

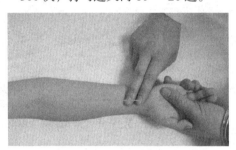

图5-71　清天河水

【临床应用】清天河水能清热解表、泻火除烦。本法主清卫分气分之热,具有清热而不伤阴的特点。常配伍开天门、推坎宫、揉太阳治疗感冒发热、头痛、恶风、咽痛等外感风热证;配伍清心经、退六腑治疗五心烦热、口燥咽干、唇舌生疮、夜啼等一切热证。打马过天河清热之力大于清天河水,多用于实热、高热等病证。

【文献摘录】

《小儿按摩经》:"掐总筋,过天河水,能清心经,口内生疮,遍身潮热,夜间啼哭,四肢常掣,去三焦六腑五心潮热病。"

《小儿推拿秘旨》:"清天河,分阴阳,赤风摇头,止夜啼。"

《小儿推拿广意》:"天河水,推之清心经烦热。"

《幼科推拿秘书》:"清天河:天河穴,在膀膊中,从坎宫小天心处,一直到手弯曲池……以取凉退热,并治淋疬昏睡。""打马过天河:此能活麻木,通关节脉窍之法也……其法以我食、将二指,自小儿上马处打起,摆至天河,去四回三,至曲池内一弹……此法退凉去热。"

《小儿推拿直录》:"外天河:推至洪池一二百下。治热闷昏沉。不省人事。"

《万育仙书》:"天河水在总筋下中心,明目,去五心潮热,除口中疳疮。"

三十四、六腑

【位置】前臂尺侧,阴池至肘成一直线。

【出处】《补要袖珍小儿方论》。

【操作方法】用拇指桡侧面或食、中二指螺纹面自肘推向腕，称退六腑（图 5-72）或推六腑。退六腑 100～300 次。

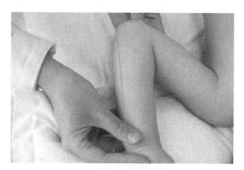

图 5-72　退六腑

【临床应用】退六腑能清热、凉血、解毒，本法主清营分血分之热，适用于一切实热病证。常配伍清肺经、清天河水等治疗温病邪入营血、脏腑郁热积滞、壮热烦渴、腮腺炎等。配伍补脾经，具有止汗的效果。配伍推三关能平衡阴阳，防止大凉大热，清热而不伤正气。虚证患儿慎用本法。

【文献摘录】

《补要袖珍小儿方论》："男子以外上为三关，内为六腑。"

《小儿按摩经》："六腑凡做此法，先掐心经，点劳宫。男退下六腑，退热加凉，属凉；女反此，推上为凉也。"

《幼科推拿秘书》："退六腑……属凉。专治脏腑热，大便结，遍身潮热，人事昏沉，三焦火病，此为要着。"

《幼科铁镜》："男左手直骨正面为六腑，属血分，退下则血行阴动，故为寒为凉……"

《保赤推拿法》："推下六腑法：六腑在肱正面，男向下推之为加凉，女向下推之反为加热。"

三十五、洪池

【位置】肘关节内侧，肘横纹中点。

【出处】《小儿按摩经》。

【操作方法】用一手拇指按穴位上，另一手拿其四指摇洪池，称按摇洪池（图 5-73）。按摇洪池 5～10 次。

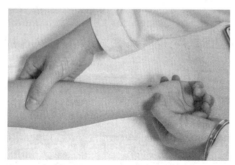

图 5-73　按摇洪池

【临床应用】按摇洪池能通调经络、调和气血。主要用于关节疼痛，多与按、揉、拿局部和邻近穴位配合应用。

【文献摘录】

《小儿按摩经》："心经有热作痰迷，天河水过作洪池。"

《幼科推拿秘书》："口出臭气心经热，只要天河水清彻，上入洪池下入掌，万病之中都去得。"

三十六、曲池

【位置】在肘横纹外侧端，屈肘，当尺泽与肱骨外上髁连线的中点。

【出处】《灵枢》。

【操作方法】用拇指指端揉曲池，为揉曲池（图 5-74）。揉曲池 100～300 次。

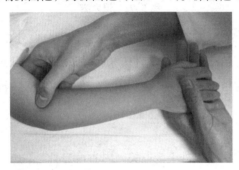

图 5-74　揉曲池

【临床应用】揉曲池能解表退热、利咽。常配伍开天门、推坎宫、拿肩井治疗风热感冒、咽喉肿痛诸疾，与按揉肺俞、膻中、天突等合用治疗咳喘。

【文献摘录】

《灵枢·本输》："大肠上合手阳明，出于商阳……入于曲池，在肘外辅骨陷者中，屈臂而得之，为合。"

《小儿推拿广义》："一截三关，祛腰背之风寒；一截风池，止眼痛头疼。"

《针灸甲乙经》："伤寒余热不尽。胸中满，耳前痛，齿痛，目赤痛，颈肿，寒热，渴饮辄汗出，不饮则皮干热。目不明，腕急，身热，惊狂，躄痿痹重，瘿疾，癫疾吐舌，曲池主之。"

三十七、外关

【位置】前臂背侧，当阳池与肘尖的连线上，腕背横纹上 2 寸，尺骨与桡骨之间。

【出处】《灵枢》。

【操作方法】用指端按揉外关，称揉外关（图 5-75）。揉外关 100～300 次。

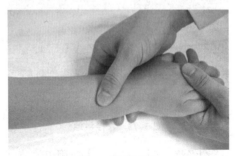

图 5-75　揉外关

【临床应用】揉外关能清热解表、通络止痛。揉外关常与开天门、推坎宫、揉太阳等配伍治疗头痛、目赤；与按、揉、拿局部和邻近穴位配合治疗上肢痹痛。

【文献摘录】

《灵枢·经脉》："手少阳之别，名曰外关。"

《针灸甲乙经》："耳焞焞浑浑，（聋）无所闻，外关主之。"

《铜人腧穴针灸图经》："治肘臂不得屈伸，手五指尽痛不能握物，耳聋无所闻。"

《八法八穴歌》："伤寒自汗表烘烘，独会外关为重。"

三十八、内关

【位置】前臂掌侧，腕横纹上2寸，掌长肌腱与桡侧腕屈肌腱之间。

【出处】《灵枢》。

【操作方法】用指端按揉内关，称揉内关（图5-76）。揉内关100～300次。

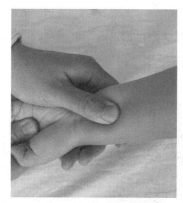

图5-76　揉内关

【临床应用】揉内关能宽胸理气、宁心安神、清利头目、清热止痛。揉内关常与揉心俞配伍治疗心痛、心悸、胸闷；与按揉足三里、揉中脘、摩腹、揉脾俞等配伍治疗小儿胃痛、呕吐；按、揉、拿局部和邻近穴位配伍治疗上肢痹痛。

【文献摘录】

《灵枢·经脉》："手心主之别，名曰内关。"

《小儿推拿广意》："一掏靠山即合谷．少商．内关．剿疟用之．一掏向导．治气喘．口歪眼偏．哭不出声口渴。"

《备急千金要方》："凡心实者，则心中暴痛，虚则心烦，惕然不能动，失智，内关主之。"

《针灸大成》："主手中风热，失志，心痛，目赤，支满肘挛。实则心暴痛泻之，虚则头强补之。"

第六节　下肢部穴位

下肢部穴位（图5-77）的特点是推拿特定穴较少，十四经经穴尤其是足太阳膀胱经和足阳明胃经的应用机会较多。下肢部的选穴特点可能与清代及清代以前，小儿推拿非常注重上肢部穴位的临床运用有关。

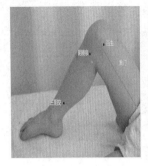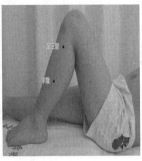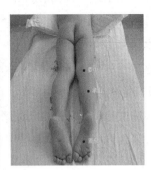

图 5-77　下肢部穴位

一、箕门

【位置】大腿内侧，膝盖上缘至腹股沟成一直线。

【出处】《针灸甲乙经》。

【操作方法】用食、中二指螺纹面自膝盖内侧上缘至腹股沟做直推法，称推箕门（图 5-78）或推足膀胱。用拇指与食指、中指相对用力提拿该处肌筋，称拿足膀胱或拿箕门。推箕门100 ～ 300 次，拿箕门 3 ～ 5 遍。

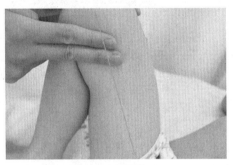

图 5-78　推箕门

【临床应用】推足膀胱有较好的利尿作用。常配伍揉丹田、按揉三阴交治疗尿潴留；配伍补脾、揉小天心、清小肠治疗小便赤涩不利。拿箕门可行气活血、舒经通络，常配伍按脊柱、按揉阳陵泉、足三里等治疗下肢痹痛或萎软无力。

【文献摘录】《针灸甲乙经》："箕门，在鱼腹上越两筋间，动脉应手，大阴内布，足太阴脉气所发，刺入三分，留六呼，灸三壮。"

二、百虫

【位置】膝上内侧肌肉丰厚处。

【出处】《小儿推拿秘诀》。

【操作方法】用拇指指端或螺纹面按揉百虫，称按揉百虫（图 5-79）。用拇指与食指、中指相对用力提拿百虫，称拿百虫。按揉百虫 50 ～ 100 次，拿百虫 5 ～ 10 次。

【临床应用】按揉、拿百虫能通经络、止抽搐、利关节。按、拿百虫可治疗下肢瘫痪及痹痛等，常与拿委中、按揉足三里等配伍。拿百虫配伍掐精宁、掐老龙等可治疗惊风抽搐，手法刺激宜重。

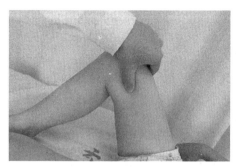

图 5-79 按揉百虫

【文献摘录】

《推拿仙术》："百虫穴能止搐。"

《幼科推拿秘书》："百虫穴在大腿之上。"

《小儿推拿直录》："百虫穴即血海。""七拿百虫穴属四肢能止惊。"

三、足三里

【位置】外膝眼下 3 寸，胫骨前嵴外一横指处。

【出处】《灵枢》。

【操作方法】用拇指端按揉足三里，称按揉足三里（图 5-80）。按揉足三里 50～100 次。

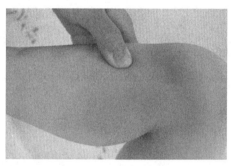

图 5-80 按揉足三里

【临床应用】该穴为足阳明胃经合穴，按揉足三里能健脾和胃、理气导滞、通经活络。常配伍揉板门、补脾、摩腹、推七节骨等治疗腹痛、腹泻、呕吐、泄泻等消化道病证。配伍按揉百虫、拿委中等治疗下肢瘫痪及痹痛。配伍摩腹、捏脊、揉龟尾常用于小儿保健。

【文献摘录】《灵枢·五邪》："邪在脾胃，则病肌肉痛，阳气有余，阴气不足，则热中善饥；阳气不足，阴气有余，则寒中肠鸣腹痛。阴阳俱有余，若俱不足，则有寒有热。皆调于足三里。"

四、阳陵泉

【位置】腓骨头前下方凹陷中。

【操作方法】用拇指端按揉阳陵泉，称按揉阳陵泉（图 5-81）。按揉阳陵泉 100～300 次。

【临床应用】按揉阳陵泉能疏肝理气、通经活络。与清肝经、搓摩胁肋等配伍，可治疗胁痛、黄疸等肝胆之气不舒诸症状。"筋会阳陵泉"，与拿委中、揉膝眼、揉阴陵泉、按揉足三里合用，治疗膝痛、下肢痿痹等。

NOTE

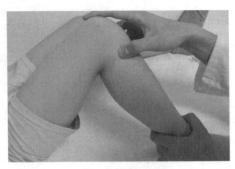

图 5-81　按揉阳陵泉

【文献摘录】

《灵枢·邪气脏腑病形》："胆病者，善太息，口苦，呕宿汁，心下澹澹，恐人将捕之，嗌中吤吤然数唾，在足少阳之本末，亦视其脉三陷下者灸之，其寒热者，取阳陵泉。"

《针灸甲乙经》："胁下支满，呕吐逆，阳陵泉主之。"

五、阴陵泉

【位置】胫骨内侧髁下方凹陷中。

【出处】《灵枢》。

【操作方法】用拇指端按揉阴陵泉，称按揉阴陵泉（图 5-82）。按揉阴陵泉 100～300 次。

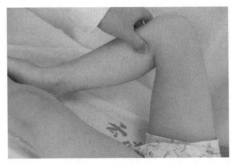

图 5-82　按揉阴陵泉

【临床应用】按揉阴陵泉能健脾利湿。治疗腹胀、泄泻，常与摩腹、按揉足三里等配伍；治疗小便不利、水肿，常与推箕门、按揉三阴交、清小肠、补肾经等配伍；治疗黄疸，常与清肝经、退六腑、清脾胃、按揉三阴交、按揉阳陵泉等配伍；治疗膝痛，常与拿委中、揉膝眼、揉阳陵泉配伍。

【文献摘录】

《灵枢·本输》："脾出于隐白 ---- 入于阴之陵泉，阴之陵泉，辅骨之下，陷者之中也，伸而得之，为合。

《杂病穴法歌》："心胸痞满阴陵泉。""小便不通阴陵泉。"

《百症赋》："阴陵、水分，去水肿之脐盈。"

六、丰隆

【位置】外踝上 8 寸，胫骨前嵴外二横指（约 1.5 寸）处，胫腓骨之间。

【出处】《灵枢》。

【操作方法】用拇指或中指端按揉丰隆，称揉丰隆（图 5-83）。揉丰隆 100～300 次。

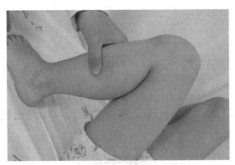

图 5-83　揉丰隆

【临床应用】揉丰隆能和胃气、化痰湿。配伍揉膻中、运内八卦可治疗痰涎壅盛、咳嗽气喘等病证。

【文献摘录】

《灵枢·根节》："足阳明根于厉兑，溜于冲阳，注于下陵，入于人迎，丰隆也。"

《备急千金要方》："主胸痛如刺，腹若刀切痛，主大小便涩难，主不能食，主身湿。"

《针灸大成》："主厥逆，大小便难，怠惰，腿膝酸，屈伸难，胸痛如刺，腹若刀切痛，风痰头痛，风逆四肢肿，足青身寒湿，喉痹不能言，登高而歌，弃衣而走，见鬼好笑。气逆则喉痹卒暗，实则癫狂，泻之。虚则足不收，胫枯补之。"

《玉龙歌》："痰多宜向丰隆寻。"

七、委中

【位置】腘窝横纹中点，当股二头肌腱与半腱肌腱的中间。

【出处】《灵枢》。

【操作方法】用拇指指甲掐委中，称掐委中。用食、中指指端提钩拨腘窝中筋腱，称拿委中（图 5-84）。掐委中 3～5 次，拿委中 5～10 次。

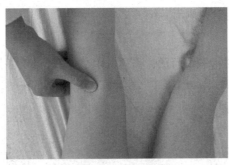

图 5-84　拿委中

【临床应用】掐或拿委中能通经络、止抽搐。配伍按揉足三里、阳陵泉等可治疗下肢萎软无力或痹痛；配伍掐鬼眼、拿百虫、拿后承山等可治疗惊风抽搐。委中穴点刺放血，可治疗中暑痧证。

【文献摘录】

《小儿推拿方脉活婴秘旨全书》："委中穴治望前仆，掐之。"

《灵枢·邪气脏腑病形》："膀胱病者，小腹偏肿而痛，以手按之，即欲小便而不得，肩上热，若脉陷，及足小趾不廉及胫踝后皆热若脉陷，取委中。"

八、承山

【位置】腓肠肌两肌腹之间凹陷的顶端处，约在委中穴与昆仑穴之间中点处。

【出处】《灵枢》。

【操作方法】用拇指指端或螺纹面按揉，称按揉承山。用拇指或食、中二指相对用力提拿，称拿承山（图5-85）。按揉承山50～100次，拿承山3～5次。

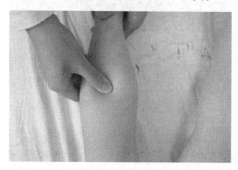

图5-85　拿承山

【临床应用】按揉承山能行气血、止痹痛；常配伍按揉足三里、阳陵泉等治疗下肢萎软无力或痹痛。拿承山能通经络、止抽搐；配伍拿委中、掐鬼眼、拿百虫、掐精宁等治疗惊风抽搐。

【文献摘录】

《灵枢·卫气》："气在胫者，止于气街，与承山踝上以下。"

《小儿推拿方脉活婴秘旨全书》："前承山穴，小儿望后跌，将此穴久掐，久揉，有效。"

《铜人腧穴针灸图经》："霍乱转筋，大便难。"

《太平圣惠方》："腰膝重，起坐难，筋挛急，不可屈伸。"

九、三阴交

【位置】内踝上3寸，胫骨内侧面后缘。

【出处】《针灸甲乙经》。

【操作方法】用拇指或中指螺纹面揉，称揉三阴交（图5-86）。用拇指螺纹面自上而下或自下而上直推，称推下三阴交或推上三阴交。揉三阴交50～100次，推三阴交100～300次。

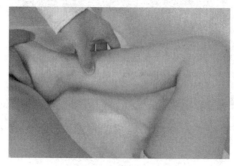

图5-86　揉三阴交

【临床应用】推、揉三阴交能健脾胃、助运化、利湿热、活经络、疏下焦、通调水道。揉三阴交配伍揉丹田、推足膀胱等可治疗小便不利、遗尿或癃闭等泌尿系疾病；配伍按揉足三里、阳陵泉等可治疗下肢萎软无力或痹痛。推下三阴交配伍补脾经、横纹推向板门等可治疗呕吐；推上三阴交配伍补脾经、板门推向横纹可治疗泄泻。

【文献摘录】

《针灸甲乙经》："三阴交，在内踝上三寸，骨下陷者中。"

《针灸大成》："主脾胃虚弱，心腹胀满，不思饮食，痹痛身重，四肢不举，腹胀肠鸣，溏泄，食不化，疝癖腹寒，膝内廉痛，小便不利，阴茎痛，足痿不能行，疝气，小便遗，胆虚，食后吐水，梦遗失精，霍乱手足逆冷，呵欠，颊车蹉开，张口不合，男子阴茎痛，元脏发动，脐下痛不可忍，小儿客忤，妇人临经行房羸瘦，癥瘕，漏血不止，月水不止，妊娠胎动横生，产后恶漏不行，出血过多，血崩晕，不省人事。如经脉闭塞不通，泻之立通，经脉虚耗不行者，补之，经脉益盛则通。"

十、涌泉

【位置】足趾跖屈时，约当足底（去趾）前 1/3 凹陷处。

【出处】《灵枢》。

【操作方法】用拇指螺纹面旋推涌泉穴，或自涌泉穴向足趾方向直推，称推涌泉。用拇指指端或螺纹面揉涌泉穴，称揉涌泉（图 5-87）。用拇指指甲掐，称掐涌泉。推涌泉 100～300 次，揉涌泉 50～100 次，掐涌泉 3～5 次。

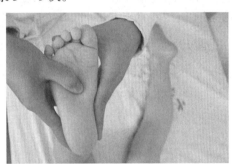

图 5-87　揉涌泉

【临床应用】推涌泉能引火归元、滋阴清热。配伍揉二人上马、运内劳宫等可治疗五心烦热、潮热盗汗、夜啼等阴虚内热诸症；配伍打马过天河、退六腑可退实热。揉涌泉可止吐泻，有左揉止吐、右揉止泻之说。掐涌泉能止抽搐，配伍掐十王、老龙等用于惊风抽搐的急救。

【文献摘录】

《灵枢·本输》："肾出于涌泉，涌泉者，足心也，为井木。"

《小儿推拿广义》："揉之左转止吐，右转止泻。"

《幼科推拿秘书》："涌泉穴，在脚板心中处……退烦热，妙亦引热下行。"

下篇　应用篇

第六章　常见脏腑病证

小儿有其特殊的生理病理特点：因其"肺常不足"，容易罹患感冒、咳嗽等肺系病证；因其"脾常不足"，容易罹患泄泻、便秘等脾系病证；因其"肾常不足"，容易罹患尿频、遗尿等肾系病证；因其"心肝常有余"，容易罹患惊风、汗证等心肝病证。推拿治疗该类病证应建立"形神整体观"的指导思想，遵循"外治之理即内治之理"的治疗原则，强调八纲辨证和脏腑辨证，以"汗、吐、下、和、温、清、消、补"为主要治法，结合"脏腑经脉五行相关证治法"施治。

在实施治疗过程中，每种操作法的刺激量因患儿的年龄、体质、病证性质的不同可临证变通，如达到"手随心转，法从手出"的境界，则具有非常好的临床疗效。本教材为方便初学者学习，也为进行定量科学研究的需要，在本章"基本处方"和"辨证加减"中列出的各种操作法的操作次数（或操作时间），是假设所用手法均达到相应技术要求的前提下，操作法的刺激量为 1～3 岁小儿临证的基本要求，其他年龄段患儿的刺激量可在此基础上依据第五章"小儿推拿常用穴位"中穴位操作次数的参考值及在具体处方中处于君、臣、佐、使位置的不同进行适当调整。

第一节　感　冒

感冒是指因感受风、寒、暑、湿、燥、火及疫疠之气等外邪引起的一种常见的肺系疾病，以鼻塞、流涕、喷嚏、咳嗽、发热、咽痛为主要特征。本病一年四季均可发生，以气候骤变及冬春季节发病率较高。感冒可分为四时感冒和时行感冒两类。四时感冒是因感受六淫之邪而发病，一般无传染性，临床症状较轻；时行感冒是因感受时行疫疠之邪而发病，具有传染性，临床症状较重。婴幼儿脏腑娇嫩，肺、脾常不足，肝常有余，故患病后，易出现夹痰、夹滞、夹惊等兼证。

西医学认为，该病主要是在患儿机体免疫力相对较低的状态下，受到病毒或细菌的侵袭而致，其中大部分为病毒感染。根据感染病毒类型的不同，可分为急性上呼吸道感染（简称上感）或流行性感冒（简称流感）。儿科常见的多种急性传染病早期，也可表现出类似感冒的症状，临床须注意鉴别，避免误诊。

【诊断要点】

1.常有气候骤变、冷暖失调、过度疲劳，或与感冒病人接触等病史。

2. 以鼻塞、流涕、喷嚏、咳嗽、发热、咽痛为主要临床症状。风寒感冒以恶寒，发热，无汗，头痛，鼻塞流清涕，喷嚏，咳嗽，痰稀白易咯，口不渴，舌淡红，苔薄白，脉浮紧或指纹浮红等风寒表证证候为主要特征；风热感冒以发热，恶风，有汗或少汗，头痛，鼻塞流浊涕，咳嗽，痰稠色白或黄，咽红，哭闹不安或烦躁不宁，口渴，舌质红，苔薄黄，脉浮数或指纹浮紫等风热表证证候为主要特征；暑邪感冒多在夏季发病，以发热，无汗或汗出热不解，头晕，头痛，鼻塞，身重困倦，纳呆，恶心呕吐，泄泻，小便短赤，舌质红，苔黄腻，脉数或指纹紫滞等为特征；时邪感冒起病急骤，全身症状重，可见高热寒战，无汗或汗出热不解，头晕，头痛，肌肉骨节酸痛，或有呕吐，泄泻，舌质红或红绛，苔黄燥或黄腻，脉数或指纹紫滞等证候；感冒伴有兼证者，可见夹痰、夹滞和夹惊等证候。

3. 体检可见咽部充血，严重者可伴扁桃腺肿大。某些特殊类型的感冒还可见腭咽弓、腭垂、软腭等处 2～4mm 大小数量不等的疱疹，或滤泡性眼结膜炎及颈部、耳后淋巴结肿大等体征。血象检查提示，病毒感染者白细胞总数正常或偏低，继发细菌感染者血白细胞总数及中性粒细胞比例增高。必要时可做病原学检查。

【推拿治疗】

1. 治疗指征 非严重感染，未并发严重心、脑、肾病变的感冒患儿。

2. 基本治法 疏风解表。风寒感冒宜辛温解表，风热感冒宜辛凉解表，暑邪感冒宜清暑解表，时邪感冒宜清热解毒。夹痰者兼化痰止咳，夹滞者兼消食导滞，夹惊者兼清热镇惊。

3. 基本处方

（1）患儿取仰卧位。开天门 30 次，推坎宫 30 次，揉太阳 100 次；清肺经 100 次，清大肠 100 次。

（2）患儿取俯卧位。先用摩法轻摩患儿脊柱，自上而下 3～5 遍，再用食、中二指指腹直推脊柱 20～30 遍。

4. 方义 开天门、推坎宫、揉太阳为疏风解表之要法；清肺经能宣肺窍，通鼻息；肺与大肠相表里，清大肠能通过清利肠腑、理气通窍；摩法作用于脊柱，可起到调阴阳、理气血的作用；直推脊柱清热解表，促进患儿早日康复。

5. 辨证加减

（1）风寒感冒：在基本处方上加具有辛温解表作用的操作法。如揉迎香 50 次，按揉耳后高骨 50 次；拿风池 10 次，拿肩井 5 次，拿合谷 10 次；掐二扇门 5 次，揉二扇门 50 次；擦膻中，以热为度。

（2）风热感冒：将基本处方中的揉太阳 100 次改为运太阳 50 次，再加上具有辛凉解表作用的操作法。如运耳后高骨 50 次；分推迎香 50 次；摩脊柱，自上而下 3～5 遍；分推肺俞 50 次。

（3）暑邪感冒：在基本处方上加具有健脾益气、清暑解表作用的操作法。如补脾经 300 次，揉板门 100 次，顺运内八卦 100 次；揉膻中 100 次，推下中脘 50 次；捏脊 3～5 遍，按揉风门、肺俞、脾俞、胃俞，每穴约半分钟。

（4）时行感冒：在基本处方上加具有清热解毒作用的操作法。如揉板门 50 次，清胃经 100 次；清天河水 100 次，退六腑 100 次；按弦走搓摩 50 次，摩腹 3 分钟；揉龟尾 100 次，推下七节骨 100 次。

【注意事项】

1. 注意气候变化，及时增减衣服。

2. 保持室内空气流通，感冒流行期间，每日可用食醋熏蒸法进行室内空气消毒。

3. 避免与感冒患者接触，感冒流行期间少去公共场所。

4. 饮食宜清淡、易消化，忌食辛辣、冷饮、油腻及不洁食物。

【按语】小儿感冒症状复杂，变化多样。感冒以发热为主症者可参照发热治疗，以咳嗽痰多为主症者可参照咳嗽治疗，暑邪感冒以湿滞明显者兼消食导滞，夹惊者兼清热镇惊。及时对症处理可有效缩短疗程。若伴细菌（或病毒）感染，出现咳嗽、发热较重者，推拿治疗的同时，可配合抗感染治疗。哺乳期患儿，若其母亦患感冒，可母子同治，以缩短疗程、增强疗效。

第二节　发热

发热是指体温异常升高，超过正常范围高限。正常小儿腋下体温一般为 36 ～ 37℃，故腋下温度超过 37℃，可认为发热。37.1 ～ 37.9℃为低热，38 ～ 38.9℃为中度发热，39 ～ 41℃为高热，超过 41℃为超高热。由于小儿"阳常有余，阴常不足"，故朱丹溪有"凡小儿有病皆热"，王肯堂有"小儿之病，为热居多"等论述。因此，发热为儿科最常见的症状之一，见于儿科多种急、慢性疾病的某一个发展阶段。

发热可分为外感发热和内伤发热两大类型。小儿形气未充、腠理疏薄、卫表不固，加上冷热不能自调，易为六淫之邪侵袭，其中尤以感受风寒、风热或暑热为多。邪气侵袭机体，邪正相争于肺卫，卫外之阳被郁而致发热。内伤发热可因乳食积滞、环境改变等致使脾胃实热，或先天不足、后天失养或热病耗阴致使阴虚内热。

西医学认为，发热可分为感染性发热和非感染性发热两大类。感染性发热常与细菌、病毒、支原体、寄生虫、螺旋体及立克次体等感染有关；非感染性发热常见于机械性挤压伤、肿瘤、某些血液病、结缔组织疾病及一些急性代谢障碍性疾病等。

【诊断要点】

1. 外感发热常有感受外邪病史；内伤发热常伴饮食不节或不洁、热病耗阴等病史。

2. 以体温异常升高为主要症状。外感风寒兼头痛、发热恶寒、无汗、鼻塞、流清涕、苔薄白、指纹鲜红或脉浮紧等风寒表证证候；外感风热兼恶寒畏风、发热少汗、口干、咽痛、鼻塞、流脓涕、苔薄黄、指纹红或紫或脉浮数等风热表证证候；暑热证兼长期发热不退、口渴多尿、少汗、倦怠嗜睡等证候；内伤发热兼腹痛拒按、面红唇赤、嗳腐吞酸、便秘、苔黄腻、指纹深紫或脉弦滑数等肺胃实热证证候或午后低热、心烦易怒、潮热盗汗、形瘦、纳呆、舌红苔剥、指纹淡紫或脉细数等阴虚内热证证候。

3. 合并细菌感染者血白细胞总数增高，中性粒细胞比例增高。临床检查除测量体温外，还需注意检查咽喉、口腔黏膜、中耳、鼻腔、心、肺等部位是否有炎性疖肿；是否有脑膜刺激征等。必要时做血培养或脑脊液检查。

【推拿治疗】

1. **治疗指征**　非严重感染、非严重组织损伤的发热患儿。

2.基本治法　清退热邪。表证发热者发散外邪，清热解表；里证发热者辅以泻肺通腑，清解里热或滋阴清热。

3.基本处方

（1）患儿取仰卧位。开天门50次，推坎宫50次，揉太阳100次，清肺经300次，清天河水100次。

（2）患儿取俯卧位。先用摩法轻摩患儿脊柱，自上而下3～5遍，再用食、中二指指腹直推脊柱穴100次。

4.方义　开天门、推坎宫、揉太阳可疏风解表、清利头目；清肺经能清肺泄热；清天河水可辛凉发散；摩法作用于脊柱，可起到调阴阳、理气血的作用；直推脊柱清热解表。

5.辨证加减

（1）风寒表证：在基本处方上加具有发汗解表作用的操作法。如拿风池10次，拿肩井10次，揉耳后高骨100次；自上而下直推天柱骨100次；推三关100次，揉外劳宫50次；掐二扇门5次，揉二扇门100次。

（2）风热表证：将基本处方中的揉太阳100次改为运太阳50次，再加上具有辛凉解表作用的操作法。如运耳后高骨50次；分推迎香30次，分腕阴阳50次，分背阴阳100次。夹痰者加分推膻中50次，食、中二指同时揉双侧肺俞50次，揉丰隆50次；夹惊者加清肝经100次，掐小天心5次，揉小天心100次，掐五指节各3次，揉五指节各30次。

（3）暑热证：在基本处方上加具有健脾益气、清解暑热作用的操作法。如补脾经300次，揉板门50次，推五经100次；开璇玑50次，摩中脘100次，揉脐及天枢100次；捏脊3～5遍。

（4）肺胃实热证：在基本处方上加具有泻肺通腑、清解里热作用的操作法。如清胃经300次，清大肠100次，清小肠100次；打马过天河20遍，退六腑100次；按弦走搓摩50次，逆时针方向摩腹3分钟，推下小腹100次；揉龟尾100次，推下七节骨100次。

（5）阴虚内热证：在基本处方上减去清肺经300次，清天河水100次，加具有益气养阴清热作用的操作法。如补肺经300次，补脾经100次，补肾经200次，揉肾顶100次，揉二人上马100次，运内劳宫30次；按揉足三里100次，推涌泉100次；捏脊3～5遍，按揉肺俞、脾俞、肾俞，每穴约半分钟。烦躁不眠者加清肝经100次，清心经100次，按揉百会100次。

【注意事项】

1.加强护理，慎衣着，适寒热，避风邪。

2.注意调节饮食，不吃不洁食物，以顾护脾胃，促进患儿早日康复。

3.积极治疗原发病，对感染性发热者可配合药物治疗。

【按语】喂奶或饭后，哭闹或运动后，衣被过厚或室温过高等原因可致患儿的体温暂时升高，通常可高达37.1℃左右，甚至偶达38℃，尤其是新生儿或小婴儿更易受以上条件影响。故诊断发热，首先要排除以上因素。使用推拿退热的临床疗效，与患儿发热的程度无关，而与疾病的性质有关。若患儿经推拿治疗后，体温降至正常，同时导致发热的因素也被去除，则显示出较好的疗效。若推拿治疗后，患儿的体温降至正常或比原来有所下降，但致热因素未被去除，则患儿的体温可能再度上升。此时，一方面可再行推拿，另一方面可配合药物进行病因治疗，特别是伴有细菌感染者，可配合抗感染治疗；体液丧失过多者，适当配合液体疗法，以缩短疗程，提高疗效。

第三节　咳嗽

咳嗽是小儿常见的肺系病证，临床以咳嗽为主症。咳以声言，嗽以痰名，有声有痰谓之咳嗽。本病一年四季均可发生，冬春季多见。咳嗽可分为外感咳嗽与内伤咳嗽。由于小儿肺常不足，卫外不固，很容易感受外邪引起发病，故临床上以外感咳嗽为多见。小儿年龄越小，患病率越高，大多预后良好，部分可致反复发作，日久不愈，或病情加重，发展为肺炎喘嗽。

西医学认为，该病主要是一种防御性反射运动，可以阻止异物吸入，防止支气管分泌物的积聚，清除分泌物避免呼吸道继发感染。任何病因引起呼吸道急、慢性炎症均可引起咳嗽。根据病程可分为急性咳嗽、亚急性咳嗽、慢性咳嗽。临床需注意鉴别，避免误诊。

【诊断要点】

1. 好发于冬春二季，常因气候变化而发病，外感咳嗽有感冒病史。

2. 以咳嗽，咯痰为主要临床症状。风寒咳嗽以咳嗽频作，咽痒声重，痰白清稀，鼻塞流清涕，恶寒无汗，发热头痛，全身酸痛，舌质淡红，舌苔薄白，脉浮紧，指纹淡红等风寒表证证候为主要特征；风热咳嗽以咳嗽不爽，咳声高亢或声浊，痰黄黏稠，不易咳出，口渴咽痛，鼻流浊涕，或伴发热恶风，头痛，微汗出，舌质红，苔薄黄，脉浮数，指纹紫滞等风热表证证候为主要特征；痰热咳嗽伴咳嗽痰多，色黄黏稠，咯吐不爽，咳剧气促，喉间痰鸣，发热口渴，烦躁不宁，尿少色黄，大便干结，舌质红，苔黄腻，脉滑数，指纹紫滞等证候；痰湿咳嗽伴咳嗽重浊，痰多壅盛，色白而稀，喉间痰声辘辘，胸闷纳呆，神乏困倦，形体虚胖，舌淡红，苔白腻，脉滑，指纹沉滞等证候；气虚咳嗽伴咳嗽无力，痰白清稀，面色㿠白，气短乏力，胃纳不振，自汗畏寒，舌淡嫩，边有齿痕，脉细无力，指纹淡红等证候；阴虚咳嗽伴干咳无痰，或痰少而粘，或痰中带血，不易咯出，口渴咽干，喉痒声嘶，午后潮热或手足心热，舌质红，舌苔少，脉细数，指纹紫滞等证候。

3. 肺部听诊两肺呼吸音粗糙，可闻及干啰音或不固定的粗湿啰音。胸片显示肺纹理增粗模糊，肺门阴影增深。血象检查提示，病毒感染者血白细胞总数正常或偏低，细菌感染者血白细胞总数及中性粒细胞增高。病原学检查时取鼻咽或气管分泌物标本做病毒分离或桥联酶标法检测，有助于病毒学的诊断。血肺炎支原体抗体 IgG、IgM 检测用于肺炎支原体感染诊断。痰细菌培养，可作为细菌学诊断。

【推拿治疗】

1. 治疗指征　非严重感染，未并发严重心、脑、肾病变的咳嗽患儿。

2. 基本治法　宣肺止咳。外感咳嗽宜疏风散寒，宣肃肺气。内伤咳嗽，痰盛者化痰以宣肃肺气，依痰热、痰湿之不同，分别予以清热化痰或燥湿化痰。后期以补为主，分别以滋阴润肺与健脾补肺为法。

3. 基本处方

（1）患儿取仰卧位。清肺经 100 次，顺运内八卦 100 次；按揉天突 50 次，双指揉乳根和乳旁 50 次，揉膻中 100 次。

（2）患儿取俯卧位。双指揉双侧风门100次，揉双侧肺俞100次；轻摩脊柱，从上而下3～5遍。

4.方义　清肺经清降肺气；顺运内八卦、揉乳根和乳旁、揉膻中、揉双侧肺俞，可宽胸理气，化痰止咳；揉天突能降气化痰，重刺激能催吐，促使痰涎排出；揉风门、肺俞能宣肺止咳；摩脊柱可调阴阳、理气血。全方共奏宽胸理气、宣肺止咳之效，促进患儿早日康复。

5.辨证加减

（1）风寒咳嗽：在基本处方上加具有祛风散寒作用的操作法。如开天门50次，推坎宫50次，揉太阳100次；拿风池5次，拿肩井10次，拿合谷5次；掐二扇门5次，揉二扇门100次；推三关100次，揉外劳50次。

（2）风热咳嗽：将基本处方中的揉膻中100次改为分推膻中50次，再加上具有疏风解表、宣肺清热作用的操作法。如开天门50次，推坎宫30次，运太阳50次，运耳后高骨50次；分推迎香50次，清天河水100次，推五经50次；推脊柱100次，分推肺俞100次。

（3）痰热咳嗽：将基本处方中的揉双侧肺俞100次改为分推肺俞100次，再加具有清热化痰作用的操作法。如清胃经100次，清大肠200次；清天河水100次，退六腑300次，揉掌小横纹100次；开璇玑50次，按弦走搓摩50次；揉龟尾100次，推下七节骨100次。

（4）痰湿咳嗽：在基本处方上加具有燥湿化痰作用的操作法。如补脾经300次，揉板门100次，清胃经100次；摩中脘2分钟，按弦走搓摩50次，揉脐及天枢100次；按揉足三里、丰隆，每穴约半分钟。

（5）阴虚燥咳：将基本处方中的清肺经100次改为补肺经300次，再加具有养阴清热作用的操作法。如补肾经100次，揉肾顶100次，揉二人上马100次，推小横纹100次；清天河水100次，运内劳宫30次；推涌泉100次；捏脊3～5遍，按揉肺俞、脾俞、肾俞，每穴约半分钟。

（6）脾肺气虚：将基本处方中的清肺经100次改为补肺经200次，再加具有健脾益气作用的操作法。如补脾经300次，揉板门100次；推三关100次，揉外劳宫50次；捏脊3～5遍，按揉肺俞、脾俞、足三里，每穴约半分钟。伴干性啰音者加推小横纹100次；伴湿啰音者揉掌小横纹100次，刮大椎以局部皮肤轻度充血为度。

【注意事项】

1.适当到户外活动，加强体格锻炼，增加小儿抗病能力。

2.注意休息，保持环境安静，保持室内空气新鲜、流通，室温以20～24℃为宜，相对湿度约60%。

3.饮食宜清淡、易消化、富含营养；忌辛辣刺激、过甜过咸饮食。

4.咳嗽时防止食物呛入气管引起窒息。

5.经常变换体位及轻拍背部，有助于排出痰液。

【按语】小儿咳嗽症状复杂，变化多样。以外感咳嗽为多见，在治疗咳嗽时，首要找出病因，在治疗原发病的基础上，选择恰当的止咳祛痰药，根据需要及时对症处理，注意护理，咳痰量多时不能单独使用止咳药应合用化痰药。注意避免形成慢性咳嗽。对于哺乳期患儿，若其母亦患咳嗽，可母子同治，以缩短疗程、增强疗效。

第四节　哮喘

哮喘是小儿时期常见的一种呼吸道疾病，"哮指声响言，喘指气息言"，哮必兼喘，故通称哮喘。临床上以阵发性呼吸困难，呼气延长，"吼而上气，喉中水鸡声"为特征。小儿哮喘的发病原因既有内因，又有外因。内因责之于伏痰，与素体肺、脾、肾三脏不足关系密切。肺虚易感外邪生痰；脾虚生湿酿痰，上贮于肺；肾虚不能蒸化水液，水湿郁积成痰。外因责之于感受外邪，接触异物以及嗜食酸、甜、腥、辣等异味。外因引动伏痰，痰阻气道，肺失肃降所致。《景岳全书》指出："喘有夙根，遇寒即发，或遇劳即发者，亦名哮喘。"本病发作具有明显的季节性，以冬季或气候多变时易发，以 1～6 岁小儿多见。大多数患儿经治疗可缓解或自行缓解，在正确的治疗和调护下，随年龄的增长，大都可以治愈。但若失于防治，喘息持续，或反复发作，迁延不愈，可延至成年。

西医学认为，哮喘是一种以嗜酸性粒细胞、肥大细胞介导为主的气道变应原性慢性炎症性疾病，一般指小儿支气管哮喘和喘息性支气管炎。本病的发生主要由于机体过敏所致，由于过敏原（如花粉、油漆、鱼虾、煤气、细菌等）致使小支气管平滑肌发生痉挛，而产生一系列症状。过度疲劳、情绪冲动等也常为本病的诱发因素。

【诊断要点】

1. 多有婴儿期湿疹等过敏性疾病史，家族哮喘史。有反复发作的病史。发作多与某些诱发因素有关，如气候骤变、受凉受热、接触或进食某些过敏物质等。

2. 常突然发作，发作之前，多有喷嚏、咳嗽等先兆症状。发作时喘促、气急、哮鸣、咳嗽，甚者不能平卧、烦躁不安、口唇青紫。本病包括发作期和缓解期。若哮喘发作痰白清稀或泡沫痰，伴形寒肢冷，或伴风寒表证者，多属寒性哮喘；若哮喘发作痰黄质稠难咯，伴心烦便秘，面赤唇红者，多属热性哮喘。缓解期重点辨在肺、在脾、在肾。若自汗出，反复感冒，痰多、便溏，属肺脾气虚；若食少便溏，动则气短，面色㿠白，形寒肢冷，则属脾肾阳虚；若咳嗽时作，喘促乏力，咳痰不爽，面色潮红，消瘦气短，舌红苔花剥，脉细数，属肺肾阴虚。发作时哮鸣呼吸困难，短期内即逐渐平复，其症多轻。哮喘久发不已，咳嗽喘鸣气促，不能平卧，则属重证。若哮发急剧，张口抬肩，面色青灰，面目浮肿，肢静身冷，则为险逆之候。

3. 查体可见桶状胸、三凹征，发作时两肺闻及哮鸣音，以呼气时显著，呼气相延长。支气管哮喘如有继发感染，可闻及中细湿啰音。血常规检查白细胞总数正常，嗜酸性粒细胞可增高；伴肺部细菌感染时，白细胞总数及中性粒细胞均可增高。肺功能检查主要用于 5 岁以上儿童。支气管激发试验及支气管舒张试验阳性均有助于确诊哮喘。呼气峰流速（PEF）的日间变异率是诊断哮喘和反映其严重程度的重要指标。如日间变异率＞20%、使用支气管扩张剂后其值增加 20% 可以诊断为哮喘。胸部 X 线检查急性期胸部 X 线正常或呈间质性改变，可有肺气肿或肺不张。过敏原测试目前常用皮肤点刺试验法和皮内试验法，或血清过敏原测试。血清特异性 IgE 测定也很有价值，血清总 IgE 测定只能反映是否存在特应质。

【推拿治疗】

1. 治疗指征　非胃食道反流、原发性纤毛运动障碍综合征、先天性心脏病、先天畸形等疾病所致的胸腔内气道狭窄和异物吸入而发生反复喘息的患儿。非哮喘大发作或哮喘持续状态的患儿。

2. 基本治法　遵循急则治其标，缓则治其本的原则。发作期以祛邪为主，寒性哮喘宜温肺散寒，化痰定喘；热性哮喘宜清肺涤痰，止咳平喘。缓解期以扶正为主，肺脾气虚重在健脾益气，补肺固表；脾肾阳虚重在温肾健脾，纳气平喘；肺肾阴虚重在养阴清热，补益肺肾。

3. 基本处方

（1）患儿取仰卧位。揉天突 200 次，按弦走搓摩 50 次，顺运内八卦 100 次，揉定喘穴、肺俞穴各 50 次，清肺经 300 次，推四横纹 100 次。

（2）患儿取俯卧位。捏脊，自上而下 3～5 遍。

4. 方义　揉天突、按弦走搓摩理气化痰，降逆平喘；顺运内八卦宽胸理气，揉定喘穴、肺俞穴肃肺平喘，清肺经降气化痰平喘，推四横纹调中行气。捏脊可调节机体阴阳平衡，增强机体抗病康复能力。

5. 辨证加减

（1）寒性哮喘：在基本处方上加具有温肺散寒、化痰定喘作用的操作法。如推三关 100 次；揉外劳宫 50 次；擦膻中、肺俞，以热为度；拿风池 5 次；拿肩井 10 次。

（2）热性哮喘：在基本处方上加具有清肺涤痰、止咳平喘作用的操作法。如清大肠 100 次，清小肠 100 次；揉龟尾 100 次，推下七节骨 100 次。发热者加清天河水、退六腑各 100 次；痰多者加揉丰隆 100 次。

（3）肺脾气虚：在基本处方上加具有健脾益气、补肺固表作用的操作法。如补脾经 300 次，揉板门 100 次；摩腹 3 分钟，擦膻中以热为度；按揉足三里穴 100 次；揉龟尾 100 次，推上七节骨 100 次，按揉肺俞、脾俞各 50 次。

（4）脾肾阳虚：在基本处方上加具有温肾健脾、纳气平喘作用的操作法。如补脾经 300 次，补肾经 300 次；摩腹 3 分钟，揉脐及丹田 100 次，振腹 1 分钟；揉龟尾 100 次，推上七节骨 100 次，擦八髎以热为度。

（5）肺肾阴虚：在基本处方上加具有养阴清热、补益肺肾作用的操作法。如补肾经 300 次，揉肾顶 100 次，揉二人上马 300 次；运内劳宫 30 次，推涌泉 100 次，揉三阴交 200 次。

【注意事项】

1. 注意气候影响，做好防寒保暖工作，冬季外出应戴口罩，尤其气候转变或换季时，要预防感冒诱发哮喘。居室宜空气流通，阳光充足。冬季要暖和，夏季要凉爽通风。避免接触特殊气味。有外感病证要及时治疗。

2. 要重视预防，避免各种诱发因素，适当进行体育锻炼，增强体质。发病季节，防止活动过度和情绪激动，以免诱发哮喘。

3. 饮食宜清淡而富有营养，忌食生冷油腻、辛辣酸甜以及海鲜鱼虾等可能引起过敏的食物，以免诱发哮喘。

4. 注意心率、脉象变化，防止哮喘大发作产生。及时发现病情变化，给予相应处置。

【按语】哮喘多因禀赋不足，肺脾肾虚，外感风寒、风热邪气所致，临床以反复发作性喘促气急，喉间哮鸣，呼气延长，严重者不能平卧，张口抬肩，摇身撷肚，唇口青紫为特征。哮喘急性发作时可予以对症处理，如吸氧、雾化等。小儿哮喘以预防为主，小儿推拿能够很好地改善小儿体质，增强免疫力，对预防哮喘的发生有较好作用。另外，哮喘在大发作，出现持续状态时，应先给予及时的解痉、强心、扩容纠酸、抗感染处理，再进行综合治疗。

第五节　反复呼吸道感染

反复呼吸道感染是指小儿在一年内发生上、下呼吸道感染的次数过于频繁，超过一定范围的一种儿科常见病，反复呼吸道感染患儿简称复感儿。该病发病率呈逐年上升趋势，好发于6个月至6岁的小儿，1～3岁的婴幼儿最为多见。由于小儿先天禀赋不足，或后天失养，或用药不当，损伤正气，致肺、脾、肾三脏亏虚，肌肤薄弱，御邪能力较差，加上冷暖调护失宜，六淫之邪易从口鼻或皮毛而入，首犯肺卫。正与邪的消长变化，体现出反复感染，属中医学"虚人感冒"或"体虚感冒"范畴。

西医学认为，反复呼吸道感染与患儿的免疫系统功能低下有关，母乳喂养的孩子该病的发病率较低，故提倡母乳喂养。长期偏食、挑食，环境污染对该病的发生有一定的影响。目前，西医对该病的防治手段不多，远期疗效也有待进一步研究。

【诊断要点】反复呼吸道感染，见表6-1。

1. 两次感染间隔时间至少7天以上。

2. 若上呼吸道感染次数不够，可以将上、下呼吸道感染次数相加，反之则不能。但若反复感染是以下呼吸道为主，则应定义为反复下呼吸道感染。

3. 确定次数需连续观察1年。

4. 反复肺炎是指1年内反复患肺炎两次，肺炎需由肺部体征和影像学证实，两次肺炎诊断期间肺炎体征和影像学改变应完全消失。

表 6-1　反复呼吸道感染

年龄（岁）	反复上呼吸道感染（次／年）	反复下呼吸道感染（次／年）	
		反复气管支气管炎	反复肺炎
0～2	7	3	2
2$^+$～5	6	2	2
5$^+$～14	5	2	2

【推拿治疗】

1. **治疗指征**　反复呼吸道感染迁延期和恢复期的患儿，且未并发严重心、脑、肾病变，排除结核、肿瘤及气道异物引起的呼吸道感染。

2. **基本治法**　遵循急则治其标，缓则治其本的原则。感染期以祛邪为主；迁延期以扶正为主，兼以祛邪，使正复邪自退；恢复期以固本为要。

3. **基本处方**

（1）患儿取仰卧位。补脾经300次，揉板门30次，补肺经100次，揉外劳宫30次，推三关30次，摩腹3～5分钟。

（2）患儿取俯卧位，捏脊，从下至上3～5遍。

4. 方义　补脾经、补肺经能补脾肺之气，益气健脾，培补元气；揉外劳宫和推三关能温阳散寒，益气固表；揉板门和摩腹健脾和胃，理气消食；捏脊扶助正气，健脾胃，以达到祛邪的目的。全方共奏培补元气、益气健脾、固表和卫之功。

5. 辨证加减

（1）营卫失和：在基本处方基础上加具有调和营卫、扶正固表作用的操作法。如开天门 50 次，推坎宫 50 次，揉太阳 100 次，摩囟门 2 分钟，拿风池 5 次；推三关 100 次，揉外劳 50 次；摩中脘 2 分钟，顺时针方向摩腹 2 分钟；摩脊柱 3～5 遍，横擦腰骶部，以热为度。

（2）肺脾气虚：在基本处方基础上加具有健脾益肺、补养气血作用的操作法。如揉扳门 100 次，揉一窝风 100 次；擦膻中，以热为度；顺时针方向摩腹 3 分钟，按揉神阙、气海、关元各 100 次；按揉血海、足三里、三阴交，每穴约半分钟；擦肺俞、脾俞及腰骶部，以热为度。

（3）脾肾两虚：在基本处方基础上加具有健脾补肾、滋养精血作用的操作法。如揉扳门 100 次，补肾经 500 次，揉二人上马 300 次；顺时针方向摩腹 3 分钟，揉脐及丹田 100 次，振腹 2 分钟；按揉足三里、三阴交、涌泉，每穴约半分钟；擦肺俞、脾俞、八髎穴，以热为度。

【注意事项】

1. 注意环境卫生，保持室内空气新鲜流通。感冒流行期间不带孩子到公共场所。

2. 经常户外活动或体育锻炼，多晒太阳，增强体质；避免雾霾天气外出运动，必要时佩戴口罩。

3. 根据气温变化及时增减衣服，避免过冷过热；出汗较多时，用干毛巾擦干，勿吹风着凉，洗澡时尤应注意。

4. 养成良好的生活习惯，保证充足的睡眠。

5. 加强营养。饮食有节，品种多样而富于营养，不偏食，勿食过甜、过咸及生冷之品。

6. 积极防治各种慢性病，如维生素 D 缺乏性佝偻病、营养性缺铁性贫血等。

【按语】反复呼吸道感染具有反复发作，每次发病症状较重、病程较长、缠绵难愈，涉及呼吸道病种较多的特点，对儿童的正常生长发育危害极大。"复感儿"的体质较差，免疫功能缺陷或低下。据报道，"复感儿"血中 IgG 及 IgA 等抗体均有不同程度下降，非特异性免疫功能也有降低，如巨噬细胞吞噬功能下降等。小儿推拿在扶正祛邪，改善患儿体质，增强抗病能力方面具有较强的优势，主要用于迁延期及恢复期的治疗。感染期的患儿，应配合中、西药物对症治疗，尤其是抗感染治疗，待感染控制后再进行以推拿为主的综合治疗。

第六节　泄泻

泄泻是指因外感病邪、饮食所伤或素体虚弱引起的一种常见脾系疾病，以大便次数增多、粪质稀薄或完谷不化，甚至稀如水样为特征。古人将大便稀薄、势缓者称为"泄"，大便如水样，势急迫者为"泻"，现一般统称为"泄泻"。小儿脏腑薄弱，冷暖不自知，卫外不固，易受外邪所袭，外感与湿邪相合，盖因脾喜燥恶湿，湿困脾阳，运化失职，发为泄泻；又可因小儿脾常不足，乳食不知自节，损伤脾胃，脾胃运化功能失司，清浊不分，合污而下，发为泄泻；或因小儿脾常不足，外加后天调护不当，则脾胃损伤加剧，脾虚健运失司，清阳不升，水反为湿，谷反为滞，夹杂而下，发为泄泻；或因久泻不愈，导致脾阳不振，脾损及肾，致脾肾阳虚，肾阳不足，脾无以得温，阴寒内盛，水谷不化，清浊不分，并走肠间，澄澈清冷而泄泻。小儿为稚阴稚阳之体，若泻下急迫，易伤阴耗气至气阴两伤，甚至阴损及阳，可出现阴竭阳脱的危重变证。若久泻不止，脾虚肝旺，肝旺生风，亦可发成慢惊风；若小儿长期泄泻至脾虚失运，气血生化乏源，不足以供养五脏六腑，濡养肌肤，久可致疳证。

西医学认为，该病是一组多病原、多因素引起的一种消化系统疾病，称为小儿腹泻病。本病2岁以内婴幼儿多见，四季均可发生，夏秋季居多，不同季节发生的泄泻，因感染病原体的不同，临床表现亦有所不同。根据其病因可分为感染性腹泻与非感染性腹泻两大类，前者主要以病毒及细菌多见，如轮状病毒、埃可病毒、大肠杆菌、空肠弯曲菌等引起的渗透性、分泌性及渗出性腹泻；后者多以饮食不当，引起的消化道功能紊乱所致的渗透性腹泻较为多见。在我国，由于儿童营养状况及医疗条件的改善，本病死亡率虽有下降，但其发病率仍然较高，尤其在条件较差的地区，因此它是造成小儿营养不良、生长发育障碍和死亡的主要原因之一，故目前小儿腹泻病是我国重点防治的疾病之一。本病轻者治疗及时，预后良好；重者可出现脱水、酸中毒等一系列严重症状，临床诊治应密切观察病情变化。

【诊断要点】

1.有乳食不节、饮食不洁，或感受风寒、暑湿等外邪病史。

2.大便次数增多，每日3～5次，多达10次以上。大便颜色呈淡黄、黄绿或褐色；粪质稀溏，或清水样，或夹奶块、不消化物，或黏液样，或蛋花汤样；可伴有恶心、呕吐、腹痛、发热、口渴等症。寒湿泻以大便清稀，色淡夹泡沫，臭气不甚，便前肠鸣，舌淡红，苔白腻，指纹红为特征；湿热泻以泻下急迫或泻下不爽，气味臭秽，舌红苔黄腻，指纹紫滞为特征；伤食泻以腹痛胀满，泻前哭闹，泻后痛减，大便酸臭，或臭如败卵，舌淡红，苔厚腻或黄垢，脉滑数，指纹色紫为特征；脾虚泻以食后作泻，反复发作，泻下物色淡不臭，兼面色苍白，神疲倦怠，舌淡苔白，指纹淡为特征；脾肾阳虚泻以泄泻无度，完谷不化，形寒肢冷，睡时露睛，舌淡，苔白，脉沉细为特征。

3.轻型腹泻无脱水和中毒症状；中型腹泻有轻至中度脱水和轻度中毒症状；重症泄泻有中度以上脱水和严重的中毒症状，可有小便短少，体温升高，烦渴神萎，皮肤干瘪、目珠下陷，啼哭无泪，口唇樱红色，呼吸深长，腹胀等气阴两伤（脱水、酸中毒）及中毒症状。

4.大便检查可见脂肪球或少量白细胞、红细胞。必要时可进行大便培养、电解质测定。

【推拿治疗】

1.**治疗指征**　无严重感染，无中重度脱水或导致循环功能障碍，未并发严重心、脑、肾病变的患儿。

2.**基本治法**　健脾利湿止泻。实证以祛邪为主，虚证以补益为要，可根据寒热、虚实不同，审证治之。寒湿泻宜温中散寒，健脾化湿；湿热泻以清热利湿、调气止泻；伤食泻以消食导滞、健脾助运；脾虚泻以温阳益气，健脾止泻；脾肾阳虚泻以温肾健脾，固涩止泻。

3.**基本处方**

（1）患儿取坐位或仰卧位。补脾经300次，板门推向横纹100次；补大肠100次，清小肠100次。

（2）患儿取仰卧位。摩腹2分钟，揉脐及天枢100次。

（3）患儿取俯卧位。揉龟尾 100 次，推上七节骨 100 次；擦腰骶部，以热为度。

4. 方义 补脾经、板门推向横纹健脾化湿；揉脐及天枢、摩腹分清泌浊，顺通上下调理胃肠；补大肠、推上七节骨、揉龟尾温中涩肠止泻；清小肠可"利小便以实大便"；擦腰骶部温阳止泻。全方共奏理肠止泄之功。

5. 辨证加减

（1）寒湿泻：在基本处方上加具有温中散寒、健脾化湿作用的操作法。如推三关 100 次，揉外劳宫 50 次；摩中脘 2 分钟，顺时针方向摩腹 3 分钟，振腹 1 分钟；捏脊 3～5 遍，按揉脾俞、胃俞、大肠俞、膀胱俞，每穴约半分钟。

（2）湿热泻：将基本处方中的补大肠 100 次改为清大肠 100 次，再加具有清热利湿作用的操作法。如顺运内八卦 100 次，清天河水 100 次，退六腑 100 次。兼表证发热者加开天门 50 次，推坎宫 50 次，运太阳 50 次；拿风池 5～10 次，拿肩井 8～10 次。

（3）伤食泻：将基本处方中的补大肠 100 次改为清大肠 200 次，推上七节骨 100 次改为推下七节骨，再加具有消食导滞作用的操作法。如揉板门 100 次，清胃经 100 次；揉中脘 100 次，分腹阴阳 100 次。

（4）脾虚泻：在基本处方上加具有温阳益气、健脾止泻作用的操作法。如推三关 100 次，揉外劳宫 50 次；揉脐、气海及关元 100 次，振腹 1 分钟；捏脊 3～5 遍，按揉肝俞、胆俞、脾俞、胃俞、血海、足三里，每穴约半分钟。

（5）脾肾阳虚泻：在基本处方上加具有温补脾肾、固涩止泻作用的操作法。如补肾水 500 次；推三关 100 次，揉外劳宫 100 次；揉脐及丹田 100 次，振腹 1 分钟；捏脊 3～5 遍，按揉脾俞、肾俞、大肠俞、膀胱俞，每穴约半分钟；按揉百会 100 次；擦命门、八髎，以热为度。

【注意事项】

1. 注意气候变化，避免腹部受凉，感受外邪而发病。

2. 秋季腹泻流行季节应避免密集场所的出入以防止轮状病毒感染。

3. 注意饮食卫生，食品应新鲜、清洁，不吃变质食品，不暴饮暴食；饭前、便后要洗手；注意乳品的保存，奶具、餐具、日常接触物品要定期消毒。

4. 应注意合理喂养及添加辅食，提倡母乳喂养，不宜在夏季及小儿有病时断奶，遵守添加辅食的原则。

5. 对吐泻严重患儿暂时禁食，随着病情好转，逐渐增加饮食量；忌食油腻、生冷及不易消化的食物。

6. 保持皮肤清洁干燥，勤换尿布。每次大便后，要用温水清洗臀部，肛周涂以消毒过的植物油，扑上爽身粉，预防上行性尿道感染和尿布皮炎。

【按语】对于泄泻的小儿，应询问患儿的喂养方式，并详细了解大便次、量、性状（色、气、形态）及伴随症状；并且密切观察患儿的神色，通过皮肤弹性、囟门眼眶凹陷程度、尿量来判断小儿脱水程度。对有明确病原菌的小儿腹泻，应配合使用抗生素治疗；对轻症宜多饮水，必要时配合糖盐水或口服补液盐预防脱水；对小儿泄泻的重症、危症，应积极进行中西医结合治疗。伴有发热的小儿，当体温超过 38.5℃时，应予以退热药；当有呕吐严重时，禁食不宜超过 6 小时，治疗期间一般不主张禁食，应以清淡、易于消化饮食为主。推拿治疗该病，疗效显著，病情重时可根据患儿情况，配以合适的方式提高临床疗效，并需注意泄泻好转后，仍推拿健脾助运，化湿消积，促进脾胃功能和机体恢复。

第七节 便秘

便秘是指大便干燥坚硬，秘结不通，次数减少，间隔时间延长，或虽然有便意但排出困难的一种病证。便秘亦称"便闭""秘结"，是儿科临床常见病证，可单独出现，也可继发于其他疾病，一年四季均可发病，大多见于幼儿和儿童，目前本病的发生呈上升趋势，可能与儿童食谱和生活习惯改变有关，如粗纤维饮食量及户外活动量的减少。本病合理治疗后，一般预后良好，部分可伴纳差、夜卧不安，少数迁延不愈者，可引起肛裂、痔疮或脱肛等。该病多因乳食不节或过食辛热厚味，则乳食积滞，日久燥热内结，肠道干涸，传导失常，气滞不行而见大便秘结、排出艰难；或因素体脾胃虚弱，气血化源不足，或热病后损伤津液，肠道失于润泽而见便秘；或因病过用发汗、通利、燥热之剂，耗气伤津；或久病失调，气血虚弱，肠腑失于濡养，传导无力而便秘。

西医学认为，便秘包括器质性便秘及功能性便秘。功能性便秘指结肠、直肠未发现明显器质病变而以功能性改变为特征的排便障碍，占儿童便秘的 90%；其发生多因饮食不足、质量不当或突然改变饮食及生活习惯等，直肠黏膜所受刺激不足；或因肠动力低下，使粪便推行力不足，如营养不良、佝偻病、呆小病等均可导致。器质性便秘多见于肠道畸形、异物等因素，如先天性巨结肠、先天性直肠狭窄、肛门狭窄、肛周炎、肛裂、直肠异物等因素。此外小儿因便秘常用泻剂灌肠，使肠道敏感性减退，或缺乏按时排便习惯、或过于贪玩而有意识地抑制便意，久之肠道内排便的反射敏感度减低，加之粪便在肠道内停留时间过长，使更多的水分被吸收，大便变干燥，也可引起便秘。临床应鉴别功能性便秘及器质性便秘。

【诊断要点】

1. 有排便疼痛或费力史，有过食辛温之食物或药物史，有热病伤津史。

2. 大便坚硬，秘结不通，或虽有便意但排出困难。实秘以便质干硬、呈颗粒状伴面赤身热，口干欲饮，口苦口臭，夜卧不安，小便短赤，时腹痛拒按，舌红苔黄，指纹紫，脉数有力为特点。虚秘以病程长，粪质干结不甚或质软，每欲排便则努责难下，伴腹胀痛喜按，神疲乏力，面白无华，舌淡苔薄，纹淡，脉细弱无力为特点。

3. 排便时间间隔延长，每周排便 ≤ 2 次。

4. 立位腹平片可排除肠梗阻、肠道内外器质性病变引起的肠管堵塞。

【推拿治疗】

1. 治疗指征 功能性便秘的患儿。排除器质性病变引起的便秘，并无合并严重心、脑、肾病变的患儿。

2. 基本治法 导滞通便。虚证辅以益气养血，实证佐以泻腑清热。

3. 基本处方

（1）患儿取仰卧位。食、中二指揉迎香 100 次，揉膊阳池 50 次；揉中脘 50 次，摩腹 5 分钟，分腹阴阳 100 次。

（2）患儿取俯卧位。揉龟尾 300 次，推下七节骨 100 次。

4.方义　迎香为手阳明大肠经的经穴，有通腑和降之功，膊阳池为通便要穴，摩腹、揉中脘，分腹阴阳可健脾助运、通腑行气。揉龟尾、推下七节骨可消积导滞、利肠通便。全方通腑气、促排泄，有良好的通便功效。

5.辨证加减

（1）实秘：将基本处方中的摩腹5分钟调整为逆时针重摩3分钟，再加具有泻腑清热作用的操作法。如清天河水100次，退六腑100次；揉板门100次，运外八卦100次，清大肠100次，清胃经200次；按弦走搓摩50次，揉脐及天枢100次。腹痛加拿肚角3～5次。

（2）虚秘：将基本处方中的摩腹5分钟调整为顺时针轻摩5分钟，再加具有益气养血作用的操作法。如补脾经300次，清大肠100次；推三关100次，运水入土100次；揉脐及丹田100次；捏脊3～5遍，按揉脾俞、胃俞、肾俞、血海、足三里等，每穴约半分钟。

【注意事项】

1.合理饮食，婴儿应适时添加辅食，幼儿应保证饮食中纤维素的含量和充足的水分摄入，饮食宜清淡，主食勿太过精细，可适当添加粗粮，且多吃蔬菜、水果等，培养良好饮食习惯。

2.进行适当的运动，避免久坐、久卧，养成定时排便的习惯，有助于排便。

3.不宜乱用泻药，否则可导致便秘加重。必要时可先用蜜煎导，或甘油栓，或开塞露纳入肛门中，使大便易于排出，以避免肛门局部裂伤而导致小儿心理障碍。

4.应多饮水，使大便质地柔软，易于排出。

5.应积极治疗产生便秘的原发病。并对热病后期或腹泻后期，大便多日未排的患儿，不必急于通便，只须养护脾胃，待饮食渐增后，大便自能如常。

【按语】推拿治疗功能性便秘疗效显著，但治疗前除了排除器质性疾病引起的便秘外，还应积极寻找引起便秘的原因；若继发于其他疾病，应积极治疗原发病。功能性的实证便秘时，操作手法宜稍重，时间宜短；虚证便秘时，手法宜轻柔，时间可稍长。对于未发生肠梗阻的先天性巨结肠引起的小儿便秘，可以将推拿作为辅助治疗。对于便秘，临床除推拿治疗外，还应指导家长训练患儿每天定时排便，合理膳食结构，增加活动等。

第八节　呕吐

呕吐是由于胃失和降、胃气上逆所致的以饮食、痰涎等胃内之物从胃中上涌，自口而出为临床特征的一种小儿常见疾病。古人谓，有声有物谓之呕，有物无声谓之吐，有声无物谓之哕。临床很难截然分开，且病机相同，故并称为呕吐。本证以婴幼儿多见，该病多因感受外邪，经口鼻而入，直犯胃腑，胃失和降，气逆于上而出现呕吐；或喂养不当，乳食不节，积滞中腑，升降失司，胃气上逆而见呕吐；或素体脾胃虚寒，中阳不足，受纳失司，气逆而上，发为呕吐；或暴受惊恐，情志不和，肝气横逆犯胃，胃失和降，胃气上逆，发为呕吐。

西医学认为，呕吐是小儿时期常见的症状之一，是由于咽喉、胃肠道等刺激通过神经传入呕吐中枢，反射性地使胃肠道逆蠕动增强，使胃内容物从口鼻而出的一种症状。临床可分为生理性水平胃、贲门松弛所致的溢乳；胃肠消化不良或胃肠道感染而引起的症状性呕吐；食管返流或再发性呕吐出现的反复呕吐；以及婴儿吞咽大量气体、幽门梗阻、颅内高压出现的喷射性呕吐等类型。因此呕吐可见于多种疾病发生发展的过程中，如消化道功能紊乱、胃炎、溃疡病、胆囊炎、胰腺炎、胆道蛔虫、急性阑尾炎、肠梗阻等消化系统疾病，或颅脑疾病。

【诊断要点】

1.有饮食失调、情志不畅或外感等病史。

2.以呕吐为主要症状。表现为乳食、水液等从胃中上涌，经口而出，伴嗳腐食臭、恶心纳呆、胃脘胀闷等症；严重者，有阴伤液竭之征，如饮食难进，形体消瘦，神萎烦渴，皮肤干瘪，囟门及眼球下陷，啼哭无泪，口唇干红，呼吸深长，甚至尿少或无尿，神昏抽搐，脉细微欲绝等症。可根据呕吐时间及呕吐物性质判断病变部位，食后一刻钟即发生呕吐，多为食道病变，进食30分钟内出现呕吐，病变部位在胃及幽门；未消化的奶或食物多因贲门以上病变所致，呕吐奶凝块或食物带酸味多为胃部及幽门病变所致，呕吐物中夹胆汁多见于十二指肠病变。伤食呕吐以脘腹胀满，呕吐乳食酸臭，吐后觉舒，嗳腐吞酸，不思乳食，夜卧不安，苔白厚腻，指纹紫滞，脉滑数有力为主要特征；外感呕吐以突然呕吐，呕吐物清冷不化，胃脘冷痛，喜热熨，伴喷嚏流涕，恶寒发热，头身不适，舌淡红，苔白，指纹紫红，脉浮紧为主要特征；胃热呕吐以食入即吐，呕吐涎沫及食物，气味酸臭，心烦口渴，大便秘结，小便短黄，唇红舌红，苔黄，指纹紫滞，脉滑数为主要特征；脾胃虚寒呕吐以病程较长，反复发生，食后良久方吐，呕吐物多为清稀水液或不消化乳食，伴面白神倦，四肢欠温，食少不化，腹痛绵绵，得温则舒，大便稀溏，舌淡苔白，指纹淡，脉迟缓无力；肝气犯胃呕吐以酸苦涎沫，嗳气频频，每因情志刺激而加重，胸胁胀痛，精神郁闷，烦躁易怒，舌边尖红，苔白或黄，指纹紫，脉弦为主要特征。

3.影像学检查及实验室检查可确定病位、病性以及病情轻重。如电解质检查可以判断水、电解质的情况，腹平片可排除肠梗阻引起的呕吐，脑脊液、MRI检查可排除颅内病变引起的呕吐。

【推拿治疗】

1.治疗指征　非消化道器质性病变、非颅内病变、非中毒等引起的呕吐。

2.基本治法　和胃降逆止呕为基本治法。根据病因，审因论治以治本。伤食呕吐以消食导滞，外感呕吐以解表祛邪，胃热呕吐以清热泻火，脾胃虚寒以温中散寒，肝气犯胃呕吐以行气解郁。

3.基本处方

（1）患儿取抱坐位或仰卧位。补脾经200次，清胃经100次，运内八卦100次，横纹推向板门100次，摩腹5分钟，揉中脘100次，推中脘100次（剑突推向脐），搓摩胁肋5～10遍，揉足三里1分钟。

（2）患儿取俯卧位。用食、中两指指腹自上而下直推天柱骨100次。按揉脾俞、胃俞各半分钟。

4.方义　补脾经、清胃经、揉足三里健脾和胃以降逆；运内八卦、横纹推向板门、摩腹、揉中脘、推中脘和胃行气以降逆；搓摩胁肋以降气消导；推天柱骨能顺气降逆，呕吐最宜；按揉脾俞，胃俞可健脾和胃降逆。

5.辨证加减

（1）乳食积滞：在基本处方上加具有消食导滞作用的操作法。如揉板门100次，清大肠100次，顺运内八卦100次；逆时针方向摩腹3分钟，分腹阴阳100次；揉龟尾100次，推下七节骨 100 次。

（2）外邪犯胃：在基本处方上加具有疏风散寒、化湿和中作用的操作法。如开天门 50 次，推坎宫 50 次，揉太阳 100 次；推三关 300 次，揉外劳宫 100 次；顺时针方向摩腹 2 分钟。

（3）脾胃虚寒：在基本处方上加具有温中散寒作用的操作法。如揉板门 100 次，推三关 200 次，揉外劳宫 100 次；揉脐及丹田 50 次，顺时针方向摩腹 3 分钟，振腹 1 分钟；捏脊 3～5 遍，按揉脾俞、胃俞、足三里，每穴约半分钟。

（4）胃中积热：在基本处方上加具有清热泻火作用的操作法。如清天河水 200 次，退六腑 100 次，水底捞明月 50 次；清大肠 100 次，清小肠 100 次；揉脐及天枢 100 次；揉龟尾 100 次，推下七节骨 100 次。

（5）肝气犯胃：在基本处方上加具有疏肝理气作用的操作法。清肝经 300 次，清心经 100 次，补肾水 100 次；按弦走搓摩 50 次；揉龟尾 100 次，推下七节骨 100 次。

【注意事项】

1. 指导患儿合理饮食，切忌暴饮暴食，饮食应以少量、多餐为主，每次不宜喂食过饱。饮食一定要新鲜卫生，不吃辛辣刺激、熏烤和肥腻的食物。

2. 平素应注意小儿腹部保暖，避免寒邪直中脾胃。

3. 对于溢奶频发或经常呕吐的小儿，常配合正确体位。即喂奶时将小儿立着斜向 40°左右，边喂边轻拍背部；喂完后可俯卧位，将上身抬高 30°左右；睡眠时，适当抬高头部，并使头保持侧位；呕吐时宜取侧卧位，防止呕吐物吸入肺，引起窒息或吸入性肺炎。

4. 呕吐较重时，暂禁食 4 小时；禁食后宜食用清淡易消化食物，量宜少，种类不宜过多。

【按语】推拿治疗呕吐疗效显著，治疗前除应排除器质性疾病、颅内疾病、中毒等外，还应评估患儿呕吐的程度及水、电解质紊乱程度，必要时可采取药物或静脉等综合治疗。呕吐有助于腹腔压力调节，有助于排除不洁或有毒之物。所以，不能见呕止呕，应分清虚实及病因，实证宜消导，虚证可止吐；而同时大便不通，腑气不行，胃气最终也不能下降，因此大便通畅对于呕吐的防治有积极意义，故呕吐与便秘的治疗宜互参。另外临床小儿咳嗽多痉挛性阵咳，在咳嗽末常呕吐。临床应加以鉴别，分清是咳嗽致吐，还是单纯呕吐，咳嗽引起呕吐应以治咳嗽为要。

第九节 腹痛

腹痛是指以胃脘以下、脐周及耻骨联合以上部位疼痛为主要症状的一种儿科临床常见病证。本病可发生于任何年龄与季节，年长儿多能自诉腹部疼痛，婴幼儿往往不能正确表达，常以无故啼哭为主要临床表现。引起腹痛的原因很多，几乎涉及各科疾病。多由外感寒邪、乳食积滞、虫扰或脾胃虚寒等，导致腹部经络闭阻，营卫不和，气血瘀阻，不通则痛。

西医学认为，腹痛为一种临床症状，可出现在内科或外科疾病中。腹痛的原因既可能是腹内脏器病变，也可以是腹外病变；可以是器质性的，也可以是功能性的；可以是内科疾患，也可以是外科疾患，甚至最初为内科疾患，以后随病情发展而以外科病变为主。本节讨论无外科急腹证指征的腹痛。

【诊断要点】

1.有感受寒邪、乳食不节或不洁、素体脾胃虚寒等病史。

2.以胃脘以下、脐周及耻骨以上部位疼痛为主要特征。寒性腹痛以腹痛阵作，拘急疼痛，肠鸣切痛，得温则缓，遇寒痛甚，面白肢冷，舌淡红，苔白滑，指纹红或脉沉弦紧为特征；伤食腹痛以脘腹胀满，疼痛拒按，腹痛欲泻，泻后痛减，不思乳食，吐物酸馊，大便秽臭，舌红苔厚腻，指纹紫滞或脉沉滑为特征；胃肠热结以腹痛拒按，遇热痛剧，烦躁便秘，面赤唇红，口渴喜冷饮，舌红，苔黄燥，指纹紫滞为特征；虚寒腹痛以腹痛绵绵，喜按喜温，病程较长，反复发作，伴面白少华，食少便溏，舌淡白，脉沉缓，或指纹淡红为特点。

3.腹痛以阵发性钝痛、隐痛为主。常反复发作，可自行缓解。

4.除进行腹部体格检查外，还应观察患儿的精神状态、面色、表情、体位，监测体温、脉搏、呼吸、血压等，并进行腹部 B 超，必要时腹部 CT 等检查以明确腹痛病因及病位。

【推拿治疗】

1.治疗指征　非器质性病变引起的腹痛。

2.基本治法　疏经通络、行气活血止痛。寒证辅以温通，热证佐以清泻，虚证辅以补益，实证佐以消导。

3.基本处方

（1）患儿取仰卧位。揉一窝风 100 次，揉中脘 50 次，摩腹 5 分钟，拿肚角 3～5 遍，按揉足三里 100 次。

（2）患儿取俯卧位。捏脊 3～5 遍，揉脾俞、胃俞、肝俞、胆俞，每穴约半分钟。

4.方义　揉一窝风可温中散寒止痛，揉中脘、摩腹、拿肚角消食导滞，行气止痛；脾主升、胃主降、肝胆主疏泄，揉脾、胃、肝、胆俞调理中焦气机以行气；揉足三里、捏脊以调理阴阳，行气活血止痛。

5.辨证加减

（1）腹部中寒：在基本处方基础上加具有温经散寒作用的操作法。如推三关 300 次，揉外劳宫 100 次；拿风池 5 次，拿肩井 10 次；摩中脘 2 分钟，顺时针方向摩腹 5 分钟；擦命门、八髎，以热为度。

（2）乳食积滞：在基本处方基础上加具有消食导滞作用的操作法。如补脾经 100 次，清大肠 100 次，清胃经 100 次；开璇玑 50 次；揉龟尾 100 次，推下七节骨 100 次。

（3）胃肠结热：在基本处方基础上加具有清热散结作用的操作法。如清肺经 100 次，清大肠 100 次，水底捞明月 50 次；按弦走搓摩 50 次，揉脐及天枢 100 次。虫扰者加搓脐、抖脐、推脐。

（4）脾胃虚寒：在基本处方基础上加具有温中散寒作用的操作法。如推三关 200 次，揉外劳宫 100 次；揉脐及丹田 100 次，顺时针方向摩腹 5 分钟，振腹 1 分钟。

【注意事项】

1.避风寒，注意腹部保暖。

2.合理喂养，不宜过食生冷瓜果，不食变质食物。

3.避免暴饮暴食，避免餐后做剧烈运动。

【按语】小儿腹痛随年龄大小而有不同的表现。新生儿机体反应差，虽有严重的腹内脏器病变，也仅表现出顽固性腹胀和频繁呕吐，不表现明显腹痛。婴幼儿多无自述腹痛能力，更不能确切陈述腹痛的性质、部位及其演变过程，仅以其表现可被家长及医生理解为腹痛，如阵发性或持续性哭闹，两下肢蜷曲，烦躁不安，面色苍白，出汗，拒食甚或精神萎靡。即使年长儿对腹痛的性质、经过等也常描述不确切，定位能力差。故对腹痛患儿的正确诊断，有赖于医生详细询问病史，耐心观察，仔细全面地进行检查。推拿治疗各种功能性腹痛，有较好的效果，但需明确诊断。至于一些器质性病变引起的腹痛，必须有针对性地治疗原发病方能取得满意的疗效。

第十节　厌食

厌食是指小儿较长时期见食不贪，食欲下降，食量减少，甚至拒食的一种儿科常见病证。多由喂养不当，饮食不节，多病、久病及先天不足而致脾失健运，胃失受纳引起。本病以 1～6 岁小儿多见，夏季暑湿当令时节，脾为湿困，常会加重病情。患儿一般精神状态正常，但若长期不愈，可致水谷精微摄取不足无以生化气血，使体重减轻，抗病能力下降，易罹患他病，甚至影响生长发育而转为疳证。

西医学认为，厌食症是一种全身性慢性疾病，可以由多种全身性和消化道疾病，甚至心理、家庭等因素引起。以上致病因素导致患儿消化液分泌减少，酶活性下降和胃肠平滑肌舒缩功能紊乱，引起小儿对食物产生厌倦，消化吸收功能减低，进而影响其他系统，尤其是内分泌系统功能。患儿体内常缺乏多种微量元素，尤其是锌，若不及时补充，易诱发厌食。

【诊断要点】

1. 有喂养不当、病后失调、先天不足或情志失调等病史。

2. 较长时期食欲不振，食量明显少于正常同龄儿童。可伴面色少华，形体偏瘦，但精神尚好，活动如常。脾失健运以食欲不振，甚则厌恶进食，伴脘腹痞满，呕吐嗳腐，口臭泛恶，大便不调，形体尚可，精神正常，舌淡红，苔薄白或苔黄腻，指纹紫滞或脉滑数为特点。脾胃气虚以不思进食，甚至拒食，伴面黄少华，肢倦乏力，食少便多，皮肤松软或形体偏瘦，大便多不成形，舌质淡，苔薄白，指纹色淡或脉缓无力为特点；脾胃阴虚以不欲进食，伴口干，食少饮多，皮肤失润，大便偏干，小便黄赤，舌红少津，苔少或剥脱苔，指纹淡紫或脉细数为特点。

3. 除外其他外感、内伤疾病所致的厌食症状。

4. 腹软，无明显压痛或脐周轻压痛。小肠上段吸收功能及胰淀粉酶分泌功能差；尿 D- 木糖排泄率及尿淀粉酶含量较低；多种微量元素含量偏低。

【推拿治疗】

1. 治疗指征　非器质性疾病或其他精神疾病引起的厌食患儿。

2. 基本治法　健脾和胃。脾失健运重在运脾开胃，脾胃气虚重在健脾益气，脾胃阴虚则佐以养阴和胃。

3. 基本处方

（1）患儿取坐位或仰卧位。补脾经 300 次，清胃经 300 次，揉板门 100 次；摩腹 3 分钟，揉脐及天枢 100 次；按揉足三里 100 次。

（2）患儿取俯卧位。捏脊3～5遍；按揉脾俞、胃俞，每穴约半分钟。

4. 方义　补脾经、揉板门、摩腹、按揉足三里可运脾开胃；清胃经、揉脐、揉天枢可消食导滞、理肠通便；捏脊可调阴阳、理气血、通经络、培元气；按揉脾俞、胃俞可健脾助运、理气和中。

5. 辨证加减

（1）脾失健运：在基本处方上加具有运脾开胃作用的操作法。如运内八卦100次，掐四横纹各5次；摩中脘2分钟，分腹阴阳100次。

（2）脾胃气虚：在基本处方上加具有健脾益气作用的操作法。如补大肠100次，推三关100次，揉外劳宫50次；揉中脘100次，揉气海及关元100次；揉龟尾100次，推上七节骨100次。

（3）脾胃阴虚：在基本处方上加具有养阴和胃作用的操作法。如清肝经100次，揉二人上马100次；揉中脘100次，揉丹田100次；按揉血海、三阴交，每穴约半分钟。

【注意事项】

1. 注意调节饮食。合理喂养，不偏食，不嗜食，养成良好的饮食习惯。对病后胃气刚刚恢复者，要逐渐增加饮食，切勿暴饮暴食。

2. 注意心理调适。尽量让患儿接受一些健康教育，让其认识到合理饮食的重要性，并保持良好的情绪，以增强食欲，但不可强迫患儿进食。

3. 注意调节生活起居。保证患儿充足的睡眠，培养有规律的生活起居习惯。

4. 注意排除严重佝偻病、贫血及心、脑、呼吸、肝、肾等其他系统疾病。

【按语】小儿"脾常不足"，饮食不能自调，食物不知饥饱。如果家长缺乏养育保健常识，片面强调高营养的滋补食物，超越了脾胃正常的运化能力，以及过于溺爱，乱投杂食，盲目增加高蛋白、高热量的营养物质，或恣意投其所好，养成偏食，或进食不定时，生活无规律，皆可损伤脾胃，导致脾失健运，胃不思纳，使厌食的发病率逐年上升。推拿治疗该病，若适时配合饮食、生活起居等方面的调整，疗效更好。年龄稍大一些的女性患儿，因有意识的节食而导致神经性厌食者，近年来也有逐渐增多的趋势。故该病重在预防。若由其它躯体性或精神性疾病引起的厌食，应及时治疗原发病。

第十一节　疳证

疳证是由于喂养不当，或多种疾病影响，导致脾胃功能受损，气液耗伤，肌肤、筋骨、经脉、脏腑失于濡养而形成的一种慢性消耗性病证。临床以形体消瘦，面色无华，毛发干枯，精神萎靡，或烦躁，饮食异常为特征。"疳者甘也"言其病因，是指小儿恣食肥甘厚腻，损伤脾胃所致；"疳者干也"指其病机及主症，以气液干涸，形体羸瘦为特征。疳证的主要病变部位在脾胃，其病理变化为脾胃受损，津液消亡。本病起病缓慢，病程迁延，病情严重者可影响小儿的生长发育，故古人视之为恶候，列为儿科四大要证之一。

西医学认为，小儿消化功能尚未健全，胃酸及消化酶活力低，如喂养不当，饮食失于调节或其他疾病迁延不愈，影响胃肠的消化吸收功能，日久不愈引发营养障碍即为本病。故疳证泛指因消耗性疾病或消化不良引起的婴幼儿营养障碍性疾病。

【诊断要点】

1.有喂养不当，或病后失调，或慢性消耗性疾病病史。发病无明显季节性，5岁以下小儿多见。

2.以形体消瘦（体重低于同性别、同年龄正常儿童平均值15%以上），毛发干枯，精神萎靡或烦躁，饮食异常为主要特征。起病初期，形体略瘦，面色少华，毛发稍稀，食欲不振，大便干稀不调，精神如常，舌淡苔薄或微黄，脉细有力，为"疳气"阶段。病情进一步发展，形体明显消瘦，肚腹膨胀，甚则青筋暴露，面色萎黄无华，发结如穗，烦躁易怒，夜眠不宁，食欲不振或善食易饥，嗜食异物，舌淡苔腻，脉沉细而滑，为"疳积"阶段。患儿形体极度消瘦，毛发干枯，皮肤干瘪起皱，腹凹如舟，精神萎靡，大便稀溏或便秘，唇干，舌淡嫩，苔少，脉细弱，为"干疳"阶段，此为"疳"之重证，亦称"疳极"。

3.体重不同程度降低，皮下脂肪减少；血红蛋白及红细胞计数不同程度减少；血清淀粉酶、脂肪酶、胆碱脂酶、转氨酶、碱性磷酸酶、胰酶和黄嘌呤氧化酶等活力不同程度降低；血清锌或发锌测定值低于同龄儿童；出现肢体水肿者，血清总蛋白量大多在45g/L以下，血清白蛋白低于20g/L。

【推拿治疗】

1.治疗指征 非寄生虫病、非结核病或其他消耗性疾病引起的疳证。

2.基本治法 健脾和胃。根据疾病发展的不同阶段，疳气以和为主，疳积以消为主，或消补兼施，干疳则以补为要。

3.基本处方

（1）患儿仰卧位。补脾经100次，运内八卦100次，掐揉四横纹各5次；摩腹3分钟，按揉足三里100次。

（2）患儿俯卧位。捏脊3～5遍，按揉脾俞、胃俞，每穴约半分钟。

4.方义 疳证多虚实夹杂，本虚标实。治疗以顾护脾胃为主，消食导滞为辅。脾为脏，藏而不泻，以补益为主；胃为腑，传而不藏，以通为用。补脾经，按揉足三里，按揉脾俞、胃俞可健脾助运、补益气血。运内八卦、摩腹可消积导滞。掐揉四横纹可健脾和胃、消食导滞。捏脊，也称"捏积"，能调阴阳、理气血、和脏腑、通经络、培元气，攻补兼施，为传统治疗"疳证"之要法。

5.辨证加减

（1）疳气：在基本处方上加具有和中理气作用的操作法。如揉板门100次，清胃经100次；揉中脘100次，按弦走搓摩50次；揉龟尾100次，推下七节骨100次。

（2）疳积：在基本处方上加具有消食导滞作用的操作法。如清胃经300次，清大肠100次，清肝经100次，按揉膊阳池50次；开璇玑50次，分腹阴阳100次；揉龟尾300次，推下七节骨100次。

（3）干疳：在基本处方上加具有补益脾肾作用的操作法。如补肾经300次，揉肾顶100次，推三关100次，揉外劳宫100次；摩中脘2分钟，振腹1分钟；按揉肺俞、心俞、肾俞、大肠俞，每穴约半分钟；按揉血海、三阴交，每穴约半分钟。

【注意事项】

1.合理喂养。提倡母乳喂养，不要过早断乳，断乳后给予易消化而富有营养的食物；辅食添加应遵循由单一到多样，由少量到多量的原则，不宜过饥过饱。

2.合理安排生活起居。坚持户外活动，多晒太阳，多呼吸新鲜空气，保证充足的睡眠，纠正偏食、挑食、吃零食等不良生活习惯。

3.积极防治传染病和先天畸形。按时预防接种，对患有唇裂、腭裂及幽门狭窄等先天畸形者应及时治疗原发病。

【按语】推拿治疗疳证以"疳气"阶段效果最为明显，"疳积"阶段可配合健脾消食中药治疗，"干疳"阶段最好配合高质量的营养保健食品，方能取得较好的疗效，故早诊早治尤为重要。临床应积极推广应用生长发育检测图，定期体检，若发现小儿体重不增或减轻，皮下脂肪减少，应尽快查明原因，及时治疗。对早产儿、人工喂养儿、长期腹泻、大面积烧伤等可能引起营养缺乏者，可适量补充氨基酸、葡萄糖、高能量脂肪乳等营养物质和锌等微量元素。预防该病的发生，可单用"捏脊疗法"。

第十二节　湿疹

湿疹是在婴幼儿时期由多种内外因素引起的皮肤表面出现细粒红色丘疹，以具有明显渗出倾向、瘙痒、反复发作为主要临床特征的一种皮肤病。一般先出现于两颊、耳廓周围、额部，后逐渐增多，严重者蔓延至全身。好发于1～6个月的婴幼儿，又称"奶癣"，一般在1～2岁以后逐渐减轻，有一定自愈倾向。

中医学认为，本病与母乳有一定关系，患儿会秉承母体之湿邪而出现湿疹。发病与湿、热二邪有关。《外科正宗·奶癣》云："奶癣，儿在胎中，母食五辛，久餐炙煿，遗热与儿，生后头面遍身为奶癣，流脂成片，睡卧不安，瘙痒不绝。"

【诊断要点】

1.有乳食不当，或感受风热湿邪病史，部分患儿及家族中有过敏性疾病病史。

2.皮损形态多样，初期多分布于患儿面颊、耳廓周围、前额等部位，后期发展可蔓延至胸背及四肢。病情轻重不一，急性期轻症，仅有浅红斑片，伴少量白色鳞屑；重者，可为红斑、丘疹，并可融合成片。有时，急性期皮损也有疱疹，并伴明显渗出倾向，溃破后渗出大量浆液，后期结痂脱屑。后期，可出现苔藓样皮损，以皮肤粗糙、肥厚、丘疹、鳞屑及色素沉着为主要表现，皮损多分布于四肢。

3.最常见的伴随症状是瘙痒。瘙痒遇热加重，皮肤保持湿润（洗澡或涂抹保湿霜）可缓解。瘙痒严重时可见患儿将皮损部位在其周边物体上（例如枕头、衣物等）进行摩擦，也有直接用手抓挠者，部分患儿表现出烦躁、哭闹、寝食难安。

4.血常规检查可见嗜酸性粒细胞计数增高，血清 LgE 升高，过敏原筛查阳性。

【推拿治疗】

1.**治疗指征**　未继发大面积皮肤破损处感染，未合并严重心、肝、肾病变的患儿。

2.**基本治法**　祛风除湿。早期以湿热为主，宜清热利湿、祛风止痒。后期以脾虚为主，宜健脾除湿、养血祛风。

3. 基本处方

（1）患儿取坐位或仰卧位。补脾经 300 次，补肺经 300 次；摩腹 2 分钟，按揉血海 100 次；分推头阴阳、分推手阴阳各 100 次。

（2）患儿取俯卧位。捏脊 3 ～ 5 遍，按揉肺俞、脾俞、肾俞，每穴约半分钟。

4. 方义 脾主运化，可运化水谷和水湿，补脾经以健脾化湿；肺主气，司呼吸，在体合皮毛，补肺经可益气养血，实皮毛强卫气而御邪于外。摩腹可温中散寒，健脾除湿；按揉血海可健脾除湿，养血祛风；分推头阴阳和手阴阳可调和营卫，祛风止痒；捏脊可温阳通督，调和营卫，益气养血；按揉肺俞、脾俞、肾俞可调整脏腑，通调上、中、下三焦水液代谢，益气养血，祛风止痒。

5. 辨证加减

（1）湿热内蕴：在基本处方上加具有清热利湿、祛风止痒作用的操作法，如清肝经 100 次、清大肠 100 次；拿风池 1 ～ 2 分钟，清天河水 100 次，按揉三阴交 1 ～ 2 分钟。

（2）脾虚湿盛：在基本处方上加具有健脾除湿作用的操作法。如揉板门 100 次，运内八卦 50 次，按揉阴陵泉、三阴交各 1 ～ 2 分钟。

（3）血虚风燥：在基本处方上加具有滋阴养血作用的操作法。如揉二人上马、揉中脘、揉脐及气海，每穴约 1 分钟。

【注意事项】

1. 注意饮食调养。避免摄入可能引起患儿过敏的食物，远离过敏源。乳母不宜过食辛辣香燥等刺激性较强的食物，患儿宜谨慎添加鱼、虾、蟹等厚味之品。

2. 加强皮肤养护。勤洗澡勤换衣物，保持皮肤湿润。避免使用刺激性强烈的外用擦剂，痂皮厚者不宜硬性剥除，应先消毒湿润，再轻轻揩去痂皮。患儿平时可着长袖长衣棉质衣物，避免强日光照射。

3. 注意调节患儿情绪。可用玩具、儿歌吸引等方法保持患儿心情愉悦，转移其注意力，以减少皮肤搔抓和摩擦，预防皮肤继发感染。

【按语】婴儿湿疹是一种过敏性疾病，随着年龄增长与体质增强，患儿有一定自愈倾向。平时除增强体质之外，可积极寻找过敏原因，远离引发本病的诱发因素，必要时进行脱敏治疗。小儿推拿具有标本兼治的作用，可作为治疗首选，但需要一定的疗程。故为缩短疗程，尽快治愈该病，可配合辨证使用中药外洗治疗。

第十三节　胎黄

胎黄是指婴儿出生后周身皮肤、面目、尿液皆出现黄疸为特征的一种病证，因与胎禀因素密切有关，故又名"胎黄"或"胎疸"。"胎黄"首见于《诸病源候论·胎疸候》："小儿在胎，其母脏气有热，熏蒸于胎，至生下小儿体皆黄，谓之胎疸也。"说明胎黄的发生与孕母的体质、胎热及湿热等因素有关。病位主要在脾、胃、肝、胆，病机为脾胃湿热或寒湿内蕴，肝失疏泄，胆汁外溢而发黄疸，日久则气滞血瘀。

西医学认为，胎黄为新生儿黄疸，包括了新生儿生理性黄疸和病理性黄疸，即以血清胆红素增高为特征的一系列病证，如溶血性黄疸、胆道畸形、胆汁淤阻、肝细胞性黄疸等。生理性黄疸足月儿在生后 2～3 天出现，4～5 天达高峰，7～10 天消退，最迟不超过 2 周；早产儿黄疸多于 3～5 天出现，5～7 天达高峰，7～9 天消退，最长可延迟到 4 周。血清胆红素检验或经皮黄疸测试仪（TBC 测定）可判定黄疸程度，足月儿血清胆红素超过 221μmol/L（12.9mg/dL），早产儿超过 256.5μmol/L（15mg/dL）称为高胆红素血症，为病理性黄疸。

【诊断要点】

1. 以婴儿出生后皮肤面目发黄为主要特征。湿热郁蒸以面目周身发黄，色泽鲜明，哭声响亮，不欲吸乳，口渴唇干，呕吐腹胀，大便秘结，小便深黄，舌质红，苔黄腻，脉滑数或指纹紫滞为主要表现；寒湿阻滞多面目皮肤发黄，颜色晦暗无华，日久不退，神疲身倦，四肢欠温，纳呆，大便溏薄或伴色灰白，小便短少，气短，舌淡，苔白腻，指纹色红为特征；气血瘀滞见皮肤黄色晦暗无华，右胁痞块质硬，肚腹膨胀，青筋显露，或见瘀斑、衄血，唇色暗红，舌见瘀点，苔黄。

2. 血清胆红素、黄疸指数增高。

3. 尿胆红素阳性，尿胆原试验阳性或阴性，肝功能正常范围。

4. 必要时做母子血型测定，用于鉴别溶血性黄疸。肝炎相关抗原抗体系统检测，用于鉴别肝炎综合征。

【推拿治疗】

1. **治疗指征**　生理性黄疸，或病理性黄疸未并发黄疸性肝炎等严重症状的患儿。排除胆道闭锁等器质性病变引起的黄疸。

2. **基本治法**　利湿退黄。湿热郁蒸宜清热利湿，寒湿阻滞宜温中化湿，气滞血瘀宜化瘀消积。

3. **基本处方**

（1）患儿取仰卧位。补脾经 300 次，清肝经 300 次，清大肠 100 次，揉膊阳池 50 次；按弦走搓摩 5～10 遍。

（2）患儿取俯卧位。按揉肝俞、脾俞、大肠俞，每穴约半分钟；揉龟尾 300 次，推下七节骨 100 次。

4. **方义**　脾胃为后天之本、气血生化之源，补脾经能健脾胃，助运化，祛湿退黄；清肝经能清肝、疏肝，有利于胆汁排泄；清大肠能通过清利肠腑、祛湿退黄；膊阳池位于手少阳三焦经，揉膊阳池可通利三焦；按弦走搓摩，从上往下疏泄足厥阴肝经，可行气疏肝利胆，清热退黄；揉肝俞、脾俞、大肠俞等背俞穴可疏肝理气、健脾胃，并助运化祛水湿；揉龟尾、推下七节骨可泻热通便。

5. **辨证加减**

（1）湿热郁蒸：在基本处方上加增强清热利湿作用的操作法。如揉板门 100 次，揉小天心 100 次，清天河水 100 次，退六腑 100 次。

（2）寒湿阻滞：在基本处方上加具有温中散寒祛湿作用的操作法。如揉外劳宫 100 次，揉板门 200 次，推三关 200 次，摩腹及丹田 3 分钟。

（3）气血瘀滞：在基本处方上加具有化瘀、消积、利湿作用的操作法。如分腕阴阳 100 次，顺运内八卦 200 次，揉脐及天枢 100 次，揉太冲 1 分钟。

【注意事项】

1.新生儿注意保暖，嘱产妇及早开奶并清淡饮食。

2.注意观察患儿全身症状，若出现精神萎靡、嗜睡、吸吮困难、惊惕不安、两目直视或抽搐等，应尽早中西医综合治疗。

3.治疗前因分清病因。如溶血性黄疸应采取中西医综合治疗，胆道梗阻导致的黄疸则需要手术治疗。

【按语】生理性黄疸多在出生后 2～3 天出现，4～6 天达到高峰，7～10 天消退，早产儿持续时间会较长；此类黄疸小儿一般情况良好，除有轻微食欲不振外，不伴有其他临床症状，能自行消退，无须治疗。小儿推拿可促进黄疸早日消退，并可预防其他并发症出现。

婴儿出生后应密切观察皮肤颜色的变化，及时了解黄疸的出现时间及消退时间。黄疸较重时，可口服益生菌、静脉补充适量葡萄糖，也可采用光照疗法。病理性黄疸（感染性黄疸、肝细胞性黄疸、溶血性黄疸）推拿可作为辅助治疗手段，应尽早针对病因进行治疗；胆道闭锁引起的黄疸为推拿禁忌。本病患儿多为初生幼儿，皮肤尤为娇嫩，此时推拿手法更需轻快柔和。新生儿黄疸治疗期间配合其他治疗方法，可缩短病程。同时嘱咐母亲给予患儿少食多餐喂养方式，促进婴儿多食多排泄，可加速黄疸消失进程。

第十四节　惊风

惊风也称惊厥，是指以四肢抽搐（痉挛），两眼上翻，意识不清为特征的一种儿科常见病证。多见于 6 个月至 5 岁儿童。年龄越小，发病率越高。惊厥频繁发作或呈持续状态可使患儿遗留严重的后遗证，影响小儿的智力发育，甚至危及生命。外感风、暑、疫疠之邪、痰食积滞，化热化火，或暴受惊恐等致积滞痰热内壅，气机逆乱，清窍闭塞，均可发为惊风。惊风病名首见于北宋《太平圣惠方》。临床上根据惊风发作时不同表现与特征将惊风分为不同证候：急惊风与慢惊风。钱乙《小儿药证直诀》："小儿急惊者，本因热生于心。身热面赤引饮，口中气热，大小便黄赤，剧则搐也。盖热甚则风生，风属肝，此阳盛阴虚也。"认识到慢惊"因病后，或吐泻，脾胃虚损，遍身冷，口鼻气出亦冷，手足时瘛疭，昏睡，睡露惊，此无阳也"。指出急惊风病位在心、肝，慢惊风病位在肝、脾、胃。

西医学认为，婴幼儿大脑皮层发育不完善，神经髓鞘未完全形成，分析鉴别及抑制功能和绝缘、保护作用差，各种毒素容易通过血脑屏障进入脑组织，造成婴幼儿期惊厥发生率高的现象。此外，惊厥也常见于产伤、脑发育缺陷和先天性代谢异常等儿科疾病。

【诊断要点】

1.急惊风有接触疫疠之邪，或暴受惊恐病史；慢惊风有久泻、久痢或急惊失治误治病史。

2.惊风的表现不一。急惊风发病急暴，常以牙关紧闭、两眼窜视、颈项强直、角弓反张、痰壅气促、神志不清为主要证候；慢惊风发病缓慢，以睡卧露睛、神萎迷糊、囟目凹陷、手足抽搐无力或蠕动时作时止为主要特征。

3.证候可归纳为四证八候即痰、热、惊、风四证，搐、搦、掣、颤、反、引、窜、视八候。

4. 高热惊厥者，体温可高达 39℃，其他原因引起的惊厥可根据需要，进行大便常规、脑脊液、脑地形图、脑电图、脑部 CT 等相关检查。

【推拿治疗】

1. 治疗指征 非脑部器质性病变、未出现电解质平衡失调的患儿。

2. 基本治法 开窍息风。急惊风宜凉泻（清热、豁痰、镇惊、息风）；慢惊风宜温补（补虚扶正）。

3. 基本处方

（1）急救（开窍、止抽搐）：患儿取仰卧位或家长抱坐位，掐天庭、山根、人中、十王、老龙、端正、五指节、二扇门、二人上马、威灵、精宁、小天心，可选其中 2～3 个穴位操作至惊厥停止即可。

（2）补虚扶正：患儿取仰卧位，摩囟门 2 分钟；摩膻中 1 分钟，摩腹 1～3 分钟，振腹 1 分钟；拿肩井、曲池、合谷，每穴 5～10 次；按揉上肢，自上而下 3～5 遍；搓抖上肢；拿百虫、委中、承山、仆参，每穴 5～10 次；自上而下按揉下肢 3～5 遍；搓抖下肢。

4. 方义 惊风抽搐发作时，无论急、慢惊风均应急则治其标，以开窍醒神、息风解痉为主。上述止痉急救穴位均为古今文献记载的看惊掐惊术，均具有开窍醒神、解痉通络的作用，可使患儿尽快苏醒，恢复神志。操作用拇指甲掐，刺激量较大，一般以小儿有痛楚、皱眉或啼哭为度，中病即止，小儿脏腑娇嫩，肌肤柔弱，不能多用。摩囟门能定惊安神；摩膻中益气养血；摩腹、振腹健脾益气，调和阴阳，补虚扶正；拿肩井、曲池、合谷可清热利湿，解痉通络；按揉上肢及下肢穴位，搓抖上肢和下肢主要起到以疏经通络、缓解筋脉痉挛的作用。

5. 辨证加减

（1）高热惊风：在基本处方上加具有清热息风作用的操作法。如清心火 100 次，清肝木 100 次，清肺金 100 次，清大肠 100 次；清天河水 300 次，退六腑 100 次；揉小天心 100 次，推天柱骨 100 次；揉丰隆 100 次，推涌泉 100 次。

（2）痰热惊风：在基本处方上加具有清热豁痰作用的操作法。如补脾土 100 次，清胃经 100 次，运内八卦 100 次；清肝木 100 次，清大肠 100 次；清天河水 300 次，退六腑 100 次；揉天突 100 次，开璇玑 50 次，分腹阴阳 100 次，按弦走搓摩 50 次；揉丰隆 100 次。

（3）脾虚生风：在基本处方上加具有健脾益气作用的操作法。如补脾土 500 次，揉板门 100 次，揉小天心 100 次；揉中脘 100 次；捏脊 3～5 遍，按揉肝俞、脾俞、胃俞、大肠俞、足三里，每穴约半分钟。

（4）阳虚风动：在基本处方上加具有温补脾肾、回阳救逆作用的操作法。如补脾土 300 次，补肾水 300 次；推三关 100 次，揉外劳宫 100 次，揉小天心 100 次；揉脐及丹田 100 次，按揉关元 100 次，按揉中极 100 次；摩百会 1～3 分钟；捏脊 3～5 遍，按揉脾俞、肾俞，每穴约半分钟；横擦腰骶部，以发热为度。

（5）阴虚动风：在基本处方上加具有滋肾养肝、育阴潜阳作用的操作法。如补脾土 200 次，补肾水 500 次，清肝木 100 次；揉肾顶 300 次，揉二人上马 100 次；掐总筋 10 次，分腕阴阳 30 次，揉神门 100 次；推涌泉 100 次。

【注意事项】

1. 饮食清淡，注意营养。

2. 环境安静，避免惊恐刺激。

3. 痰多惊厥不止者，使其侧卧，用多层纱布包裹压舌板，置上下齿之间，以利呼吸和痰涎的引流。密切注意观察体温、呼吸、心率、血压、瞳孔、面色等，必要时综合治疗。

【按语】惊风可多次发生，医者需要向患儿家属做好相关解释以及发作、预防相关知识指导。患儿需要按时做好预防接种，特别是有高热惊厥病史患儿，在外感发热初起时，就应及时予以降温处理，不能等到其体温到达高热时才使用退热药物，要做好未病先防，尽量避免急惊风的发生。若出现惊风先兆，可采用止痉操作法进行干预，如掐人中、合谷、十王、内关等，这些操作法除能止痉外，尚有退热作用，可从源头上预防惊风的发生。慢惊风患儿平时需要做好精神情绪调节，加强其体格锻炼，同时加强营养摄入，提高其抗病能力。

第十五节　夜啼

夜啼是指小儿白天如常，入夜则啼哭不安，或每夜定时哭闹，甚则通宵达旦为特征的一种小儿常见病证。民间俗称"哭夜郎""夜啼郎"等，多见于半岁以内的婴幼儿。中焦脾寒，寒性收引，气血凝滞不通；胎热结于心脾，邪热上乘于心而扰乱心神；偶见异物，暴受惊恐，以至心志不宁，神不守舍或食积胃脘，胃不和则卧不安等致使患儿阴阳失调，不寐而啼。《小儿药证直诀·夜啼》指出"脾脏冷而痛也"是夜啼的病机，《医学纲目·夜啼》云："小儿夜啼有四证：一曰寒，二曰热，三曰重舌口疮，四曰客忤。"认识到虽然夜啼原因甚多，但大致可分为脾寒、心热、伤食、惊吓四类。

西医学认为，啼哭是婴儿的一种本能性反应，是表达要求或痛苦的一种方式，小儿的睡眠具有一定的周期性，如一般从浅睡到深睡而后活动睡到觉醒，在活动睡眠阶段孩子会不断翻身、动或哭，所以，如果哭闹的婴儿一般情况良好，饮食正常，哭声宏亮，哭闹间隙期面色、精神正常，可不要惊动他，让他哭闹一阵自会再睡。饥饿、口渴、衣着过冷或过热、尿布潮湿、湿疹作痒或虫咬等原因引起的哭闹属正常的本能反应，为生理性啼哭，不需治疗。有些疾病，如佝偻病、虫病、外科疾病等引起的婴儿啼哭，属病理性啼哭，须治疗原发病。

【诊断要点】

1. 常有腹部受寒、饮食不调或暴受惊恐的病史。

2. 以白天如常，入夜则啼哭不安为主要临床表现。中焦脾寒以哭声低顿，屈腰而卧，得热则减，遇寒加重为特征；心经积热以哭声高亢，睡喜仰卧，面赤唇红，烦躁不宁为特征；食积者兼腹部胀满，大便不调，量多酸臭，泻前哭闹，泻后痛减，口臭纳呆等证候；因惊恐而啼者睡卧易惊，神情恐惧，面色乍青乍白。

3. 排除其他各种疾病导致的啼哭，如小儿感冒、腹泻、脑膜炎等。

4. 实验室及其他各项检查多属正常范围。

【推拿治疗】

1. **治疗指征**　非胃肠道器质性病变和其他疾病引起的夜啼。

2. **基本治法**　安神宁志。中焦脾寒者温中散寒，健脾安神；心经积热者清心泻火，通腑安神；惊骇恐惧者镇惊安神；乳食积滞则消食导滞，理中安神。

3. 基本处方

（1）患儿取家长抱坐或仰卧位。按揉百会 100 次，摩囟门 2～3 分钟，按揉人中 50 次；揉小天心 100 次，分腕阴阳 50 次。

（2）患儿俯卧位。摩脊柱，自上而下 3～5 遍；按揉膈俞、心俞、肾俞、命门、腰阳关，每穴约半分钟；横擦腰骶部，以热为度。

4. 方义 按揉百会、摩囟门、按人中、揉小天心可定惊镇静安神；夜啼为患儿昼夜颠倒，阴阳不调所致，分腕阴阳可调和阴阳，摩脊柱可调阴阳，理气血；按揉膈俞、心俞、肾俞、命门、腰阳关可调整脏腑气血，养心安神；横擦腰骶部以温中散寒。诸法共用，可调阴阳、理气血、宁心安神，促使患儿"阴平阳秘，精神乃治"，安静入睡。

5. 辨证加减

（1）中焦脾寒：在基本处方上加具有温中散寒、健脾安神作用的操作法。如补脾土 300 次，揉板门 100 次；拿肚角 3～5 次；摩腹 2 分钟，振腹 1 分钟或以热为度；捏脊 3～5 遍，按揉脾俞、胃俞、足三里，每穴约半分钟。

（2）心经积热：在基本处方上加具有清心泻火、通腑安神作用的操作法。如清心火 300 次，清肝木 100 次，清大肠 100 次，清小肠 100 次；掐总筋 5 次，揉内劳宫 100 次；清天河水 200 次，退六腑 100 次；揉神门 100 次，推涌泉 100 次；开璇玑 50 次。

（3）惊骇恐惧：在基本处方上加具有镇惊安神作用的操作法。如摩神庭 1～2 分钟，开天门 50 次；清肝木 100 次，补肾水 100 次，掐揉五指节各 5 次；摩膻中 100 次，分腹阴阳 30 次。

（4）乳食积滞：在基本处方上加具有消食导滞、理中安神作用的操作法。如揉板门 100 次，清胃经 100 次，清大肠 100 次；揉中脘 100 次，揉脐及天枢 100 次；分腹阴阳 100 次，按弦走搓摩 50 次；捏脊 3～5 遍，揉龟尾 100 次，推下七节骨 100 次。

【注意事项】

1. 注意分析患儿啼哭的原因，并审因论治。祛除饥饿、饱食、衣物过多、尿布浸湿等诱因。若啼哭为其他疾病导致，需及时针对原发病进行治疗或转诊就医。

2. 注意腹部保暖，避免受寒。

3. 注意保持周围环境安静祥和，避免让患儿接触异声异物及用语言恐吓患儿。

4. 饮食有节，少吃生冷或辛辣食品，避免暴饮暴食。

【按语】小儿不会言语，啼哭是他的一种本能的表达方式，反映了小儿的不安和需求，故治疗时应注意辨别是生理性的一时性啼哭还是需要治疗的经常性啼哭。《育婴家秘》曰："小儿啼哭，非饥则渴，非痒则痛，为父母者，心诚求之。渴则饮之，饥则哺之，痛则摩之，痒则抓之，其哭止者，中其意也，如哭不止，当以意度。"饥、渴、冷、热、尿湿、身痒或包裹过紧等均可产生生理性的一时性啼哭，只要去除诱因，即哭自止，不属病态，无需治疗。另外，可以通过啼哭的声音、伴随的症状及一些必要的检查措施来排除一些其他疾病如感冒、发热、肠套叠、急腹症等引起的啼哭。若是其他疾病引起的啼哭，关键是要及时治疗原发病。夜啼治疗时还需家长配合，建立规律的喂养及起居作息时间，并为婴幼儿创造良好的睡眠环境和条件。

第十六节 汗证

汗证是指小儿在安静状态下，正常环境中，全身或局部出汗过多，甚则大汗淋漓的一种病证。多发生于 5 岁以内的小儿。

"阳加于阴谓之汗。"正常情况下，运行脉管中的血液，由阳气蒸腾，散于体表而成汗液。汗液的排出有可以滋润皮肤，调节体温，排泄废物。心主血脉，血生汗，血汗同源，汗液的正常分泌，可从侧面反映气血充盈的情况。同时，汗液分泌反映小儿机体气化情况：气化功能正常，外在就体现为汗液分泌的正常。正常情况下，人体新陈代谢旺盛，汗液的分泌亦随之增加。小儿生长发育较成人快，代谢较为旺盛，相比于成人更易出汗。小儿出汗，同时有小儿"变蒸"一说，随着汗液的排泄分泌，完成变蒸，五脏得充，形体得养，发育成人。骆如龙谓："无疾自汗，乃小儿常事，不可过疑。"《幼科发挥·诸汗》谓："头汗者，乃清阳发越之象，不必治。"

汗液分泌过多，伤血损津，不利于小儿的正常生长发育。汗孔张开，汗液得以分泌。出汗过多，一方面由于汗孔常开，小儿易受虚邪贼风；另一方面津血均为载气之物，过多地由汗液分泌，久之则耗伤卫气，卫外不顾，至此内患外忧，而发各种外感之病。汗证日久，阴津被伤，虚火内生，则会出现各种内伤疾病。因此，小儿汗证的治疗，对于小儿的免疫力、生长发育有着重要的意义。小儿汗证春夏常见，传统分自汗和盗汗，但小儿多同时兼有，不必划分过细。

西医学认为，汗是由皮肤内腺体分泌的一种含盐的液体，生理性出汗是润泽肌肤、调节体温的重要方式之一；病理性出汗过多主要责之于交感神经兴奋过度导致汗腺分泌过盛，常见于上呼吸道感染、更年期综合征、甲状腺功能亢进等病证。

【诊断要点】

1. 有先天禀赋不足，后天喂养不当，或病后失养病史。发病无明显季节性。

2. 以小儿在安静状态、正常环境中，全身或局部出汗过多，甚则大汗淋漓为主要特征。寐则汗出，醒时汗止者为盗汗；不分寤寐而汗出过多者为自汗。肺卫不固以自汗为主，或伴盗汗，以头部、肩背部汗出明显，动则尤甚，小儿反复感冒，神疲乏力，面色少华，舌淡，苔薄，脉浮为主要特征；气阴两虚以盗汗为主，常伴自汗，汗出较多，形体消瘦，神萎不振。心烦少寐，或伴低热，口干，手足心热，哭声无力，口唇淡红，舌质淡，苔少或花剥苔，脉细弱或细数为特征；湿热迫蒸以自汗或盗汗，以头部或四肢为多，汗出肤热，汗渍色黄，口臭，口渴不欲饮，大便臭秽，或热结旁流，小便色黄，色质红，苔黄腻，脉滑数等证候。

3. 必要时检查血钙、血沉、抗结核抗体等以排除其他疾病引起的汗出过多。

【推拿治疗】

1. **治疗指征** 排除生理性出汗及因传染病、结核病、佝偻病、温热病、甲亢等疾病引起的汗出过多。

2. **基本治法** 补益虚损，调和阴阳。

3. **基本处方**

（1）患儿取仰卧位。补肺经 100 次，运内八卦 100 次；按揉膻中 100 次，分头阴阳 50 次，分胸阴阳 50 次，分腕阴阳 50 次。

（2）患儿俯卧位。捏脊3～5遍，按揉肺俞、心俞、脾俞、肾俞，每穴约半分钟，按揉足三里100次。

4. 方义　肺主气，司呼吸，主腠理开合；肺气不足，卫表不固，常自汗出；肺为娇脏，不耐邪气，邪气侵袭，营卫不和也易出汗。方中补肺经、运内八卦可补益肺气，宽胸理气，顾护卫表；气会膻中，按揉膻中可益气养血；分头阴阳、分胸阴阳、分腕阴阳可调和阴阳，调理营卫；捏脊，按揉肺俞、心俞、脾俞、肾俞可调补各脏腑经络之气，共奏培补肺气、实卫止汗的功效。

5. 辨证加减

（1）肺卫不固：在基本处方上加具有健脾益气、固表敛汗作用的操作法。如补脾经300次，揉板门100次；摩中脘2分钟，摩腹3分钟。

（2）营卫失调：在基本处方上加具有温阳益气、调和营卫作用的操作法。如补脾经300次，补肺经100次；按弦走搓摩50次，摩腹3分钟，振腹1分钟；横擦腰骶部，以热为度。

（3）气阴亏虚：在基本处方上加具有养阴清热作用的操作法。如补脾经300次，补肾经300次；揉二人上马100次，运内劳宫30次，擦涌泉1分钟或以热为度。

（4）湿热迫蒸：在基本处方基础上加具有清热利湿作用的操作法。如清胃经100次，清大肠100次，退六腑100次；开璇玑50次；揉龟尾100次，推下七节骨100次。

【注意事项】

1. 汗出太多，津液耗伤，营血受损，故汗出之际，应及时补充水分。

2. 鼓励小儿适当进行户外活动和体育锻炼，增强体质。

3. 注意劳逸结合，养成有规律的生活起居。被褥、铺板、睡衣等应经常拆洗或晾晒，日光不仅能加热干燥，还有消毒杀菌的作用。

4. 慎用辛散解表药。汗出衣湿后，应及时用干毛巾擦干皮肤，以减少汗液对皮肤的刺激，同时避免直接吹风受凉。汗时毛孔开放，腠理不密，故汗出或治疗时均应避风寒。

【按语】推拿治疗小儿汗证应注意排除因活动和环境因素导致的生理性汗出及因传染病、结核病、佝偻病、温热病、甲亢等疾病引起的病理性汗出。临床以"湿热迫蒸"型汗证推拿效果较明显，其他几型的治疗最好采用营养支持或配合中成药全面调理，才能取得较好的疗效。如肺卫不固和营卫失调型可配合玉屏风散和虚汗停颗粒，气阴亏虚型可配合生脉饮口服液治疗或用五倍子粉适量，温水或醋调成糊状，每晚临睡前敷脐中，橡皮膏固定。若发现小儿体重不增或减轻，汗出较多，应尽快查明原因，及时治疗，若长期不以重视，则易耗伤心阴，诱发其他病证，预后不良。汗出过多应多次少量补充水分，适当补充氯化钠及钙、钾、镁等矿物质以防止水、电解质平衡紊乱。注意饮食调节，加强出汗后的护理。平素进食易消化、营养丰富的食物，如肝脏、蛋黄、豆类及新鲜的蔬菜和瓜果。

第十七节　抽动症

抽动症又称抽动障碍、多发性抽动症、抽动秽语综合征。是一种儿童和青少年时期的神经系统疾病，主要表现为不自主的、突发的、快速的、无目的的一个部位或多部位运动性抽动或发声性抽动，在抽动的同时常伴有暴发性的、不自主的发声和秽语。发声性抽动则表现为喉鸣音、吼叫声，可逐渐转变为刻板式咒骂、陈述污秽词语等。有些患儿在不自主抽动后，逐渐产生语言运动障碍，部分患儿还可产生模仿语言、模仿动作、模仿表情等行为。患儿的病情常有波动性，时轻时重，有时可自行缓解一段时间。抽动部位、频度及强度均可发生变化。疾病在紧张、焦虑、疲劳、睡眠不足时可加重；精神放松时减轻，睡眠后可消失。起病在 2 ～ 12 岁之间，病程持续时间长，可自行缓解或加重。抽动症的病因是多方面的，可归属于中医慢惊风、抽搐范畴，与先天禀赋不足、产伤、窒息、感受外邪、情志失调等有关，多由五志过极，风痰内扰所引发。病位主要在肝，与心、脾、肾密切相关。

西医学认为，该病的发生与早产、难产、剖腹产、产伤、窒息、头部外伤、多种感染、环境因素等有关。属于发病原因复杂，病理机制尚不完全清楚的儿童时期常见的行为障碍性疾病之一，病程持续时间较长，可自行缓解或加重。不及时治疗，易使记忆力下降，严重影响患儿的身心健康，故重在预防。

【诊断要点】

1.起病年龄在 2 ～ 12 岁，可有病后失养及情志失调的诱因或有家族史。

2.不自主的眼、面、颈、肩及上下肢肌肉快速收缩，如眨眼、挤眉弄眼、努嘴、摇头、扭腰、捏指等症状，以固定方式重复出现，无节律性，入睡后消失。在抽动时，可出现异常的发音，如咯咯声、咳声、呻吟声或粗言秽语。抽动能受意志遏制，可暂时不发作。阴虚风动以频繁眨眼，面肌抽搐，头摇摆不定，咽喉不利，清嗓频频，消瘦，潮热，盗汗，五心烦热，头晕，目斜视，听力下降，舌红少苔，脉细数，指纹浮红。心肝火旺症见四肢躁扰，瞬目不止，睡中磨牙，挖鼻挠耳，面红目赤，心烦易怒，口吃频作，夜啼不安，口舌生疮，烦渴引饮，舌红绛，脉弦数有力，指纹色紫。心脾两虚多见于肢体抽动、麻木，抽搐无力，时时惊惕，头昏、健忘，学习成绩差，注意力不集中，睡中易醒，流涎，面色无华，食少，便溏，舌淡，苔薄白，脉细无力，指纹浮。痰迷心窍则为时时抽搐，神情恍惚，喉间奇异叫声，流涎不止，咽喉不适，头昏，胸闷，恶心，时时干呕，苔腻，脉滑，指纹滞。

3.病程呈慢性过程，但病程呈明显波动性。

4.实验室检查多无特殊异常，脑电图、脑 CT 多为正常或非特异性异常。智力测试基本正常。

【推拿治疗】

1.**治疗指征** 未并发严重心、脑、肾病变的患儿。排除严重脑外伤、中毒及中枢神经系统的感染性疾病，排除某些药物（如兴奋剂）或其他疾病（如舞蹈病或病毒性脑炎）引起的抽搐。

2.**基本治法** 平肝息风。气郁化火者，宜清肝泻火，镇惊息风；脾虚痰聚型宜健脾化痰，平肝息风；阴虚风动者则应滋阴潜阳，柔肝息风。

3.**基本处方**

（1）患儿取仰卧位。揉板门 100 次，清肝经 300 次，掐揉五指节各 5 次；按揉天突、膻中、中脘、阳陵泉、太冲、行间，每穴约半分钟；按弦走搓摩 50 次；按揉抽动局部 3 ～ 5 分钟。

（2）患儿取俯卧位。摩脊柱，自上而下 3 ～ 5 遍；捏脊 3 ～ 5 遍；按揉心俞、膈俞、肝俞、脾俞，每穴约半分钟。

4.**方义** 揉板门健脾除湿；清肝经、掐揉五指节以镇肝息风，安神定志；按弦走搓摩配合按揉局部肌肉疏肝利胆、解痉通络；摩脊柱能调阴阳、理气血；按揉天突、膻中、中脘、阳陵泉、太冲、行间、心俞、膈俞、肝俞、脾俞，共奏平肝息风、镇惊止痉之效。

5. 辨证加减

（1）气郁化火：在基本处方上加具有清肝泻火、镇惊息风作用的操作法。如清心火 100 次，清大肠 100 次；清天河水 100 次，退六腑 100 次；摩腹 3 分钟，分腹阴阳 100 次；按揉脊柱，自上而下 3～5 遍；揉龟尾 100 次，推下七节骨 100 次。

（2）脾虚痰聚：在基本处方上加具有健脾化痰、平肝息风作用的操作法。如补脾经 300 次，清胃经 100 次，运内八卦 100 次；摩中脘 2 分钟，摩腹 3 分钟，振腹 1 分钟；按揉血海、丰隆、三阴交、足三里，每穴约半分钟。

（3）阴虚风动：在基本处方上加具有滋阴潜阳、柔肝息风作用的操作法。如补肾经 500 次，揉肾顶 100 次；揉二人上马 100 次，掐揉小天心 10 次；摩腹 5 分钟，按揉神阙、气海、关元、中极，每穴约半分钟；横擦腰骶部，以热为度。

【注意事项】

1. 注意围产期保健，避免胎儿发育异常及早产、难产等诱发因素。

2. 均衡营养，合理膳食。提倡清淡饮食，避免食用含兴奋性和刺激性成分的饮料。

3. 合理安排患儿的日常活动，注意培养良好的生活习惯。避免过度紧张、疲劳及各种精神刺激，不看紧张、惊险、刺激的影视节目，不长时间看电视、玩电脑和游戏机。可适当参加体育活动。

4. 合理使用行为疗法配合治疗。如要求家长配合，当孩子出现抽动、秽语等症状时，不直接制止、训斥，而是用简单的行为将孩子的注意力转移，帮助患儿树立自信心。

【按语】本病起病时患儿常表现出"挤眉弄眼，摇头耸肩"等动作，症状轻者类似于调皮孩子做鬼脸的情形，容易被家长或老师误解，有的家长甚至采用责骂的方式，使孩子因紧张加重病情，延误诊治，故在家庭和学校加强健康教育的科普宣传对该病的预防和早期诊治具有非常重要的意义。病程半年以内，推拿辨证治疗效果较好；病程超过半年，在一年以内的，通过推拿配合针灸、中药和一定的行为指导，也能取得较好的疗效；但是，病程超过一年，治疗难度就很大，尤其需要家长和学校的耐心配合，故预防和早诊早治非常重要。

第十八节　遗尿

遗尿是指 3 周岁以上的小儿睡中小便频繁自遗，醒后方觉的一种病证。婴幼儿时期由于发育未全，脏腑娇嫩，排尿的自控能力尚未完善；学龄儿童也可因白天游戏玩耍过度，夜晚熟睡不醒，偶然发生尿床，均非病态。遗尿的发生与膀胱、肺、脾、肾、三焦等有关。小儿稚阴稚阳之体，先天禀赋不足，肾气不充；下元虚寒，肾气不足，膀胱气化功能失调，闭藏失职不能制约水道，故发生遗尿。《素问·经脉别论》云："饮入于胃，游溢精气，上输于脾，脾气散精，上归于肺，通调水道，下输膀胱。"脾主运化水湿，肺主通调水道，肾主闭藏，开窍于二阴，司二便，肺脾肾三藏功能失调均可引起水液代谢失常而致遗尿。《素问·灵兰秘典论》："膀胱者，州都之官，津液藏焉，气化则能出矣。"说明遗尿的病位在膀胱。"三焦者，决渎之官，水道出焉。"说明三焦的失常也可导致膀胱失约而遗尿。本病的发生男孩多于女孩，病程较长，常反复发作。

西医学认为，小儿在 2～3 岁后，大脑皮质已能控制脊髓排尿中枢而控制排尿，并在睡眠中因尿意而觉醒。如因不合理的排尿训练，心理或精神方面的障碍，环境的改变，精神紧张，身体过度劳累等因素使大脑皮质及皮质下中枢功能失调，影响对排尿中枢的控制，在熟睡时不能接受来自膀胱的尿意，而觉醒时发生反射性排尿，即为遗尿。其发生机制主要有以下几点：中枢神经系统功能发育成熟延迟；抗利尿激素分泌异常；膀胱功能紊乱排尿时括约肌和逼尿肌不协调，日间出现尿频，夜间膀胱不稳定收缩，膀胱容量少而导致遗尿。

【诊断要点】

1. 发病年龄在 3 岁以上，有白天过度疲劳或饮水过多等病史。

2. 以睡眠中不自主排尿，醒后方觉为主要症状，睡眠状态下不自主排尿≥2 次/周，并持续 6 个月以上。肾气不足以寐中多遗，可达数次，小便清长，神疲乏力，面白少华，畏寒肢冷，智力稍差。舌质淡，苔白，脉沉细无力为特征；肺脾气虚以夜间遗尿，日间尿频量多，经常感冒，少气懒言，神倦乏力，面色少华，常自汗出，食欲不振，大便溏薄，舌质淡，苔薄白，脉沉无力为主要特征；心肾不交以梦中遗尿，烦躁不宁，五心烦热，形体消瘦，潮热，盗汗，舌质红，苔少，脉细数为特征；肝经湿热以尿少而黄，性情急躁，梦中磨牙，目睛红赤，舌红，苔黄腻，脉弦数为特征。

3. 尿常规及尿培养无异常发现；部分患儿腰骶部 X 线摄片可见隐性脊柱裂，或膀胱、尿道畸形。

【推拿治疗】

1. **治疗指征** 非泌尿道器质性疾病及糖尿病、尿崩症等其他疾病所引起的遗尿患儿。

2. **基本治法** 固涩下元。肾气不足，下元虚寒者宜温补肾阳，固涩止遗；肺脾气虚宜健脾补肺，益气固涩；肝经郁热则应疏肝清热，缓急止遗。

3. **基本处方**

（1）患儿取家长抱坐位或仰卧位。补肾经 300 次；摩腹 2～3 分钟，揉气海及丹田 100 次，点按中极 100 次；摩百会 1～2 分钟；按揉三阴交 100 次。

（2）患儿取俯卧位。掌揉背部膀胱经，由上而下 3～5 遍；揉龟尾 100 次，推上七节骨 100 次；横擦肾俞、八髎穴，以热为度。

4. **方义** 补肾经温补肾阳；摩腹、揉气海、揉丹田可健脾益气，固涩下元；中极为膀胱募穴，点按中极能益肾止遗；摩百会可温阳益气，固涩止遗；按揉三阴交可调补脾肾，通调水道。揉龟尾、推上七节骨可温阳升提，固涩止遗；足太阳膀胱经可通达全身之水道，掌揉膀胱经具有调理膀胱之气，从而达到固摄小便的作用；横擦肾俞、八髎穴以温补肾气，壮命门之火，以固摄下元。

5. **辨证加减**

（1）肾气不足：在基本处方上加具有温肾固摄的操作手法。如补肾顶 300 次，推三关 50 次，揉外劳宫 100 次；摩膻中 1 分钟；按揉中脘、神阙，每穴约半分钟，振下腹 1 分钟。

（2）肺脾气虚：在基本处方上加具有健脾益肺作用的操作手法。如补脾经、补肺经、推三关各 300 次，按揉脾俞、肺俞、足三里穴各 200 次。

（3）肝经湿热：在基本处方上加具有疏肝清热作用的操作法。如清肝经、清小肠、清天河水各300次；掌摩脊柱，自上而下3～5遍，按揉肝俞、小肠俞、心俞、捣小天心各100次。

【注意事项】

1. 合理安排患儿的生活，并坚持排尿训练，培养定时排尿习惯。

2. 小儿内裤宜宽松柔软，避免不良刺激；晚餐饮食少盐，晚餐后不宜喝过多的水，临睡前尽量排空小便。

3. 注意劳逸结合。白天不宜让患儿过度疲劳，睡前不使其过度兴奋。

4. 注意心理疏导，避免精神性或心理性遗尿，鼓励孩子对治愈遗尿树立信心，切忌歧视、责骂、处罚患儿。

【按语】小儿遗尿与肺、脾、肾、膀胱等关系密切，推拿治疗小儿遗尿以单纯功能性的肺脾气虚型疗效较好，肝经郁热型要注意排除膀胱、尿道、包茎及附近器官的感染。若感染严重，应及时配合抗感染治疗。蛲虫病、脊髓炎、大脑发育不全等引起的遗尿，需积极治疗原发病，方能取得较好的疗效。本病预后较好，但若贻误诊治，常反复发作，在一定程度上影响患儿的生长发育和身心健康。推拿治疗过程中，若建立良好的医患关系，配合恰当的心理疏导，会取得更满意的疗效。治疗期间家人应密切配合，如控制饮水，定时叫醒患儿小便等。

第十九节　尿频

尿频指因小儿先天肾气不足，或病后体虚等原因引起的以小便频数为主要症状的一种儿科常见肾系疾病。多发于学龄前期儿童，尤以婴幼儿时期发病率最高，女孩多于男孩，但在新生儿或婴幼儿早期，男性发病率却高于女性。"汗尿一液也"，即汗液与尿液本同出一源，均属于人体正常的津液，只是排泄的方式不同而已。生理上，饮入于胃，游溢精气，由大小肠吸收转为水谷精微，脾气散精将其输布全身，多余水液转输肺肾，通过肾阳的蒸腾气化，浊者化为尿液布散膀胱排出体外。病理上，由于小儿具有肺、脾、肾常不足的生理特点，加上先天禀赋不足，湿热、虚热郁于下焦，三焦和膀胱气化不利，水道不畅，故固摄乏权，约束无力，小便频数。本病外因责之于湿热，内因责之于脾肾亏虚。湿热内蕴，脾肾气虚是其主要病理改变。属"淋证"范畴。

西医学认为，小儿的大脑皮质发育尚未完善，对初级排尿中枢的抑制能力较弱，容易受外界不良刺激的影响而出现尿频，故临床多为神经性尿频，即非感染性尿频或称"白天尿频综合征"。泌尿道感染、结石、肿瘤以及特殊疾病如糖尿病等，也可出现尿频症状，这类疾病应针对病因进行治疗。

婴幼儿期因脏腑气化不足，小便次数稍多；或天气寒凉时，饮水过多，身体出汗又少，体内水分只能从膀胱排出，尿量会相应增多；或受到惊吓、精神紧张时，尿量也会较多，若无尿急及其他症状，不为病态。

【诊断要点】

1. 有先天禀赋不足，或病后体虚病史。

2. 以白天排尿次数增多，但无尿量增加为主要临床表现。每天排尿20～30次，轻型

40～60分钟排尿1次，重型5～8分钟排尿1次，甚至每小时10多次，但每次尿量较少，有时仅几滴。伴尿急感，无其他不适，分散注意力后尿频症状缓解。湿热下注型起病较急，小便频数短赤，尿液浑浊，尿急、尿道灼热感，小腹坠胀，婴幼儿见啼哭不安，伴发热，烦躁口渴，恶心呕吐，大便秘结，舌质红，苔黄腻，脉数有力等湿热内蕴证候；脾肾气虚者病程较长，小便频数，滴沥不尽，尿液不清，伴精神倦怠，面色萎黄，食欲不振等气虚表现，或畏寒肢冷，眼睑浮肿，大便溏薄等阳虚表现；阴虚内热者小便短黄，频数，或频频不能自禁，兼见午后潮热，盗汗，口干唇燥，颧红唇赤，虚烦不寐，舌红少苔，脉细数等虚热证候。

3.体检多无阳性体征，尿常规正常范围，尿培养无细菌生长，泌尿系B超检查未见异常。若以上检查异常，应结合CT及泌尿系造影排除其他疾病。

【推拿治疗】

1.治疗指征 非肾及泌尿道结石、肿瘤、严重感染及其他尿道器质性疾病引起的尿频。

2.基本治法 健脾益气。湿热下注宜健脾益气，清热利湿；脾肾气虚宜温补脾肾，升提固摄；阴虚内热宜滋阴补肾，清虚热。

3.基本处方

（1）患儿取仰卧位或坐位。补脾经300次，揉板门100次；摩腹3～5分钟，揉气海及丹田100次，振腹1分钟；揉三阴交100次。

（2）患儿取俯卧位。摩脊柱，自上而下3～5遍；捏脊3～5遍，按揉肺俞、脾俞、肾俞，每穴约半分钟。

4.方义 补脾经，揉板门可健脾益气，补土制水；摩腹、揉气海、揉丹田、振腹可温阳益气，培元气，固根本。揉三阴交可健脾利水，摩脊柱，捏脊，按揉肺俞、脾俞、肾俞能调阴阳，理气血，和脏腑，以调节肺脾肾三脏的水液代谢，化气行水，固摄下元。

5.辨证加减

（1）湿热下注：在基本处方上加具有清热利湿作用的操作法。如清大肠100次，清胃经100次，清小肠100次；揉关元及中极100次，按弦走搓摩50次；揉龟尾100次，推下七节骨100次。

（2）脾肾气虚：在基本处方上加具有温补脾肾，升提固摄作用的操作法。如补肾经300次，补小肠经100次；按揉百会100次，揉膻中、关元、中极、足三里，每穴约半分钟；揉龟尾100次，推上七节骨100次；横擦腰骶部，以热为度。

（3）阴虚内热：在基本处方上加具有滋阴清热作用的操作法。如补肾经500次，揉肾顶100次，揉二人上马100次；按揉神阙、关元、中极，每穴约半分钟；擦涌泉1分钟或以热为度；揉龟尾100次，横擦腰骶部，以热为度。

【注意事项】

1.注意局部的清洁卫生及保暖，勤洗澡，勤换内衣内裤。

2.加强营养，合理膳食。减少糖、盐、生冷、辛辣刺激性强及利尿食物的摄入，适当补充钙、锌等矿物质和微量元素。

3.注意心理疏导。鼓励患儿多参加有趣的体育锻炼和游戏活动，分散其注意力，解除紧张情绪；尽量延长排尿间隔时间，增强治疗信心，避免精神性或心理性尿频。

4.及时发现和处理男孩包茎、女孩处女膜伞、蛲虫感染等疾病，及时矫治尿路畸形，防治尿路梗阻和肾瘢痕形成。

【按语】引起尿频的原因很多，推拿治疗小儿尿频以神经性尿频，即"白天尿频综合征"疗效较好。泌尿系感染早期、轻证，通过正确的辩证施治也能取得较理想的疗效，感染严重者，应及时配合抗感染治疗。泌尿道结石、肿瘤、或包皮过长、蛲虫等原因引起的尿频，应及时针对病因进行相应的治疗。若贻误诊治，常反复发作，迁延难愈，影响小儿的身心健康，如果迁延至成年，易引起成人终末期尿毒症。故该病的治疗应提倡早期诊断、合理治疗。另外，推拿治疗过程中，由于医生与患儿接触的时间较长，在治疗同时如果配合恰当的心理疏导，会取得更满意的疗效。

第七章　常见筋伤病证

小儿在生长发育过程中，不仅脏腑娇嫩，骨骼筋肉也处于发育不全的状态，容易因胎位因素、姿势不良或用力不当等原因发生骨骼筋肉的损伤。推拿治疗该类病证应建立"筋骨整体观"的指导思想，遵循"一松解、二调整"的治疗原则，通过降低肌肉的紧张度、适当牵伸韧带和关节囊等胶原组织、合理进行关节的被动运动等路径，促进损伤的修复，调整骨与关节的活动度，促使该类病证的早日康复。

第一节　小儿肌性斜颈

由于一侧胸锁乳突肌挛缩变性引起小儿头向患侧歪斜，颜面旋向健侧为主要特征的一种儿科常见疾病。多由先天胎位因素（脐带绕颈或头部总向一侧偏斜等），或分娩时胎位不正、产伤，或一侧胸锁乳突肌感染性肌炎、外伤等引起胸锁乳突肌缺血性或出血性挛缩所致。本病多见于新生儿期，为小儿伤科常见疾病，发病率为 0.4% ～ 1.9%。

中医学认为，本病是由于先天胎位不正或后天损伤，导致气滞血瘀或气虚血瘀而发，属"项痹""筋结""筋挛"范畴，病机为外部因素损伤胎儿颈部，致使局部气血瘀滞，筋脉痹阻，瘀血凝结而成。

【诊断要点】

1. 有先天性胎位不正或胸锁乳突肌后天损伤的病史。

2. 以头向患侧倾斜并向健侧旋转，颜面转向健侧为主要症状。部分患儿在胸锁乳突肌中下部可触及质地较硬，大小不等的结节状、条索状或骨疣样肿块。

3. 检查可发现头部畸形，颜面及双眼大小不对称，后期可出现脊柱畸形（以颈胸椎侧凸为多），颈项活动以健侧侧弯及患侧旋转受限明显。

4. 彩色 B 超检查显示，患侧胸锁乳突肌增粗、增厚，或可探及肌性肿块，回声增高或减低，肌纹理增粗、紊乱。

5. 排除颈部肌肉麻痹导致的神经性斜颈、脊柱畸形引起的骨性斜颈和眼部肌肉异常引起的眼性斜颈等。

【推拿治疗】

1. **治疗指征**　非骨性、神经性和眼肌异常等引起的斜颈患儿。6 岁以前或脊柱畸形不明显的肌性斜颈患儿，年龄越小，治疗效果越好。

2. **基本治法**　舒筋活血，软坚散结。

3. 基本处方

（1）患儿取仰卧位。用食、中、无名指三指或食、中二指夹住患侧肿块部位或整个胸锁乳突肌，施以柔和有力的双指揉或三指揉法3分钟；然后用拇指沿胸锁乳突肌（桥弓穴）轻柔弹拨，重点弹拨胸锁乳突肌的起、止点及（或）肿块。按揉法与弹拨法交替进行，共5～8分钟。

（2）患儿取仰卧位或家长抱坐位。用拇指与食、中两指相对用力拿捏患侧胸锁乳突肌，重点拿捏肿块及挛缩部位2分钟，手法由轻及重，以患儿能承受为度；用轻柔的拿法、揉法作用于斜方肌等颈项部相关肌群及健侧肌群2分钟。

（3）患儿取仰卧位。用拇指指腹再次按揉胸锁乳突肌自上而下3～5遍；用缠法或振法作用于患侧胸锁乳突肌起、止点及肿块部位约1分钟；按揉风池、耳后高骨、翳风、天柱、肩井、缺盆，每穴半分钟。

（4）患儿取仰卧位。双手掌面扶住患儿头两颞侧，同时用力沿颈椎纵轴方向拔伸，持续约1～2分钟，顺势做颈项部左右侧屈及旋转的被动运动（以健侧侧屈和患侧旋转为主），左右各5～10次；一只手置患侧肩部，另一只手扶患侧头部，两手用力做相反方向的扳动，尽量拉伸患侧胸锁乳突肌，每次持续1～2分钟，连续做3～5次。

4. 方义　按揉弹拨患侧胸锁乳突肌肿块，可活血化瘀、松解黏连，改善局部血液循环，缓解肌肉痉挛，促使肿块消散；按揉相关穴位可推穴道，走经络，即疏通经络，达到缓解肌肉痉挛、舒筋活血、软坚散结的效果；牵拉拔伸患侧颈部可促进患儿颈部活动功能的恢复，改善畸形。

5. 分型施治　肿块型以软坚散结为主，非肿块型以矫正畸形为要。

（1）肿块型：在以上操作的基础上，延长肿块部位的按、揉、拿、捏时间，并在肿块部位施以较重的缠法和振法。

（2）非肿块型：延长拿或捏患侧胸锁乳突肌（桥弓穴）的时间；着重按揉患侧胸锁乳突肌的起止点，并被动牵伸患侧胸锁乳突肌；捏脊3～5遍；自上而下依次按揉颈胸段华佗夹脊及足太阳膀胱经第一侧线上的背俞穴3～5遍；年长儿可适当配合颈项拔伸及矫形固定。

【注意事项】

1. 注意观察婴幼儿的日常活动，早期诊断，早期治疗。

2. 注意孕期检查，及时矫正胎位，可大幅度降低发病率。

3. 注意不宜过早直抱小儿，以防发生姿势性肌性斜颈。

4. 姿势矫正：要求家长在怀抱、喂奶、嬉戏或睡眠等日常生活中，采用垫枕、玩具吸引等方法矫正斜颈畸形。

【按语】推拿治疗小儿肌性斜颈的作用机理主要是通过用按揉、拿、捏等手法加上牵拉拔伸的被动运动作用于颈项部胸锁乳突肌及其周围软组织，最大限度地恢复胸锁乳突肌的功能，故在治疗过程中，该肌起止点的治疗及被动运动极为重要。研究发现，推拿手法刺激胸锁乳突肌，不仅可促进血液循环，松解局部粘连，恢复肌肉弹性和颈部的活动功能，还可使部分细胞内蛋白质分解，产生组织胺和类组织胺物质，帮助损伤组织的修复，促进肿块的吸收。推拿治疗小儿肌性斜颈具有较好的疗效，年龄越小，效果越好。治疗期间若能配合中药热敷和家庭按摩，则疗效更好（益气通络热敷方：黄芪、桂枝、木瓜、伸筋草、透骨草、路路通、当归、川芎等中药煎水外敷患侧胸锁乳突肌。每次15～20分钟，每日1～2次。家庭按摩：家长可在患儿颈项部用食、中、无名指螺纹面施以轻柔的揉法和摩法，以肿块处为主，同时结合头颈部的被动屈伸和旋转运动）。根据病情需要，可适当选择应用颈托矫形器、TDP 加磁疗、超激光照射等辅助疗法配合治疗。

第二节 寰枢关节紊乱综合征

寰枢关节紊乱综合征是指由于先天发育不良、外伤、炎症等因素造成以寰枢关节为中心的上颈段骨性及其附属结构（如韧带、肌肉、血管、神经等组织）发生功能性或器质性改变，引起以颈枕部疼痛、活动受限为主要特征的一组证候群。轻者，临床表现以后枕部疼痛、闷胀或偏头痛为主，颈部活动轻度受限；重者，以颈部活动障碍为主，伴头痛、眩晕、恶心、呕吐，甚至视物不清、耳鸣。

中医学认为，本病是由于先天禀赋不足、外伤、炎症等导致气滞血瘀，经络不畅而发，属"项痹""骨错缝""筋出槽"范畴。

【诊断要点】

1. 有明显外伤史，或上呼吸道及局部感染病史。

2. 以颈枕部肌肉痉挛、僵硬、疼痛，头部旋转受限或呈强迫性体位为主要症状，活动时疼痛加重，疼痛可向肩背放射。严重者可累及椎－基底动脉，出现头痛、眩晕、恶心、呕吐、耳鸣、视力模糊等椎－基底动脉供血不足的症状；少数累及延髓，可出现运动麻痹、发音障碍及吞咽困难。

3. 检查可发现颈项部肌肉紧张痉挛，第二颈椎棘突旁压痛，棘突偏向患侧。颈椎张口位 X 线片显示：齿状突中心线与寰椎中心线不重叠，齿状突与寰椎两侧块之间的间隙不对称（齿状突与寰椎轴线偏移 1mm 或齿状突与两侧块间距差值 1mm 以上）。

【推拿治疗】

1. **治疗指征** 排除寰枢关节脱位，或半脱位明显累及椎－基底动脉或延髓的患儿。

2. **基本治法** 疏经通络，理筋整复。

3. **基本处方**

（1）患儿取仰卧位。用食、中、无名指三指以轻柔和缓之力按揉患侧胸锁乳突肌及斜方肌肌腹 5 分钟；用拇指或中指按揉风池、风府、翳风、天柱、肩井、天宗、缺盆、大椎及阿是穴，每穴约半分钟；用拇指与食、中两指相对用力拿捏患侧胸锁乳突肌及颈项部相关肌群 2 分钟，使颈项部肌肉放松。

（2）患儿取仰卧位。医者一只手托住头后枕部，另一只手托住下颌部，两手同时用力使颈椎沿纵轴方向拔伸，持续 1～2 分钟。在牵拉拔伸状态下，顺势做头颈部缓慢轻柔的前屈后伸和试探性的左右侧屈及旋转的被动运动，各 5～10 次。如出现弹响，颈椎活动即改善，疼痛减轻，整复成功。有时没有弹响声，只要患儿疼痛减轻、活动改善，也为疗效满意。

4. **方义** 按揉和拿捏患侧胸锁乳突肌及斜方肌肌腹可活血化瘀、疏经通络，改善局部血液循环；按风池、风府、翳风、天柱、肩井、天宗、缺盆、大椎及阿是穴，可进一步改善颈项局部的气血运行，并通过推穴道，走经络，缓解肌肉痉挛，促进损伤局部组织的修复，进而起到舒筋通络、理筋整复的作用。

【注意事项】

1.严格掌握推拿适应证，尤其是出现明显锥体束征的患儿禁用整复手法。

2.注意颈项、肩部的保暖，注意用枕的科学性。婴儿时期应采用科学正确的抱姿，保护婴儿头颈部。

3.松解手法宜轻柔，整复手法宜稳妥，切忌使用蛮力和暴力。

4.科学合理的户外体育运动，以增强体质。避免颈部长时间保持同一姿势，造成颈部肌肉痉挛及僵硬。

【按语】因寰枢关节独特的解剖位置及特殊的功能活动，寰枢关节紊乱的发病机制更为复杂。随着人们生活方式的改变及电脑的普及应用，低头使用电脑或学习的学龄期儿童体质普遍下降，颈项部肌群的肌力及肌肉和韧带间的协调性欠佳，即使是感冒打喷嚏或突然转头均可能导致"寰枢关节紊乱综合征"的发生。故本病重在预防。首先，要增强患儿的体质，平时注意锻炼，以增强颈项部肌肉的肌力及韧带的弹性；其次，要注意纠正不良的学习姿势。推拿治疗小儿寰枢关节紊乱综合征，以"松筋、柔筋"为基础，手法整复后的康复过程结合颈部科学合理的功能锻炼，具有较好的疗效。手法治疗结束后，可用益气养血、舒筋通络的中药（黄芪、桂枝、乳香、没药、威灵仙、生大黄、徐长卿等），以上药物根据辨证施治的原则，等份加热后敷于项部患处，每次30分钟，每日1次。

第三节　落枕

落枕，又称失枕。指由于睡眠时姿势不良，导致颈项部肌肉痉挛，出现以疼痛、颈项僵硬、活动受限为特征的一种病证，似身虽起而颈尚留落于枕，故名"落枕"。儿童落枕常见于3～8岁，长时间不正确姿势学习或使用电脑的孩子。

中医学认为，本病以疼痛、颈项僵硬、活动受限为特征，当属"项痹""筋伤"范畴。病因主要为睡眠时姿势不良，头颈过度偏转，或枕头过高、过低、过硬，局部肌肉尤其是胸锁乳突肌和斜方肌长时间处于紧张状态，持续牵拉发生静力性损伤所致。颈背部遭受风寒侵袭也是常见因素，如严冬受寒，盛夏贪凉，风寒外邪使颈部肌肉气血凝滞，经络痹阻，导致颈部僵凝疼痛，功能障碍。咽部有感染史未完全痊愈者，或颈部扭伤者亦可发病。

【诊断要点】

1.有睡卧露肩，或睡眠姿势不良，或咽部感染等病史。

2.以晨起突感颈部疼痛不适，活动不利为特征。颈项部活动不利，头常歪向患侧，不能自由旋转后顾，向后看时需整个躯干向后转。

3.颈项部肌肉痉挛，可触及条索状硬结。斜方肌及大小菱形肌部位常有压痛。

4.起病较快，病程较短，一周内多可痊愈。

【推拿治疗】

1.治疗指征　因颈部肌肉痉挛引起的颈部疼痛及活动受限。

2.基本治法　疏经通络，解痉止痛。

3. 基本处方

（1）患儿取坐位。自然放松，医师立于患儿身后，固定患儿头部。用拇指或食指、中指螺纹面推颈部正中线及左右横突线，上下往返约10分钟，使之温热，用拇、食、中三指在患侧做对称用力，反复揉、捏、拿痉挛的斜方肌、胸锁乳突肌及其他颈部肌肉，以疏通经络、解痉止痛。

（2）患儿取坐位或仰卧位。在放松肌肉的基础上，轻缓摇动患儿颈项，幅度从小到大，因势利导，适可而止。在颈部微向前屈位时，迅速向患侧加大旋转幅度做扳法，手法要稳而快速，旋转幅度要在患儿能忍受的范围内，不可强求有响声。如果患儿不配合，则不可强迫用扳法。

（3）患儿取仰卧位。用食指、中指螺纹面按揉风池、肩井、天宗穴，点按患侧列缺、合谷、落枕穴，拿患侧上肢，自上而下2～3遍，搓抖双侧上肢3～5遍。

4. 方义　对于气滞血瘀，经络阻滞，为肿为痛者，通过按法、揉法等手法可以起到舒筋活络、活血化瘀的作用，从而气行则血行，血行则肿消，通则不痛；对于外伤血瘀或风寒湿邪郁阻，必使患部气血凝滞、瘀停经络、筋膜粘连，通过揉法等手法可以宣通闭塞的气血，疏通瘀阻的经络，松解粘连的筋膜，使经通筋柔骨正。推拿手法是缓解肌紧张、肌痉挛非常有效的方法，首先它能直接松解筋肉，疏通经络，调整机体内部平衡，通过按法、摩法、拔伸法、摇法等手法，伸屈关节，解除痉挛，进一步解除疼痛，恢复关节功能。此所谓"松则通，通则不痛"。所以推拿手法对于肌肉劳损、肌肉痉挛、筋脉失和引起的落枕有较好疗效。

【注意事项】

1. 避免不良睡眠姿势，枕头不宜过高、过低或过硬。

2. 睡眠时不要贪凉，以免受风寒侵袭。

3. 落枕后尽量保持头部于正常位置，以松弛颈部肌肉。

4. 推拿出汗后，谨避风寒。

【按语】推拿治疗小儿落枕疗效十分显著，可疏通经络以达到治疗目的，为临床首选疗法。《素问·举痛论》说："寒气客于背俞之脉，则脉泣；脉泣则血虚，血虚则痛；其俞注于心，故相引而痛。按之则热气至，热气至则痛止矣。"说明推拿能使营卫气血通畅，经络疏通，解痉止痛。治疗时，放松紧张痉挛的肌肉是治疗的关键，手法应柔和，不用蛮力。同时要让患儿尽量配合治疗，以增强疗效。

第四节　小儿桡骨小头半脱位

小儿桡骨小头半脱位是指小儿之间嬉戏或家长给小儿穿衣、牵引走路等情况下，过度牵拉前臂而发生小儿桡骨小头从环状韧带中脱出，不能自行复位，引起以肘部疼痛、活动障碍为主要症状的一种儿科常见骨伤疾病。本病好发年龄为2～5岁。民间称"肘脱环""肘错环"或"掉胳膊"。由于X线摄片不能显示半脱位的改变，且从病理上看，只是关节囊或韧带被嵌顿，所以又称"桡骨小头假性脱位"；若从病因特点出发，又称之为"牵拉肘"。儿童的桡骨头发育不完全（表7-1），环状韧带松弛，关节囊薄弱，当过度伸拉肘部时，松弛的关节囊容易嵌入关节之间，造成桡骨头半脱位。

表 7-1　儿童与成人肘关节解剖结构比较

解剖部位	儿童	成人
桡骨头	不完全	完全
环状韧带	松弛	紧密
关节囊	薄弱	坚固
桡骨头与颈	头比颈大约 20%	头比颈大约 55%

中医学认为，由于外伤导致筋出槽，气不行，气滞血瘀，不通则痛，故以肘部疼痛，活动障碍为主要证候，属"骨错缝"的范畴。

【诊断要点】

1.有前臂外伤或被牵拉的病史。

2.以肘部疼痛、活动障碍为主要临床表现。由于疼痛，小儿常哭闹，患肢不敢活动而垂于体侧，前臂不能抬举，不愿以手取物，呈旋前位畸形。

3.局部压痛，但无明显肿胀，肘三角正常。

4.X 线检查多无明显异常，少数可见桡骨小头偏离轴位。

【推拿治疗】

1.治疗指征　病程不超过 3 天的小儿桡骨小头半脱位患儿。

2.基本治法　疏经通络，理筋整复。

3.基本处方

（1）患儿取家长抱坐位。轻轻按揉患侧合谷或内关穴，每穴约半分钟，待患儿情绪稳定，肘部疼痛减轻后进行复位。

（2）取家长抱坐位或患儿站立位。医者一只手从患肢外侧向上托住并固定肘部，以拇指压住桡骨小头，另一只手握住患肢腕部，将前臂牵拉至微微过伸并旋后，然后屈曲肘关节即可复位。在复位过程中，指下常有嵌顿解脱感或听到复位声。复位成功，疼痛立刻消失，患儿即能屈伸患肢。若患儿紧张，不配合手法复位，也可引导患儿屈肘 90°，并向旋后方向反复旋转前臂，亦可复位。复位后，一般不需制动，可用颈腕吊带或三角巾悬吊前臂 2～3 天。

4.方义　轻揉合谷或内关穴一方面可缓解患儿的紧张情绪，另一方面可疏经通络，为复位手法做准备；待患儿情绪稳定，即采用复位手法将半脱位的桡骨头复位，消除患儿疼痛。复位后固定前臂，可避免二次受伤。

【注意事项】

1.本病以预防为主，平时牵拉小儿上肢时不能用力过度。

2.复位后，用三角巾悬吊以避免外力撞击，促进早日恢复。

3.嘱患儿穿脱衣物时多加注意，以防反复发生而形成习惯性脱位。

【按语】小儿桡骨小头和环状韧带发育不全，关节不甚牢固，前臂过度牵拉或旋前位被撞击均容易使桡骨小头从环状韧带中脱出，被环状软骨卡住或脱离环状软骨不能自行复位。但此时并无关节囊破裂，故肘三角正常，X 线检查阴性。临床治疗前应注意与肘关节完全脱位，桡骨头、桡骨颈及肱骨髁上骨折等病证相鉴别，不能仅仅依据 X 线检查，还要依据每个患儿的不同病情来诊断，避免误诊。复位后若肿胀明显者，可用活血化瘀中药热敷（桂枝、伸筋草、透骨草、路路通、当归、川芎等）。由于肘部解剖位置的关系，小儿桡骨小头半脱位容易复发，故复位后要求家长配合护理，如避免牵拉患臂，养成穿衣时先穿患侧，后穿健侧，脱衣时先脱健侧，后脱患侧的习惯等。

第五节　髋关节半脱位

小儿髋关节半脱位是以髋部突然跛行或不能站立行走、疼痛拒按为主要特征的病证，多见于 3 ～ 6 岁男孩，单髋多见，外伤导致的双髋同时发病罕见。小儿髋关节有不同于成人的特征，一旦外伤，成人易骨折，小儿则多为半脱位。儿童时期股骨头发育不成熟，关节囊和周围的韧带比较松弛，髋关节（图 7–1）活动幅度较成人大。该病致病因素外伤居多，如摔跤或从高处坠下使髋关节过度外展、内收或屈曲，股骨头一部分将从髋关节内拉出，由于关节腔内负压吸附使松弛的关节囊滑膜嵌顿于关节间隙，阻碍股骨头复位，从而引起关节疼痛和功能障碍。

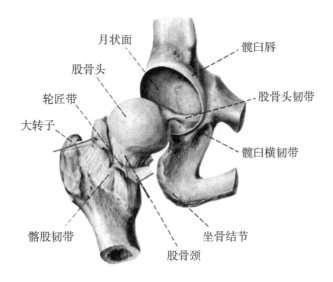

图 7–1　髋关节

中医学认为，由于外伤导致筋出槽，气血运行不畅，气滞血瘀，不通则痛，故以髋部疼痛、不能站立行走为主要证候，属"骨错缝"的范畴。

【诊断要点】

1.有髋部外伤或劳损病史。

2.以一侧髋部疼痛，患肢跛行，不能负重站立，休息后疼痛减轻为主要症状。患髋和下肢呈外展、外旋状，步态缓慢、跛行，若快走，则脚尖着地，身体晃动，跛行更加明显。

3.患侧腹股沟下方或大转子处可触及压痛或肿胀，大转子处叩击痛明显。骨盆向患侧倾斜，患肢呈假性增长。

4.X 线检查显示，髋关节结构正常，未见骨质破坏，骨盆向患侧倾斜。

【推拿治疗】

1.治疗指征　非髋关节骨折及完全脱出的患儿。

2. 基本治法　疏经通络，理筋整复。

3. 基本处方

（1）患儿取仰卧位，医师立于患肢侧。一只手握住患肢踝部，另一只手掌按腹股沟处。握踝之手左右摇晃患髋数次，两手反方向牵拉下肢数秒，在保持牵拉的同时，缓缓屈膝屈髋，逐渐达到极限（膝近胸，跟进臀）。握踝之手上移，整个前臂下压患儿小腿，另一只手离开腹股沟，以拇指顶于坐骨结节处；两手同时反方向用力，在快速下压小腿时，向上顶推坐骨结节，使股骨头复位。患肢疼痛减轻，功能障碍有所改善，两下肢等长为复位成功标志。

（2）患儿取仰卧位。复位后缓缓伸直下肢，按揉或拿箕门，自上而下3～5遍；按揉足三里、阳陵泉、阴陵泉等穴位，每穴约半分钟。髋关节被动外展、内收、外旋各10次，持续拔伸患肢约1分钟。

（3）患儿取俯卧位。掌根按揉臀部1分钟，依次用擦法、拿法、揉法作用于下肢后侧，从上到下3～5遍；点按环跳、殷门、承扶、委中、承山等穴，每穴半分钟；掌根擦髋外侧，以热为度。

4. 方义　首先用手法复位患侧髋关节，以减轻患儿疼痛，然后拿揉患侧下肢，点按下肢相关穴位，可疏经通络、理筋整复；髋关节被动外展、内收和外旋活动，可以滑利关节，进一步调整关节内部组织结构，促进损伤修复。

【注意事项】

1. 小儿贪玩好动，家长应做好健康教育，尽量避免外伤。

2. 推拿治疗后，宜相对制动，最好卧床休息1～2日，以促进伤肢恢复。

【按语】髋关节是结构相对稳定的关节，一般是比较强大的暴力才会造成髋关节脱位，如车祸、塌方、高处坠落等，此类损伤患儿少见。大部分求治的患儿，多因髋关节发育不全，或小儿脑性瘫痪长期痉挛牵拉，在过度外展时，导致股骨头不能完全回位而造成本病。推拿治疗要因势利导，适可而止，不能强行复位。若疗效不满意时，需拍X线片以进一步明确诊断，指导治疗，以免延误病情。

第六节　踝关节扭伤

踝关节扭伤指因外力导致踝关节韧带、肌腱、关节囊等软组织的不同程度损伤，临床以踝部肿胀疼痛、活动受限为主要特征，可发生于任何年龄，学龄期儿童活动量较大，发病较多。

踝关节由距骨与胫、腓骨下端关节面组成，关节囊较薄，内侧有较坚韧的三角韧带（胫侧副韧带），外侧的腓侧副韧带（腓距前韧带、跟腓韧带、距腓后韧带）较薄弱，加上踝关节的外踝比内踝长等解剖特点决定了儿童踝关节扭伤通常以跖屈内翻位扭伤最常见。

中医学认为，损伤后血离经脉，瘀血积聚，气机受阻，不通则痛；经络不畅，关节不利致活动受限。正如《内经》所言："气伤痛，形伤肿。"属"踝缝伤筋"范畴。

【诊断要点】

1. 在不平的场地运动、负重行走、下楼梯时突然失脚致急性扭伤病史。

2. 以患侧踝关节周围肿胀疼痛，皮肤发红发热或青紫为主要症状。

3.检查可见局部肿胀，明显压痛，皮下瘀血，负重困难，关节活动受限。

4.X线摄片示，骨质无明显异常。

【推拿治疗】

1.治疗指征　单纯踝关节扭伤患儿，即排除骨折、脱位及韧带完全断裂者。

2.基本治法　活血化瘀，消肿止痛。急性期以消肿止痛为主，恢复期以活血化瘀为主。

3.基本处方

（1）患儿取仰卧位。按揉血海、阳陵泉、承山、悬钟、丘墟、解溪、太溪、阿是穴，每穴约半分钟。医者一只手固定足部，另一只手用大鱼际在踝关节周围做轻柔缓和的揉法1～2分钟；用缠法或揉法作用于患侧肿胀部位1～2分钟。

（2）患儿取仰卧位或家长抱坐位。医者一只手握住踝关节，并用拇指按于伤处，另一只手扶足趾部沿纵轴拔伸踝关节1～2分钟，并在拔伸状态下做背伸、跖屈、内翻、外翻及旋转的被动运动1～2分钟。

（3）患儿取仰卧位。医者用双手掌面置患肢小腿内外侧，自上而下搓动3～5遍。抖下肢1分钟。

4.方义　按揉下肢腧穴和踝关节周围以活血化瘀，消肿止痛。拔伸踝关节配合被动运动有理筋整复、滑利关节的作用，可改善和恢复踝关节的运动功能。最后施以搓法、抖法进一步疏经通络、行气活血，以促进局部损伤的尽快康复。

【注意事项】

1.新伤出血期，局部肿胀部位24小时内，应予冷敷，或喷洒镇痛气雾剂。第2天开始，可配合热敷。

2.施行手法治疗前应注意排除骨折、脱位及韧带完全断裂者。

3.施治手法宜轻柔，切忌用力过猛。

4.注意局部保暖，适当固定，避免做跖屈内翻动作及负重活动，建议卧床休息1～2周。

【按语】推拿治疗单纯性踝关节扭伤具有较好的疗效，但损伤早期，韧带损伤较重，需加小夹板外固定；中后期应注意恢复关节的运动功能，故需加强踝关节的功能锻炼；肿胀明显者，手法施治后嘱患儿抬高伤肢休息，以利肿胀消退。后期配合具有活血化瘀、温经通络作用的中药熏洗，效果更好。

熏洗方：羌活、桂枝、乳香、没药、归尾、防风、透骨草、伸筋草、路路通、骨碎补等，煎水熏洗。每次15～20分钟，每日1～2次。

第七节　产伤麻痹

由于生产原因，如产程过长、胎位不正、难产或滞产等导致以小儿神经损伤为主要特征的一种儿科常见病证，称产伤麻痹，亦称产瘫。常见的有臂丛神经麻痹（上臂型、中臂型和下臂型），其次是面神经麻痹。产钳的过度牵拉，使神经丛发生扭转或撕裂伤，受伤局部组织继发渗出、充血、水肿等无菌性炎性反应，出现受伤神经分布区域组织的运动和感觉障碍。

中医学认为，本病由难产、滞产等外伤致气滞血瘀，经络不通，筋肉失养，属"痿证"

范畴。

【诊断要点】

1. 有胎位不正或难产、滞产的病史。

2. 以受损神经支配区域的肌肉萎缩、功能减退或丧失为主要临床表现。不及时治疗，日久可出现相应畸形。

3. 上臂型麻痹（第 5、6 颈神经根受损）患儿整个上肢下垂、内收，不能外展及外旋；肘部微屈或前臂旋前；腕、指关节屈曲，拥抱反射不对称。中臂型麻痹（第 7 颈神经根受损）患儿前臂、腕、手的伸展动作丧失或减弱，而肱三头肌、拇指伸肌为不完全性麻痹。下臂型麻痹（颈 8 和胸 1 神经根受损）患儿腕部屈肌及手肌无力，握持反射减弱，可见大小鱼际肌萎缩。

面神经麻痹患儿可见口眼㖞斜，患侧眼睑不能闭合，不能皱眉，哭闹时面部不对称，患侧鼻唇沟变浅，口角向健侧歪斜。

4. 肌电图检查和神经传导试验可帮助诊断，MRI 检查可确定病变部位。

【推拿治疗】

1. 治疗指征　功能性神经麻痹患儿，即 1、2 度神经损伤及部分 3 度神经损伤者。另外，臂丛神经麻痹患儿须排除脑性瘫痪、骨折、脱臼和肱骨骺分离等病证。

2. 基本治法　舒筋通络，行气活血。

3. 基本处方　以受伤神经局部及其神经支配区域的治疗为主。

（1）臂丛神经麻痹

1）患儿取仰卧位或家长抱坐位。按揉风池、风府、天柱、大椎、肩井、天宗、肩贞、肩髃等穴，每穴约 1 分钟；拿颈项、拿肩井、拿上肢，自上而下 3～5 遍；摩中府、云门各 2 分钟；从肩髃处向下循极泉、曲池、手三里、外关、合谷等上下往返按揉 3～5 遍，配合患侧上肢肩、肘、腕、指关节适度的被动运动。

2）患儿取俯卧位。由上而下摩颈项及患侧肩背和上肢部 3～5 遍；沿督脉及足太阳膀胱经背部第一侧线自上而下按揉 3～5 遍；擦患侧颈肩及上肢部，以热为度。

（2）面神经麻痹

1）患儿取仰卧位。用一指禅推法从印堂推至百会 5～8 遍；开天门 50 次，推坎宫 50 次，揉太阳 100 次；点按攒竹、太阳、阳白、神庭、头维、四白、下关、颊车等头面部穴位，每穴约半分钟；振百会 1 分钟；用大鱼际肌揉患侧面部，自上而下操作 5 分钟。

2）患儿取家长抱坐位。拿颈项、拿肩井，自上而下 3～5 遍；按揉风池、风府、天柱、大椎、肩井等穴，每穴约 1 分钟；按揉患侧胸锁乳突肌，自上而下 3～5 遍。

4. 方义　按揉法、拿法作用于受伤神经局部及其神经支配区域内的穴位，主要起到舒筋通络、行气活血的作用。手法配合被动运动作用于患侧关节，主要起到行气活血、滑利关节的作用。全方合用，可促进受伤局部肌肉、神经的康复，从而改善肢体麻痹。

【注意事项】

1. 注意孕期检查，及时纠正不良胎位，可大幅度降低发病率。

2. 注意局部保暖。可嘱家长协助在患处做中药热敷，但须警惕患儿被烫伤。

3. 手法要轻柔，动作要协调，切忌粗暴手法。特别是关节的被动运动，一定要因势利导，注意生理活动范围。

4.臂丛神经麻痹患儿推拿完毕后，可将患肢固定于功能位；面神经麻痹患儿在面部操作时要注意保护患侧眼角膜。

【按语】臂丛神经麻痹多见于第一胎足月正常体重或过重婴儿，常有胎位不正、难产或产程延长史。一旦发生，应尽早治疗。推拿治疗产伤麻痹需早发现、早诊断、早治疗。病程越短，疗效越好。治疗的目的是通过促进受伤神经支配区域的血液循环，改善受累肌群的肌力和相应关节的运动功能，从而恢复受损神经的功能。故治疗过程中，受累肌群的治疗及相应关节的被动运动尤为重要。治疗期间若能配合中药热敷和家庭按摩，则能缩短疗程，增强疗效。

热敷方：桂枝、老紫草、伸筋草、透骨草、当归、川芎等中药煎水外敷患部。每次 15 ～ 20 分钟，每日 1 ～ 2 次。

家庭按摩：家长可在患儿患侧上肢做轻柔的按摩，并于肩、肘、腕、指关节处做适度的屈伸摇转等被动运动。

附注：神经损伤程度分类

1 度：创伤部位的神经功能暂时障碍，发生一过性的运动麻痹。神经解剖结构无变化。

2 度：神经轴索发生断裂，神经内管及神经干其他结构均正常。损伤神经分布区的运动、感觉和交感神经功能丧失。

3 度：神经束内神经轴索和神经内管均发生断裂，但神经束连续性完整。

4 度：神经束结构严重被破坏，外膜也受损伤，但神经干连续性完整。

5 度：神经干完全断裂，断端纤维化形成神经瘤。

第八节　小儿功能性脊柱侧弯

由于姿势不良或骨盆及下肢的原因使小儿直立时出现脊柱朝一侧倾斜，并感觉肩背、腰臀部不适，甚或疼痛为主要症状的一种儿科常见病证。由于脊柱两侧的肌肉紧张度不一致，肌张力高的一侧牵拉另一侧，使脊柱向肌张力高的一侧侧弯，这种侧弯未引起脊柱骨质的变化，可通过一定的手法矫正，属可逆性侧弯证。

中医学认为，外感风寒湿诸邪、慢性劳损等引起气滞血瘀，或气血虚弱致脉络不通即气虚血瘀等均可致该病的发生，属"痹证"范畴。

【诊断要点】

1.有习惯性的姿势不良病史。

2.以脊柱向一侧侧弯，两肩不在同一水平线上，即凸侧肩峰较高为主要临床表现。可伴不同程度的肩背、腰臀部不适或疼痛。

3.检查可见脊柱向一侧弯曲，尤以胸椎明显，竖脊肌肌张力较高，压痛不明显。病程较长者可伴有心、肺等内脏器官症状，如心前区疼痛、呼吸困难、心律加快等。X线检查示脊柱侧弯，以胸、腰段多见。

【推拿治疗】

1.**治疗指征**　排除骨质病变引起的脊柱侧弯。

2.**基本治法**　舒筋活血，矫正畸形。

3. 基本处方

（1）患儿取俯卧位。用一指禅推法或拇指按揉法沿竖脊肌自上而下操作，每侧 3～5 遍；掌根按揉脊旁其他肌群，以肌张力较高处为重点，约 5 分钟。

（2）患儿取俯卧位。以脊柱短杠杆微调手法调节侧弯部位。

（3）患儿取仰卧位。按揉足三里、阳陵泉、绝骨、三阴交，每穴约半分钟。医者一只手扶下肢膝部，另一只手握踝部，双手同时用力做屈膝屈髋运动，每侧 3～5 次；牵抖双下肢 2 分钟。

4. 方义   一指禅推法、按揉法作用于背部的相关肌群，可缓解局部肌肉痉挛，促进血液循环，增加血管通透性，起到舒筋活血的作用。脊柱短杠杆微调手法可以矫正畸形，促使脊柱恢复正常的生理曲度。按揉足三里、阳陵泉、绝骨、三阴交等穴位，屈膝屈髋被动运动及牵抖下肢可以进一步疏经通络，促进脊柱的正常生长发育。

【注意事项】

1. 早期诊断，早期治疗。

2. 姿势矫正：可用背背佳或家长定时提醒的方式矫正不良姿势，尤应时刻注意患儿的坐、立、行、卧姿势。

3. 睡卧硬板床。

4. 适度进行腰背肌、腹肌功能锻炼。

【按语】小儿脊柱健康问题一直是备受关注的重大健康问题。长时间单肩背负重物，小儿斜颈长期得不到有效治疗，双下肢的不等长或骨盆不正等均可能导致小儿功能性脊柱侧弯证。脊柱侧弯是危害儿童的常见病，如不及时发现、及时治疗，可发展为严重的脊柱畸形，影响心肺功能。推拿治疗的目的是最大限度地调节脊柱两侧的肌张力，以肌力的牵拉和小关节的微调作用来纠正畸形。因此，在治疗过程中，病因治疗是极为重要的一个环节。矫正时手法力求柔和有力。严重的侧弯畸形，压迫腹腔内脏器，并严重影响心、肺等脏器功能者，可考虑手术治疗。

第九节   先天性马蹄内翻畸形足

患儿出生后即出现单足或双足马蹄内翻畸形，足不同程度下垂，足的前半部内收、内翻，跟骨跖屈、内翻，足内侧软组织或跟腱挛缩，形似马蹄，严重者可呈"蟹钳样"畸形，是小儿常见的一种足部畸形，占小儿先天性足部畸形的 70%～90%，男性发病较多。如不及时治疗，随着年龄的增大，畸形将逐渐加重。目前，该病的发生机理尚不完全清楚，可能是因为胚胎早期母体受细菌或病毒感染或环境污染引起发育异常所致，也可能与胎儿足部在母体子宫内的位置不正有关。

中医学认为，患儿先天禀赋不足，肾精亏无以养骨，肝血虚无以养筋，经脉拘急，脉络不畅导致本病的发生，属"痹症"范畴。

【诊断要点】

1. 有先天性胎位不正或产伤病史。

2. 以出生后即发现一侧或双侧足部程度不等的内翻下垂畸形为主要症状。患足前半部分内收、内翻，足跟较小、内翻，各足趾向内侧偏斜，内侧面皮肤皱褶，或伴小腿内旋畸形；足内侧肌腱挛缩，张力增加；足外侧软组织及肌肉持续被牵拉而延伸，足外展功能受限。

3.X 线检查显示，跟骨下垂，其纵轴与距骨纵轴平行，足跗骨序列异常。

【推拿治疗】

1.治疗指征 排除由小儿脑瘫、先天性遗传性疾病等原因继发的马蹄内翻畸形足患儿。即推拿适用于 1 岁以内的单纯性马蹄内翻畸形足。

2.基本治法 疏经通络，柔筋正骨。

3.基本处方

（1）患儿取仰卧位或家长抱坐位。一指禅推法自腘窝沿小腿三头肌推至足跟部，自上而下 3 ～ 5 遍；掌跟按揉小腿内、外侧肌肉及韧带，自膝部至踝部，从上到下、由内到外 3 ～ 5 遍；按揉血海、足三里、阳陵泉、阴陵泉、三阴交、昆仑、太溪，每穴约半分钟；用柔和沉着的拇指弹拨法作用于患侧踝关节内、外侧副韧带及跟腱部位 2 ～ 5 分钟。

（2）患儿取俯卧位。轻摩脊柱，自上而下 3 ～ 5 遍，按揉肝俞、脾俞、大肠俞、居髎、环跳、委中、承山，每穴约半分钟；按揉下肢后侧肌群，自上而下 3 ～ 5 遍；横擦腰骶部，以热为度。

（3）患儿取仰卧位。医者一只手握住足跟，另一只手扶足前部，做踝关节背伸、跖屈及足外翻的被动运动 1 ～ 2 分钟；然后以一只手手掌托住足底使其背伸，另一只手拇指轻揉足内侧韧带及跟腱，将患足矫正到正常体位，保持 1 ～ 2 分钟。

手法治疗后，用柔软绷带由足内跖面向足背外方向缠绕，固定足于矫正位或穿特制的矫形鞋固定。

4.方义 一指禅推法、按揉法作用于下肢肌肉、韧带及血海、足三里、阳陵泉、阴陵泉、等穴位，可疏经通络，促进下肢气血运行；弹拨法作用于患侧踝关节内、外侧副韧带及跟腱部位，可进一步促进患踝局部的气血运行，促使筋柔骨正。摩脊柱、按揉下肢后侧肌群，并按揉肝俞、脾俞、大肠俞、居髎、环跳等穴位，可强筋健骨、扶正祛邪；横擦腰骶部，可温阳通督，增强患儿对损伤的修复能力。踝关节背伸、跖屈及足外翻的被动运动及足部的背伸运动，可柔筋正骨、理筋整复、矫正畸形。

【注意事项】

1.手法宜轻柔缓和而力量沉着，畸形矫正应循序渐进，忌用蛮力和暴力。

2.3 岁以后的患儿手法矫正很难达到预期的效果，建议进行手术治疗。

3.注意局部保暖，适度的功能锻炼。

【按语】先天性马蹄内翻畸形足可根据病情的严重程度分为僵硬型和松软型，其中推拿治疗尤以松软型疗效较好。年龄越小，疗效越好，一般在出生 5 天后即可以开始治疗。早期矫正可以利用快速生长的有利因素来达到矫正的目的，同时也有利于肌力的恢复。故提倡"早发现、早治疗，多动手、少动刀"的治疗原则。

为巩固治疗效果，还需要家长配合做适当的功能锻炼。可根据患儿年龄、病情、畸形程度及治疗进展，制定相应的合理的锻炼计划，要求家长配合完成。功能锻炼有主动功能和被动功能的锻炼，首先建立患足的被动活动功能，然后经过锻炼逐步达到主动功能的完成。

初生儿足内翻下垂较轻者，足前部内收内翻不明显，容易被延误诊治，应提醒家长和儿科医生重视。僵硬型、松软型手法矫正失败或错过最佳治疗时机的患儿，可视具体情况采用跟腱延长术、胫前肌移位术、软组织松解术或三关节融合术等方式进行手术治疗。

第八章　其他病证

随着环境污染、饮食物不安全、抗生素滥用、独生子女多人照护致营养摄入不均衡，或心理健康受影响等现象的日益严重，小儿的疾病谱也呈多元化发展的趋势。一方面，存在多个脏腑受累，机体整体的抗病能力普遍下降的现象；另一方面又存在机体某一器官或组织的局部受损突出的问题。推拿治疗此类病证应建立"脏腑筋骨整体观"的指导思想，遵循"整体调理与局部调治相结合"的治疗原则，通过脏腑筋脉的整体调理及局部症状的对症治疗，促使该类病证的全面康复。

第一节　胎怯

胎怯，指胎禀怯弱，即以新生儿体重低下、身材矮小、脏腑形气未充盈为主要特征的一种新生儿疾病，又称"胎弱"。本病病因为先天禀赋不足，发病机制为胎中涵养不足，化生无源，元气未充，脏腑形气未能充盛。故胎怯儿出生后五脏皆虚，其中尤以脾肾二脏虚弱突出。

西医学认为，该病多因胎儿在母体内营养缺乏、孕育时间不足或快到预产期时母体突然遭受惊恐、感染等致早产所致，又称"低出生体重儿"，包括早产儿和小于胎龄儿。早产儿多与孕母患妊娠高血压综合征，早期破水、胎盘早期剥离或前置胎盘，多胎妊娠或羊水过多，孕母患慢性疾病或急性传染病等因素关系密切；小于胎龄儿与各种原因导致的胎盘功能失常有关，如妊娠高血压综合征及感染等。因患儿先天发育不良，各系统功能较低下，容易引发各系统的感染，必须加强护理，发现问题及早对症处理，若失于救治，则死亡率随出生体重的减少而急剧上升，即使存活，也会对未来的体格发育和智能发育产生不良影响。

【诊断要点】

1. 孕妇体弱、疾病、胎养不周，患儿早产、多胎等造成先天不足因素，以及胎盘、脐带异常等病史。

2. 以精神不振，形体瘦小，面色少华，气弱声低，吮乳无力，筋弛肢软为主要表现。一般体重低于2500g，身长少于46cm；若出生体重低于1500g，为重症，又称极低出生体重儿。肾精亏虚型以体短形瘦，头大囟陷，骨弱肢柔，指甲软短，毛发稀黄，耳壳薄软，哭声低微等形体、骨骼、毛发等方面的禀赋不足证候为主；脾肾两虚型体重低下，身长尚可，伴皮肤干皱，肌肉瘠薄，四肢欠温，啼哭无力，吮乳乏力，腹胀泄泻等脾胃运化功能失调证候。

3. 检查可发现主动运动减少，全身肌力、肌张力不同程度下降。

【推拿治疗】

1. **治疗指征**　排除脑外伤、进行性肌营养不良、各种急性脑炎及新生儿期合并严重疾病的存活早产儿。

2. 基本治法　健脾益肾。肾精薄弱者益精充髓、温补肾元；脾肾两虚者着重温运脾阳、健脾益肾。

3. 基本处方

（1）患儿取仰卧位。补脾经 300 次，补肾经 300 次，推三关 100 次，摩腹 3 分钟。

（2）患儿取俯卧位（患儿较小，不能俯卧者，也可仰卧位操作。医者用一只手掌面扶住患儿肩颈部，将其微微抬离床面，另一只手伸入背部，用掌或指操作）。用掌面轻摩脊柱，由下到上 3～5 遍；食、中指二指揉双侧肺俞、脾俞和肾俞，各半分钟；擦肾俞、命门和八髎穴，以热为度。

4. 方义　补脾经能健脾和中，益气养血；补肾经能益肾健骨，温养下元；推三关能培补元气，温阳散寒；摩腹能理气消食，调整脏腑功能。用掌面由下到上轻摩脊柱，可以温阳通督，补养气血；揉肺俞、脾俞和肾俞，能补肺健脾益肾，进一步调整脏腑功能，增强体质；擦肾俞、命门和八髎穴，进一步温经通络，补养下元，促进患儿生长发育。

5. 辨证加减

（1）肾精亏虚：在基本处方上加具有益精充髓、温补肾元作用的操作法。如揉肾顶 100 次，揉外一窝风 100 次；擦膻中 50 次，振腹 1 分钟；按揉足三里、三阴交，每穴约半分钟；推涌泉 100 次。

（2）脾肾两虚：在基本处方上加具有健脾益肾、温运脾阳作用的操作法。如揉板门 100 次，揉外劳 50 次；摩中脘 2 分钟，振腹 1 分钟；揉龟尾 100 次，推上七节骨 100 次。

【注意事项】

1. 本病以预防为主，故须注意孕母的孕期保健，如均衡营养、适量运动、充足睡眠和愉快心情等。

2. 保持居室空气清新，注意保暖，如采用各种方式，保证患儿体温稳定在 36.5～37.5℃（肛温）。

3. 尽量采用母乳喂养，患儿用品均应消毒后使用，工作人员也应严格遵守消毒隔离制度，预防患儿感染。

4. 加强护理，发现合并症必须及时处理。

【按语】本病虽然以脾肾两虚为病机关键，但五脏皆虚，临证还需根据具体情况，调理脏腑功能。如气弱声低，皮肤薄嫩，胎毛细软者属肺气虚，可兼补肺气；神萎面黄，唇甲淡白，虚里动疾者属心气虚，当兼益心气；筋弛肢软，目无光彩，易作瘛疭者属肝阴虚，应兼养肝血。患儿五脏薄弱，故补益的同时当佐以助运，以防纳呆。推拿治疗胎怯提倡早期干预，一般出院后 1 周即可进行。

另外，患儿由于先天禀赋不足，一时难以适应出生后环境的变化，容易诱发新生儿窒息、黄疸、硬肿症、败血症等严重并发症，临证治疗应遵从急则治其标、缓则治其本的原则。若伴并发症，首先应采用中西医综合疗法及时诊治，待病情稳定后再采用推拿疗法进行整体调理；其次，患儿的脾胃运化功能较差，母乳喂养者应注意乳母的营养支持，可母子同治，混合喂养或人工喂养者尤应固护脾胃为先，加强喂养指导。

第二节   脑性瘫痪

脑性瘫痪（cerebral palsy，CP）简称脑瘫，是一组持续存在的中枢性运动和姿势发育障碍、活动受限的证候群，属于发育中的胎儿或婴幼儿脑部非进行性脑损伤综合征，主要表现为中枢性运动障碍和姿势异常，部分伴有神经反射异常，严重病例可有智力低下，癫痫，听、视及语言能力障碍和行为异常。其主要病理变化是中枢神经的发育异常和脑实质的破坏性病变。早产、新生儿窒息、新生儿脑血管障碍、其他缺氧缺血性脑病、核黄疸及迁延性黄疸等均可导致小儿脑瘫。

中医学认为，该病属于"五迟""五软""五硬""痿证""内风"等范畴，多与风、痰、瘀、火、经络闭阻等因素有关。

【诊断要点】

1.有药物损害、产伤、窒息、早产、病理性黄疸及喂养不当等病史。

2.肌肉、骨骼各项发育明显迟于正常同年龄、同性别儿童，并以非进行性运动发育异常为特征。主要表现为运动发育落后和瘫痪肢体主动运动减少，肌张力异常，姿势异常。作为脑损伤引起的共同表现，部分患儿还可能合并智力低下、听力和语言发育障碍等。

3.根据运动障碍的性质，临床上可将脑瘫分为痉挛型、手足徐动型、强直型、共济失调型、震颤型、肌张力低下型、混合型等。其中痉挛型的发病率最高，占该病总发病率的62.2%。

4.临床可根据需要，进行脑电图、脑血流图、脑部CT等有关检查。

【推拿治疗】

1.**治疗指征**   排除脑外伤、进行性肌营养不良、各种急性脑炎、急性炎症性脱髓鞘性多神经根炎等其他脑部病变。

2.**基本治法**   强筋健骨，开窍益智。肝肾不足者辅以滋肾养肝，心脾两虚者辅以健脾养心，痰瘀阻滞证佐以涤痰开窍，活血通络。

3.**基本处方**

（1）整体调理。刺激能"总督一身之阳"的督脉和与调整脏腑功能密切相关的足太阳膀胱经：患儿取俯卧位，医者立于其右侧，用摩法顺督脉走行方向摩整个脊柱，由下到上3～5遍；按揉足太阳膀胱经背部第一和第二侧线，由上到下3～5遍；捏脊，由下到上3～5遍；擦肾俞、命门和八髎穴，以热为度；振命门1分钟。

（2）选择性刺激背部敏化部位或穴位。患儿取俯卧位，医者立于其右侧，根据脊神经解剖原理，用双手指腹对称触诊法或单手三指滑动触诊法找到条索状或结节样反应点（通常在脊神经根的体表投影点，与五脏精气上输于背部的心、肝、脾、肺、肾等俞穴相关，可用红外热成像技术检测验证），用按揉法刺激，以患儿能忍受为度，3～5分钟。

（3）对症处理。根据患儿表现出的突出症状，采用相应的对症处理方法。如主要表现为运动障碍（包括运动失调及姿势异常）者，用轻柔的㨰法作用于患肢，按揉瘫痪肢体局部，上肢以肩井、肩髃、肩髎、臂臑、极泉、曲池、手三里、外关、合谷等穴为主，下肢以环跳、阳陵泉、足三里、血海、丰隆、委中、承山、三阴交、昆仑、绝骨、涌泉等穴为主，配合相应关节的被动运动，自上而下 3 ～ 5 遍；拿法作用于瘫痪肢体，自上而下 3 ～ 5 遍；用摇法、拔伸法或扳法作用于瘫痪肢体的相应关节，自上而下 3 ～ 5 遍。

伴视觉障碍的患儿，按揉攒竹、精明、瞳子髎、四白穴各 1 ～ 2 分钟；按揉风池、翳风，每穴约半分钟；抹前额、抹眼眶各 3 ～ 5 遍；熨眼 1 ～ 2 分钟。

伴听觉障碍的患儿，按揉听宫、听会、耳后高骨、翳风，每穴 1 ～ 2 分钟；自上而下搓揉耳轮 8 ～ 10 遍，提捏耳垂 10 ～ 20 次；拿揉桥弓 5 ～ 10 次，扫散头颞部 5 ～ 10 次。

伴认知障碍的患儿，用一指禅推法从印堂推至百会，自下而上 3 ～ 5 遍；按揉百会、四神聪，每穴约半分钟；摩囟门 1 ～ 2 分钟；按揉胸锁乳突肌，自起点至止点，每侧 3 ～ 5 遍，按揉完一侧再按揉对侧；捻十指及十趾，并拔伸指（趾）间关节 3 ～ 5 遍。

伴交流异常的患儿，按揉胸锁乳突肌，自起点至止点，每侧 3 ～ 5 遍，按揉完一侧再按揉对侧；依次点按双侧口禾髎、承浆、廉泉、哑门、风府穴，每穴约半分钟。

伴消化功能不良的患儿，摩腹 3 分钟，依次按揉中脘、神阙、天枢、大横、足三里穴，每穴约半分钟。

伴吞咽不利的患儿，以推揉的方法对患儿的面颊部及口唇四周、下颌部进行有节律的刺激；点按天突、缺盆、廉泉、承浆、人中、印堂穴，每穴约半分钟；按揉颈项两侧肌群，从上到下 3 ～ 5 遍，擦颈项部，以热为度。

伴鼻塞不通、影响睡眠的患儿，开天门 100 次，推坎宫 50 次，分推迎香 50 次，按揉人中 50 次，黄蜂入洞 50 次；拿风池 5 ～ 10 次，拿肩井 5 ～ 10 次；搓擦鼻旁，以热为度；按揉双侧神门、二人上马、足三里，每穴约半分钟；擦涌泉，以热为度。

（4）调和阴阳。患儿取仰卧位，医者立于头侧，开天门 30 次，推坎宫 30 次，揉太阳 50 次，搓擦迎香、摩囟门、摩百会各半分钟；患儿扶坐或俯卧位，用虚掌拍背部，自大椎到至阳，从上而下 3 ～ 5 遍；拿肩井 3 ～ 5 遍。

4. 方义 脑瘫属中医"五迟""五软""五硬""痿证""内风"等范畴，病因病机复杂，临床表现多样，存在康复难度大、周期长的特点。临床治疗既要注重整体调理，又要根据每个患儿的实际情况对局部进行有针对性的重点调治，故选择性脊柱推拿设计了整体调理、选择性刺激、对症处理及调和阴阳等四个步骤。首先，通过摩脊柱，按揉足太阳膀胱经背部第一和第二侧线，捏脊，擦肾俞、命门、八髎，振命门等操作法作用于背部，刺激能"总督一身之阳"的督脉和与调整脏腑功能密切相关的足太阳膀胱经，既能培补元气、调节脏腑，又能疏经通络、强筋健骨、补肾益精、开窍益智，起到整体调理的作用。其次，用按揉法选择性刺激背部敏化部位或穴位，通过"推穴道，走经络"，进一步激发经络之经气，达到调阴阳、理气血、和脏腑、通经络、培元气的作用。再次，根据患儿表现出的突出症状进行有针对性的重点刺激，如采用㨰法、按揉法、拿法等作用于瘫痪肢体局部，并配合相应关节的被动运动，可以疏经通络，促进瘫痪肢体尽快恢复正常的生长发育；按揉眼周攒竹、精明等穴，抹前额、眼眶，熨眼等，可温经通络，疏经明目，促进视觉康复；按揉听宫、听会、耳后高骨、翳风，搓揉耳轮，提捏耳垂，拿揉桥弓等，可促进耳周及头面部的气血运行，益肾开窍，促进听觉康复；一指禅推法、按揉法作用于印堂、百会、四神聪，摩囟门、按揉胸锁乳突肌等，可促进头面部的气血运行，醒神开窍，促进认知康复。十指连心，捻十指及十趾，并拔伸指（趾）间关节，进一步促进认知康复。针对交流异常，重点刺激胸锁乳突肌、口禾髎、承浆、廉泉、哑门穴等，以期益气养阴，利咽开窍；针对睡眠障碍，调理阴阳，益气安眠；针对消化功能不良，理气消食，健脾和中；针对吞咽不利，益气养阴，利咽开窍。最后，通过开天门、推坎宫、揉太阳、搓擦迎香、摩囟门、摩百会、拍背、拿肩井等操作法调和阴阳。共奏强筋健骨、开窍益智之功。

5. 辨证加减

（1）肝肾不足：在基本处方上加具有益精充髓、温补肾元作用的操作法。如补肾经 300 次，清肝经 100 次，揉肾顶 100 次，揉外一窝风 100 次；摩囟门 1 分钟，振百会 1 分钟；擦膻中，以热为度；摩腹 2 分钟，振腹 1 分钟；按揉足三里、三阴交，每穴约半分钟；推涌泉 100 次。

（2）心脾两虚：在基本处方上加具有健脾养心作用的操作法。如补脾经 300 次，清心经 100 次，运内八卦 50 次；摩百会 1 分钟；按揉天突、廉泉、承浆穴，每穴约半分钟；擦膻中，以热为度。

（3）痰瘀阻滞：在基本处方上加具有涤痰开窍、活血通络作用的操作法。如补脾经 300 次，清肺经 100 次，清胃经 100 次；揉天突 100 次，拿喉结 5 ～ 10 次，开璇玑 30 遍；擦膻中，以热为度。

【注意事项】

1. 合理安排患儿的饮食起居，鼓励患儿积极进行主动运动，培养生活自理能力。

2. 加强智力培训。鼓励患儿树立战胜疾病的信心，并较好地配合医生治疗，切忌歧视、责骂或处罚。伴语言障碍者，需进行语言训练。

3. 加强护理，防止意外伤害。

【按语】小儿脑瘫作为脑部损伤引起的一种较为棘手的全身性疾病，存在康复难度大、周期长、费用高的特点，成为全球医学界研究的热点和难点。临床的多种治疗方法可归纳为药物疗法、非药物疗法和手术疗法三大类。因患儿年龄较小，且多伴有智力障碍等因素，口服药物常难以坚持，注射剂则价格高、疗程长、疗效难以保证。手术疗法不仅要掌握严格的适应证，且存在麻醉意外、术中心跳停搏、支气管痉挛等 10 余种手术意外可能性。推拿作为一种具有中医特色的非药物疗法，立足整体调理和局部调治相结合的诊治思路，对本病具有较好的疗效，但要立足于早期治疗和长期治疗。一般来说，年龄越小，疗效越好，故早诊早治非常重要，患儿的高弓腭和皮层拇指征在早期诊断方面具有一定的指导意义。

第三节　维生素 D 缺乏性佝偻病

维生素 D 缺乏性佝偻病是由于儿童体内维生素 D 不足使钙磷代谢失调，导致生长的骨骺端软骨板不能正常钙化，产生以骨骼病变为主要特征的一种全身慢性营养不良性疾病。多见于 3 岁以下的婴幼儿，特别是 6 ～ 12 月龄儿。发病原因主要责之于日光照射不足，食物中补充维生素 D 不够，婴幼儿生长发育过快，或肠道疾病、胆道疾病导致维生素 D 吸收不足，或肝肾损害使维生素 D 的羟化作用发生障碍等。病理机制为钙磷代谢紊乱，骨盐不能形成，骨不能钙化，骨骺端软骨组织增生，骨质脱钙，骨小梁稀疏。病变早期常见多汗、易惊、烦躁等一系列神经精神症状，若不及时治疗，可逐渐引起肌肉松弛、骨骼改变、神经精神发育迟滞，甚至免疫功能低下等全身症状。

中医学认为，佝偻病的发生主要与先天禀赋不足、户外活动过少及脾胃虚弱、化源不足等因素有关，属"鸡胸""龟背"等范畴。由于小儿先天禀赋不足，后天调护失宜，致使脾肾两虚，气血不足，骨髓不充，故出现多汗、易惊、烦躁、发稀、枕秃，甚则方颅、肋骨串珠、手脚镯征、胸廓及下肢畸形等证候。

【诊断要点】

1. 有孕母妊娠期，特别是妊娠后期维生素 D 摄入不足史；与早产，出生时体重不足（＜2500g），日照时间少，慢性消化功能紊乱或肝、胆、肾等疾病的发生关系密切。

2. 初期以神经精神症状为主要表现，常见食欲减退、多汗、易惊、烦躁、易激惹、爱哭闹、发稀、枕秃等证候。晚期出现囟门迟闭、方颅、鸡胸、肋骨串珠、手脚镯征、"O"型腿或"X"型腿、脊柱侧弯、后凸等骨骼畸形改变。

3. 实验室检查：早期血磷浓度下降，血钙正常或稍低，钙磷乘积小于 30；血清碱性磷酸酶增高。血清 25–（OH）D 和 1,25–（OH）2D 的测定对本病的早期诊断具有重要意义。

腕部 X 线显示，干骺端模糊，呈毛刷状或杯口状改变，并可见骨质疏松，皮质变薄。

【推拿治疗】

1. **治疗指征** 单纯性维生素 D 缺乏早、中期骨骼畸形改变不明显的患儿。即排除先天性甲状腺功能减低症、先天性软骨发育不良症及粘多糖病等疾病。较大儿童或顽固不愈的佝偻病还需要与其他如低磷性佝偻病、维生素 D 依赖性佝偻病等引起的钙磷代谢异常相鉴别。

2. **基本治法** 健脾益肾。肺脾气虚型以健脾益气为主，脾虚肝旺者佐以疏肝理气，脾肾亏损型以补肾填精为主。

3. **基本处方**

（1）患儿取仰卧位或家长怀抱坐位。补脾经 300 次，补肾经 300 次，清胃经 100 次，揉板门 300 次；按揉百会 100 次，摩腹 3 分钟，揉脐及丹田 100 次；按揉神门、期门、章门、足三里、三阴交，每穴约半分钟。

（2）患儿取俯卧位。捏脊 3 ～ 5 遍，按揉脾俞、肾俞、大肠俞，每穴约半分钟；横擦腰骶部，以热为度。

4. **方义** 补脾经、揉板门、清胃经可补脾益气、消食导滞；补肾经可补肾益髓；按揉百会可升阳健脑；摩腹、揉脐、揉丹田可健脾和胃、益元固本；按揉神门、期门、章门、足三里、三阴交等穴有养心安神、疏肝健脾、滋阴补肾之功；捏脊，按揉脾俞、胃俞、肾俞、大肠俞可益气助运、调理脏腑；横擦腰骶部可补益气血、温肾助阳。

5. **辨证加减**

（1）肺脾气虚：在基本处方上加具有健脾益气作用的操作法。如补肺经 300 次，推三关 100 次，揉外劳 100 次；摩囟门 1 分钟；揉气海及中极 100 次，擦膻中，以热为度；擦风门、肺俞，以热为度。

（2）脾虚肝旺：在基本处方上加具有疏肝理气、益气健脾作用的操作法。如清肝经 100 次，运内八卦 100 次，揉小天心 100 次；分推膻中 100 次，按弦走搓摩 50 遍；擦肺俞、脾俞、肝俞、胆俞，以热为度。

（3）脾肾亏损：在基本处方上加具有补肾填精作用的操作法。如揉肾顶 300 次，推三关 300 次，揉外劳 100 次；摩囟门 2 分钟；推涌泉 100 次；擦肺俞、脾俞、肾俞、命门，以热为度。伴有肢软行立不便、鸡胸或龟背等畸形者加按揉脊柱、下肢，搓揉或摇关节等局部矫形操作法。

【注意事项】

1. 注意孕和/或乳母的保健工作。孕期宜适当的户外活动，多晒太阳；进食富含维生素 D 及矿物质的食物，如骨头汤、动物肝脏；分娩前 3 个月应口服维生素 D 及钙剂。

2. 加强婴幼儿护养。提倡母乳喂养（母乳中含维生素 D 虽不多，但钙磷比例恰当，容易吸收），及时添加辅食，多晒太阳，适当的户外活动，定期体格检查，早发现早治疗。

3. 避免婴儿过早、过多的坐、立、行，并注意坐立和行走的正确姿势。

【按语】佝偻病患儿抗病能力较弱，易外感风、寒、暑、湿等六淫之邪导致感冒、发热、咳嗽、泄泻等，且病程迁延难愈，故早诊早治很重要。推拿治疗早期佝偻病，对缓解症状，促进钙磷的正常代谢具有较好的效果，但需要配合维生素 D 和优质钙剂的适量补充，才能有效避免鸡胸、龟背等畸形的产生。对后遗症期施行矫正手法时应注意手法的操作要领。

第四节　鹅口疮

鹅口疮是以口腔、舌上满布白屑，状如鹅口为主要特征的一种口腔疾病。因其色白如雪片，故又名"雪口"。本病一年四季均可发生，多见于初生儿，久病体虚的婴幼儿及过用广谱抗生素的小儿。孕母嗜食辛辣厚味，胎热内蕴，遗患胎儿；或孕母产道秽毒侵入儿口；或生后喂养不当，妄加肥甘厚味，脾胃蕴热；或护理不当，口腔不洁，秽毒之邪乘虚而入，内外合邪，热毒蕴积心脾。舌为心之苗，口为脾之窍，邪热循经上炎，熏灼口舌而致鹅口疮。此外，患儿先天禀赋不足，素体阴虚，或热病后阴液被灼伤，或久泻损阴，或药物伤阴，致肾阴亏虚，水不制火，虚火循经上炎，熏灼口舌，也可发鹅口。故本病病位在心、脾、肾，轻者治疗及时，预后良好；少数邪盛正虚者，白屑可蔓延至鼻腔、咽喉、气道、胃肠，影响吮乳、呼吸及消化，甚至危及生命。

西医学认为，鹅口疮是由白色念珠菌引起的口腔黏膜炎症，又称口腔念珠菌病或急性伪膜型念珠菌病，是婴幼儿常见的口腔炎。白色念珠菌常在健康人皮肤、肠道、阴道寄生。故该病的发生与乳具消毒不严，乳母奶头不洁，喂奶者手指污染，或出生时经产道感染有关。长期腹泻，较长时间使用广谱抗生素和激素的患儿，机体免疫力普遍下降，容易感染白色念珠菌。

【诊断要点】

1. 新生儿，或久病体弱婴幼儿，有长期使用抗生素或糖皮质激素病史。

2. 以舌上、颊内、牙龈或上颚散布白屑为主要特征。白屑可融合成片，重者可向咽喉处蔓延，影响吮乳及呼吸，偶可累及食管、气管及肠道。

3. 实验室检查：取白屑少许涂片，加 10% 氢氧化钠液，置显微镜下，可见白色念珠菌芽孢及菌丝。

【推拿治疗】

1. **治疗指征**　排除白喉及残留奶块；单纯性鹅口疮早、中期未蔓延至食管、气管及肠道，未引起严重并发症的患儿。

2. **基本治法**　清热泻火。实证治以清泄心脾积热为主；虚证以滋阴降火为要。

3. **基本处方**

（1）患儿取仰卧位。清胃经 300 次，补脾经 300 次，清天河水 100 次；摩腹 2 分钟，揉脐及天枢 100 次；按揉血海、足三里、三阴交，每穴约半分钟。

（2）患儿取俯卧位。摩脊柱 3～5 遍；用食、中二指指面沿脊柱自上而下直推 30 次；捏脊柱，自下而上 3～5 遍；擦肺俞、肾俞、命门和八髎穴，以热为度。

4. **方义**　清胃经可清热化湿，和胃降逆；补脾经可健脾助运，益气养血；清天河水可清心火，利小便，清热而不伤阴；摩腹，揉脐及天枢可消积导滞，清利肠腑；按揉血海、足三里、三阴交，可健脾胃，助运化，清热解毒。摩脊，捏脊，擦肺俞、肾俞、命门和八髎，可调阴阳，理气血，通经络，培元气，温阳通督，提高机体抗病能力。

5. **辨证加减**

（1）心脾积热：在基本处方上加具有清心脾、泄积热作用的操作法。如清心经 200 次，清大肠 300 次，清天河水 300 次，退六腑 100 次；揉小天心 100 次，推小横纹 100 次；开璇玑 50 次；揉龟尾 100 次，推下七节骨 100 次。

（2）虚火上炎：在基本处方上加具有滋肾阴、降虚火作用的操作法。如补肾经 300 次，揉肾顶 100 次，揉二人上马 300 次；清肝经 100 次，清心经 100 次，清小肠 100 次；揉气海及丹田 100 次，振腹 1 分钟；按揉曲池、太冲，每穴约半分钟；推涌泉 100 次。

【注意事项】

1. 注意孕母的健康教育，尤其是孕中、后期的饮食，可有效预防胎毒内蕴引起的鹅口疮。

2. 注意口腔清洁卫生，乳母喂奶前应用温水清洗乳晕，人工喂养则喂养用具要消毒，较大患儿可用淡盐水漱口，防止因喂养不洁引起交叉感染。

3. 倡导母乳喂养，多饮水，添加的辅食宜清淡、易消化，并柔软适口，避免过烫食物损伤口腔黏膜。

4. 加强护理，发现白屑蔓延及咽喉、气管、食道等部位，须及时中西医综合疗法对症处理。

【按语】小儿因具有"脏腑娇嫩、形气未充"的生理特点和"发病容易、转变迅速"的病理特点，鹅口疮初期胎中伏热蕴积心脾，治宜清泻为主，但清泻不宜过急，注意全身调理，观察口腔黏膜变化，保持大便通畅，合理使用补益脾气的操作法，可促使溃疡黏膜的早日愈合。体虚患儿虚火上炎出现溃疡面疼痛、口臭等热象时，适当选用清泻的操作法，如清肝经、心经和小肠，也可促使患儿早日康复，但应中病即止，不可太过。少数严重患儿，病菌可进入血液循环，成为白色念珠菌败血症，病情危重，有时还会引发心内膜炎、脑膜炎等严重疾病，应加强护理，中西医综合诊治。

推拿治疗期间如同时配合局部用药，可缩短疗程，避免鹅口疮的反复发作。轻者可用 2%碳酸氢钠溶液清洗口腔，然后用 1%龙胆紫局部涂擦，每日 2 次。白膜面积较大者可用新配制的制霉菌素溶液（10～20 万 U/mL 加入 5mL 甘油调匀）涂口腔，每日 3 次。

第五节　乳蛾

乳蛾是因邪客咽喉，喉核（扁桃体）血败肉腐致以咽痛、喉核红肿，甚则溃烂化脓为主要表现的一种儿科常见疾病。轻者可无全身症状，重者伴发热恶寒、头身疼痛、咳嗽等。因喉核肿大，状如乳头或蚕蛾，故称"乳蛾"。本病一年四季均可发病，较多见于4岁左右的小儿。咽喉为肺之门户，喉核为该门户之卫士，风寒燥火之邪，经口鼻咽喉入侵，喉核奋力抵抗，热毒积于咽喉，气血壅滞，脉络受阻，肌膜受灼，发为乳蛾；或因肺胃郁热，复感风火燥热之气，热毒上壅咽部而致病。患儿素体虚弱，卫表不固，或热病后伤阴，肺肾阴液不足，水火不济，虚火结于喉部，也可发乳蛾。急性乳蛾治疗不当，可迁延不愈或反复发作，导致慢性乳蛾，慢性乳蛾复感外邪可致急性发作；部分年长儿因未及时或彻底治愈可导致水肿、痹证、心悸等病证，故本病宜早期及时诊治。

西医学认为，本病主要是因为病毒和细菌侵袭扁桃体，使扁桃体组织充血红肿而致，故称"扁桃体炎"或"扁桃体肿大"。其中以病毒感染多见，约占90%以上，主要有呼吸道合胞病毒、流感病毒、副流感病毒、腺病毒、鼻病毒、柯萨奇病毒、埃可病毒、冠状病毒、单纯疱疹病毒等。病毒感染后可继发细菌感染，常见的细菌为溶血性链球菌，肺炎球菌、流感嗜血杆菌等，肺炎支原体亦可引起感染。

【诊断要点】

1. 常有气候骤变未及时添加衣被，外感风寒，或咽痛反复发作等病史。

2. 以喉核肿大或伴红肿疼痛，咽痒不适为主要临床表现。急性乳蛾咽部疼痛明显，扁桃体色红肿大，甚至伴脓性分泌物，患儿食欲不振或一食即哭。可伴发热，恶风，头身疼痛，鼻塞流涕，舌质红，苔薄黄，脉浮数或指纹浮紫等风热表证证候；或壮热不退，吞咽困难，面部赤红，烦躁不安，口臭，大便干燥，舌质红，苔黄厚，指纹青紫等肺胃热盛之象。慢性乳蛾咽部疼痛较轻，扁桃体肿大，但色暗红或淡白，进食有异物感。可伴午后低热，潮热盗汗，虚烦失眠，颧红咽干，舌红少苔，脉细数或指纹青紫等阴虚之象；或面色萎黄无华，疲乏无力，常自汗出，食欲不振，唇色淡白，舌淡，苔薄白，脉细或指纹淡红等肺脾气虚之象。

3. 望诊可见咽部充血，一侧或双侧扁桃体肿大，严重者见脓性分泌物。血象检查提示，病毒感染者血白细胞计数正常或偏低，病毒分离和血清反应可明确病原；细菌感染者血白细胞总数增高，中性粒细胞比例增高，咽拭子培养可有病原菌生长；链球菌引起者血中ASO滴度可增高。

【推拿治疗】

1. 治疗指征　排除烂喉痧、喉关痈、喉癌；单纯性乳蛾未引起严重心肾变证（如风湿热、急性肾炎）的患儿。

2. 基本治法　清热解毒，利咽散结。风热犯咽者兼疏风清热；肺胃热炽者以清泻肺胃为主；肺肾阴虚则以滋阴降火为要；肺脾气虚者主要补益肺脾。

3. 基本处方

（1）患儿取仰卧位或家长抱坐位。黄蜂入洞50次，按揉膻中、天突、承浆、廉泉，每穴约半分钟；拿桥弓，自上而下 3～5 遍；缠法作用于桥弓穴中下部，每侧约 1 分钟。

（2）患儿取俯卧位。用食、中二指指面沿脊柱自上而下直推 100 次；捏脊柱，自下而上 3～5 遍；擦肺俞、脾俞、胃俞、大肠俞，以热为度。

4. 方义 黄蜂入洞，益肺气，通鼻窍；按揉膻中、天突、承浆、廉泉，可疏经通络、调和气血、利咽散结；拿法和缠法作用于桥弓可促进局部血液循环，消肿散结。摩脊、捏脊、擦肺俞、脾俞、胃俞、大肠俞等穴位，可通经络、理气血、调营卫，整体调理与局部调治相结合，提高清热解毒、利咽散结效果。

5. 辨证加减 根据疾病的轻重缓急，乳蛾可分急性乳蛾和慢性乳蛾两种。急性乳蛾发病急、病程短，属实热证，往往伴细菌或病毒感染的全身征象，推拿的同时配合中西药物治疗，可缩短疗程，提高疗效，避免迁延不愈或反复发作。慢性乳蛾常因急性乳蛾治疗不当迁延而致，起病缓，病程较长，多属虚证，推拿临床通过整体调理与局部调治相结合的方法可取得较好的疗效。

（1）风热犯咽：在基本处方上加具有疏风清热作用的操作法。如开天门 50 次，推坎宫 50 次，运太阳 50 次；拿风池 10 次，拿合谷 5 次，运耳后高骨 30 次；清肺经 100 次，清大肠 100 次；分推风门 50 次，分推肺俞 100 次；分推膻中 100 次，揉丰隆 50 次。

（2）肺胃热炽：在基本处方上加具有清泻肺胃作用的操作法。如清肺经 300 次，清胃经 300 次，清大肠 100 次；掐总筋 5~10 次，掐少商 5~10 次；打马过天河 10 遍，退六腑 100 次；开璇玑 50 次，揉脐及天枢 100 次，分腹阴阳 100 次；揉龟尾 100 次，推下七节骨 100 次。

（3）肺肾阴虚：在基本处方上加具有滋阴降火作用的操作法。如补肺经 300 次，补肾经 300 次；揉肾顶 100 次，揉二人上马 50 次，运内劳宫 30 次；按揉足三里 100 次，推涌泉 100 次。烦躁不眠者加清心经 100 次，揉小天心 100 次，摩囟门 1 分钟。

（4）肺脾气虚：在基本处方上加具有补益肺脾作用的操作法。如揉板门 300 次，补脾经 300 次，补肺经 300 次；揉膻中 50 次，摩腹 2 分钟，揉脐及丹田 100 次；按揉血海、足三里、三阴交，每穴约半分钟。

【注意事项】

1. 加强护理，注意根据气候变化及时增减衣被，以防复感外邪加重病情。

2. 注意饮食调理。多饮水，多食蔬菜、水果及清淡易消化食物，忌食辛辣及刺激性食品。

3. 合理安排运动，以增强机体抗病能力。

【按语】由于小儿具有"肺常不足"的生理特点，咽喉又为肺系之门户，故易发乳蛾，并常合并感冒及其他肺系疾患。故推拿治疗时应首先排除烂喉痧、喉关痈、喉癌等咽喉部疾患；其次，如合并感冒者参照感冒治疗，合并发热者参照发热治疗，继发其他肺部感染者应配合中西药物抗感染治疗，才能缩短疗程，提高疗效。若虚证患儿伴营养不良、贫血等应合理喂养，积极防治原发病。哺乳期患儿，可母子同治，以缩短疗程、增强疗效。

第六节 鼻渊（附：腺样体肥大）

鼻渊是指以鼻流浊涕、量多不止为主要特征的一种鼻科常见病和多发病之一，正如《素问·气厥论》曰："鼻渊者，浊涕下不止也。"常伴头痛、鼻塞、嗅觉减退、鼻窦区疼痛等症状，久则虚眩不已，故亦称"脑漏""脑砂""脑崩""脑渊"，男女老幼皆可患病，其中尤以青少年多见。本病多因外感风热邪毒，或风寒侵袭，久而化热，邪热循经上蒸，犯及鼻窍；或胆经炎热，随经上犯，蒸灼鼻窍，或脾胃湿热，循胃经上扰等引起；急性鼻渊失治误治，迁延难愈，形成慢性鼻渊，多为肺脾两虚证。

鼻为肺窍，耳为肾窍，肝开窍于目，脾气通于口，五官皆居头面，常相互影响，又有孔窍与脑海相连，故鼻渊之症，看似只在鼻，却因鼻道阻塞、气机不通等影响他窍或他脏，严重影响患儿的身心健康，须积极防治。

西医学认为，本病主要是因为病毒和细菌侵袭鼻窦，使鼻窦粘膜充血红肿而致，故称化脓性鼻窦炎。鼻窦是鼻腔周围面颅骨的含气空腔，是上颌窦、额窦、筛窦、蝶窦的总称，各窦均有开口与鼻腔相通，它们既可以单独发生病变，也可多个或全部出现炎症，称多鼻窦炎或全鼻窦炎。正常情况下，鼻腔中检出的表皮葡萄球菌、金黄色葡萄球菌、伪白喉杆菌、α-溶血性链球菌、非溶血性链球菌、丙酸杆菌、普氏菌、厌氧球菌、嗜血杆菌、肺炎球菌等致病菌的浓度较低不会引起感染，当游泳时污水进入鼻窦、邻近器官感染扩散、外伤、鼻腔息肉等引起鼻窦开口阻塞时，鼻腔排毒功能下降，以上细菌较长时间停留在鼻腔，并大量繁殖，成为条件致病菌，引发感染。多见于感冒或急性鼻炎之后，过敏性体质及全身性疾病如贫血、流感等亦可导致本病的发生。慢性鼻窦炎常因急性鼻窦炎未能彻底治愈或反复发作而形成。

【诊断要点】

1.有感冒病史，或有发热、头痛、咳嗽、咽炎反复发作等病史。

2.以大量黏性或脓性鼻涕、鼻塞、头痛或头昏为主要症状。症状可局限于一侧，亦可双侧同时发生，部分病人可伴有明显的头痛，头痛的部位常局限于前额、鼻根部或颌面部、头顶部等，有一定规律性。急性鼻渊伴发热及全身不适，发病迅速，病程较短。若治疗不彻底，则迁延为慢性鼻渊，病程较长。

3.检查可见患儿面颊、额头、鼻根等处明显的压痛；鼻腔黏膜充血、肿胀，中鼻甲或中鼻道肿胀，鼻腔或后鼻孔较多的粘性或脓性分泌物。

4.鼻窦X线摄片可发现，窦腔透光度减低，或窦腔内见气液面及黏膜增厚等阳性表现；CT扫描可见窦壁受损及窦腔黏膜病变程度；鼻窦超声波检查可排除窦腔内的息肉或肿瘤等。

【推拿治疗】

1.**治疗指征**　排除鼻中膈偏歪，鼻腔息肉、肿瘤等；单纯性鼻渊未引起严重心脑肾变证（如风湿热、急性肾炎）的患儿。

2.**基本治法**　宣肺通窍。风热犯肺者兼疏风清热；湿热熏蒸者兼清热利湿；肺脾两虚者宜健脾益肺。

3.**基本处方**

（1）患儿取仰卧位或家长抱坐位。清肺经300次，按揉印堂、神庭、百会、阳白、太阳、头维、山根、人中、承浆、天突、鱼际，每穴约半分钟；黄蜂入洞50次，推擦迎香，以热为度。

（2）患儿取俯卧位。用食、中二指指面沿脊柱自上而下直推100次；拿风池5～10次，按揉天柱骨，自上而下5～10遍；按揉风门、肺俞、脾俞，每穴约半分钟。

4. 方义　清肺经能宣肺通窍，祛邪外出；按揉印堂、神庭、百会、阳白等穴可醒脑神、通鼻窍，托毒排脓；黄蜂入洞、推擦迎香以促进局部气血运行，宣肺通窍。推脊柱、拿风池、按揉天柱骨可疏风清热，理气通窍；按揉风门、肺俞、脾俞补肺固表，健脾化痰，益气通窍。

5. 辨证加减

（1）风热犯肺：在基本处方上加具有疏风清热作用的操作法。如开天门 50 次，推坎宫 50 次，运太阳 50 次；拿风池 10 次，拿曲池 5 次，运耳后高骨 30 次；揉板门 100 次，清大肠 100 次；分推风门 50 次，分推肺俞 100 次。

（2）湿热熏蒸：在基本处方上加具有清热利湿作用的操作法。如补脾经 300 次，清胃经 300 次，清肝经 100 次，清大肠 100 次；清天河水 100 次，退六腑 100 次；按弦走搓摩 50 次，摩中脘 2 分钟，揉脐及天枢 100 次，分腹阴阳 100 次；揉龟尾 100 次，推下七节骨 100 次。

（3）肺脾两虚：在基本处方上加具有健脾益肺作用的操作法。如揉板门 300 次，补脾经 300 次；推三关 100 次，揉外劳宫 50 次；揉膻中 50 次，摩腹 2 分钟，揉脐及丹田 100 次；按揉足三里、三阴交，每穴约半分钟；捏脊柱，自下而上 3～5 遍，擦肺俞、脾俞、八髎，以热为度。

【注意事项】

1. 积极治疗外感疾病，感冒患儿应加强护理，注意清洁鼻腔，及时去除积留的鼻涕，保持鼻道通畅。出门戴口罩，避免鼻腔感染。

2. 饮食宜清淡，多饮水，多食含钙及维生素丰富的绿色食品，少食辛辣刺激食物。

3. 注意劳逸结合，积极进行呼吸锻炼，以增强机体抗病能力。

【按语】小儿素有"肺常不足"的特点，鼻为肺窍，肺为娇脏，鼻气通于天，所以，外感六淫之邪易犯鼻，引发鼻渊，并常合并感冒及其他肺系疾患，合并感冒者可参照感冒治疗，合并发热者参照发热治疗，继发其他肺部感染者应配合中西药物抗感染治疗，才能缩短疗程，提高疗效。

本病重在预防，除注意均衡营养、积极锻炼身体等以提高机体抗病能力外，教会家长平时注意保健推拿也是预防其反复发作的重要方法之一。首先，要求家长每天清晨起床前和晚上睡觉前捏脊 3～5 遍，擦腰骶部，以热为度。其次，要求每天搓擦迎香、山根、印堂等鼻周穴位，以鼻腔透热为度。另外，要注意擤鼻涕的方法，尤其是鼻腔有分泌物而鼻塞严重时，可先搓擦鼻旁至热，再按住一侧鼻旁，吹出另一侧的鼻腔分泌物，以避免双侧同时用力擤鼻而致邪毒逆入耳窍，引发耳窍病症。

附：腺样体肥大

腺样体肥大是因为小儿反复上呼吸道感染而造成的病理性增生，临床出现鼻腔通气不畅，张口呼吸的症状，尤以夜间加重，出现睡眠打鼾、睡眠不安，患儿常不时翻身，仰卧时更明显，严重时可出现睡眠呼吸暂停综合征。本病最多见于儿童，常与慢性扁桃体炎、扁桃体肥大合并存在。鼻腔镜或鼻咽部 X 线可见肥大的腺样体。

【诊断要点】

1. 常有反复上呼吸道感染病史。

2. 鼻部长期鼻塞、流涕和闭塞性鼻音（声嗡）三联征，耳闷胀，耳鸣，听力下降，入睡时鼾声，张口呼吸，睡眠不安，可伴有阵咳及呼吸困难。

3.部分患儿长期张口呼吸，影响面部骨骼发育，颌骨变长，腭骨高拱，牙列不齐，上切牙突出，唇厚，缺乏表情，表现出"腺样体面容"。

4.用手指做鼻咽触诊发现，鼻咽顶及后壁可扪及柔软块状物；口咽检查见硬腭高而窄，咽后壁见黏性分泌物从鼻咽部流下，多伴扁桃体肥大；前鼻镜检查可见鼻腔内大量分泌物，黏膜肿胀；鼻咽侧位片可测量鼻咽气道的阻塞程度；CT 可见鼻咽腔变形变窄，后壁软组织增厚，密度均匀；纤维鼻咽镜检查显示，鼻咽顶部和后壁可见表面有纵行裂隙的分叶状淋巴组织，像半个剥了皮的小桔子，常常堵塞后鼻孔三分之二以上。

【推拿治疗】

1.治疗指征　非严重感染，未并发严重心、脑、肾病变的患儿。

2.基本治法　活血化瘀，益气通窍。

3.基本处方

（1）患儿取仰卧位。开天门 100 次，推坎宫 100 次，揉太阳 50 次，揉耳后高骨 50 次，推擦迎香 100 次，清肺经 300 次。

（2）患儿取俯卧位。摩脊柱 3～5 遍，擦肺俞、脾俞，以热为度。

4.方义　开天门，推坎宫，揉太阳，揉耳后高骨，可疏风通络，调和营卫；推擦迎香，清肺经，可起到活血化瘀，益肺气、通鼻窍的作用；摩脊柱，擦肺俞、脾俞可健脾和胃，补益肺气，理气化痰，活血通窍。诸法合用，起到活血化瘀、益气通窍的作用。

【注意事项】

1.加强锻炼，增强体质，提高机体免疫力；积极减肥，治疗原发病，预防感冒。

2.加强呼吸训练，每息可适当延长呼气和吸气时间，提高肺通气功能。

【按语】腺样体肥大不及时治疗，表现出"腺样体面容"，不仅影响患儿的身体健康，还会影响患儿的心理健康，需要家长高度重视，早期发现，早期治疗。当孩子出现相应症状时，应及时前往医院检查是否有腺样体肥大。同时随着年龄的增长，腺样体将逐渐萎缩，病情可能有所缓解。本病疗程较长，应提前告知家长，鼓励家长树立信心，持之以恒。

第七节　斜视

斜视是指以双眼在注视目标时，一眼的视线偏离目标为主要表现的一种儿童时期常见的眼科病证。由于长期不正确的用眼姿势或眼周肌群发育异常使某些眼外肌调节紊乱，或颅脑内的炎症、肿瘤、血管疾病、外伤等致支配眼肌的神经受损均可引起斜视。前者引起共转性斜视，后者常为非共转性斜视（麻痹性斜视），其中小儿以共转性斜视为多。

中医学认为，先天禀赋不足或后天失养，气血生化不足，肝血虚无以养筋，虚风内动，外邪侵袭脉络，阴阳失衡，脉络不和，目筋拘急，皆可导致斜视，属中医学"风牵偏视"范畴，俗称"斜白眼"或"斗鸡眼"。

【诊断要点】

1.有长时间偏视某物或颅脑疾病或头面部外伤等相关病史。

2. 以双眼注视前方时，其中一眼明显偏斜为主要特征。偏向鼻侧的为内斜视，偏向颞侧的称外斜视。共转性斜视眼球运动正常，无复视、头昏及代偿性头位现象，但两眼视力差别较大，经常斜视的一眼视力减退明显。麻痹性斜视可伴视物双影、眩晕、恶心、头偏斜等症状。

3. 眼科检查可确定斜视的程度和类型，并排除各种眼底疾病。

【推拿治疗】

1. 治疗指征 排除颅内、眼内占位性病变引起的斜视，其中尤以共转性斜视疗效较好。

2. 基本治法 活血通络，祛风牵正。

3. 基本处方

（1）患儿取仰卧位或家长抱坐位。补脾经 300 次，清肝经 100 次，捣小天心 30 次；按揉双侧阳陵泉、足三里、光明、三阴交、太冲，每穴约半分钟；拿合谷 5～10 次。

（2）患儿取仰卧位。开天门 50 次，推坎宫 50 次，揉太阳 100 次；按揉睛明、攒竹、瞳子髎、丝竹空、球后、四白、阳白、鱼腰、承泣、下关、牵正等穴位（其中，外斜视重点按揉以睛明、攒竹为主的眼内侧穴位；内斜视重点按揉以瞳子髎、丝竹空为主的眼外侧穴位；上斜视重点按揉以球后、四白为主的眼周穴位；下斜视重点按揉以阳白、鱼腰为主的眼周穴位），每穴约半分钟；抹前额、眼眶各 3～5 遍；熨眼 2 分钟。

（3）患儿取坐位。拿肩井 5～10 次，拿风池 5～10 次；拿头部五经、拿颈项各 3～5 遍；扫散头颞侧 3～5 遍。

4. 方义 补脾经可健脾益气；清肝经能清虚火，缓拘急；捣小天心，按揉阳陵泉、足三里、光明、三阴交、太冲等穴，拿合谷，可以定惊、止痉、缓急，活血通络，祛风牵正；开天门，推坎宫，揉太阳，揉睛明，按揉攒竹、鱼腰等眼周穴位，可活血通络，缓解眼部疲劳，促进眼部的气血运行；抹前额、眼眶，熨眼，进一步缓解眼部肌群的痉挛，祛风牵正。拿肩井，拿风池，拿头部五经、拿颈项，扫散头颞侧，进一步促进头面部的气血运行，疏风通络，活血牵正。

5. 辨证加减

（1）风邪中络：在基本处方上加具有祛风散寒，通络牵正作用的操作法。如按揉翳风 100 次，按揉天柱骨 100 次，运耳后高骨 30 次；揉小天心 100 次。

（2）肝阳上扰：在基本处方上加具有平肝潜阳，息风通络作用的操作法。如清肝经 100 次，揉按百会 100 次，按揉四神聪 100 次，掐老龙 10 次，掐山根 10 次。

（3）精血不足：在基本处方上加具有健脾益气，养血祛风作用的操作法。如揉板门 100 次，运水入土 50 次；捏脊，从上到下 3～5 遍；按揉脾俞、胃俞、肾俞，每穴约半分钟；擦脾俞、肾俞、八髎，以热为度。

【注意事项】

1. 加强健康教育，注意纠正不良的用眼习惯。

2. 注意调节饮食，忌食肥甘厚味。避免感受风寒而加重病情。

3. 注意视觉训练。即治疗期间有意识地让患儿作指鼻、注视固定目标等训练，以纠正斜视。

【按语】婴儿因鼻骨尚未发育完全，双眼的距离较近，容易被误诊为内斜视，应注意关注婴幼儿眼部的发育与姿势，定期检查，并及时干预。推拿治疗小儿斜视需早发现、早诊断、早治疗。病程越短，年龄越小，疗效越好。治疗期间最好再配合遮眼法，即将固视眼遮蔽，强迫使用斜视眼，以提高斜视眼的固视能力和视力。

第八节　近视

近视是指因眼球前后径过长、屈光不正、眼睫状肌痉挛等原因使光线进入眼球后，聚焦于视网膜之前形成的以视近物清晰，视远物模糊为主要表现的内障类眼病。形成的原因很多，其中以不良用眼习惯，如阅读、书写、近距离工作时的照明不足或光线强烈，姿势不正，用眼持续时间过久等为主要因素。

中医学认为，先天禀赋不足，阴精亏损；心阳不足，目窍失去温养；脾虚气弱，化源不足，影响升清输布；肝肾亏虚，目不得血濡养；髓海空虚，目失所养等是造成近视的内在因素，亦称之为"能近怯远"症。

【诊断要点】

1. 以青少年学生为多见，多有长期近距离视物史。

2. 视近物清晰，视远物模糊。

3. 目测视力：国际标准视力低于 0.8，对数视力低于 4.9。

4. 眼底镜、验光等检查屈光度，< –3D 为轻度近视；–3D ～ –6D 之间为中度近视；≥ –6D 为高度近视。

【推拿治疗】

1. **治疗指征**　排除视网膜黄斑等眼底病变；单纯性近视，其中尤以假性近视疗效明显。

2. **基本治法**　补养精血，通经活络。

3. **基本处方**

（1）患儿取仰卧位。开天门 50 次，推坎宫 50 次，揉太阳 100 次；按揉风池、耳后高骨、翳风，每穴约 1 分钟；一指禅推眼眶周围 3 ～ 5 遍，并从内向外抹眼眶 5 ～ 8 遍，拿睛明 10 ～ 15 次，点按阳白、攒竹、鱼腰、瞳子髎、承泣、四白、颊车、下关等穴，每穴 1 ～ 3 分钟；熨眼 3 分钟。

（2）患儿取俯卧位。捏脊 3 ～ 5 遍，点按心俞、肝俞、脾俞、肾俞、足三里、光明等穴，每穴约 1 分钟；横擦腰骶部，以热为度。

（3）患儿取坐位。按揉天柱骨 5 ～ 10 遍；自上而下拿头部五经，拿颈项、拿肩井、拿双侧上肢 3 ～ 5 遍。

4. **方义**　开天门、推坎宫、揉太阳可明目开窍；按揉风池、耳后高骨、翳风可改善脑部和眼部供血；一指禅推眼眶及刺激眼周穴位可疏通眼睛周围局部经络，益气养血，缓解眼疲劳；捏脊，点按脾俞、肝俞、肾俞等穴可调整全身脏腑经络，滋补肝肾，补益气血；按揉天柱骨、拿头部五经、拿颈项、拿肩井、拿双侧上肢进一步宣发气血、开窍通络。

5. **辨证加减**

（1）心阳不足：在基本处方上加具有温补心阳、健脾益气作用的操作法。如补脾经 300 次，推三关 100 次，揉外劳宫 50 次；揉膻中 100 次，摩腹 3 分钟，揉脐及丹田 100 次；擦肺俞、心俞、脾俞、胃俞、大肠俞，以热为度。

（2）肝肾两虚：在基本处方上加具有滋阴养血、清肝明目作用的操作法。如补肾经 300 次，揉肾顶 100 次，清肝经 100 次；摩腹 2 分钟，揉气海及丹田 100 次；擦肝俞、脾俞、肾俞、命门、八髎，以热为度；推涌泉 100 次。

【注意事项】

1. 手法力求轻柔，注意手部卫生，施术时注意避免碰触眼球。

2. 纠正不良姿势，养成正确的用眼习惯。

3. 每天坚持做眼保健操。

4. 确诊为真性近视者，应佩戴适宜的矫正眼镜。

【按语】推拿治疗近视的目的是调和气血，解除眼肌疲劳，进而改善视力。病程越短，疗效越好，尤其对假性近视。但疗程较长，治疗期间必须嘱患儿配合营养支持、用眼卫生、坚持做眼保健操，并注意调节患儿的情绪，使之能始终愉快地坚持治疗。

第九节　疝气

疝气是指因咳嗽、喷嚏、用力过度等原因致腹腔压力突增，引起腹内脏器或组织离开了原来的部位，通过人体间隙、缺损或薄弱部位进入到另一部位，产生以阴囊、小腹肿胀疼痛为主要症状的一种常见疾病。腹内脏器或组织通过腹壁或薄弱区向体表突出，在局部形成一肿块者称为腹外疝，进入原有腹腔间隙囊内者，称腹内疝。小儿常见腹外疝中的脐疝和腹股沟斜疝，俗称"小肠串气"，6 个月至 14 岁儿童的疝气多为先天性解剖异常所致。

中医学认为，本病多由先天禀赋不足，后天失养，气虚不能统摄筋肉组织而发。

【诊断要点】

1. 有哭闹、咳嗽、喷嚏、便秘等病史。

2. 以阴囊、小腹肿胀疼痛为主要特征。影响患儿的消化功能可出现下腹部坠胀、腹痛、便秘、神疲乏力等症状。因腹股沟部与泌尿生殖系统相邻，腹股沟斜疝患儿可因疝气的挤压影响睾丸的正常发育。

3. 触诊可扪及质地柔软、大小不等、可移动的肿块，必要时可行腹股沟外环冲击试验，透光试验可用于鉴别鞘膜积液和腹股沟斜疝。B 超可以确诊。

【推拿治疗】

1. 治疗指征　2 岁以内单纯性脐疝和腹股沟斜疝患儿。即排除嵌顿性疝、绞窄性疝等其他类型，或伴睾丸鞘膜积液、子宫圆韧带囊肿或精索囊肿、睾丸下降不全等并发症。

2. 基本治法　疏肝理气，健脾益肾。

3. 基本处方

（1）患儿取仰卧位。清肝经 100 次，补脾经 300 次，补肾经 300 次；摩腹 3 分钟，揉丹田 100 次；振腹 1 分钟。

（2）患儿取俯卧位。摩脊柱，自上而下 3～5 遍；捏脊柱，由下而上 3～5 遍；擦肾俞、命门和八髎穴，以热为度；揉龟尾 300 次，推上七节骨 100 次。

4. 方义　清肝经、补脾经、补肾经以疏理肝气，健脾益气，补肾固本；摩腹、揉丹田、振腹以健脾和胃、温固下元；摩脊柱、捏脊以补益气血，调整脏腑功能；擦肾俞、命门、八髎，揉龟尾，推上七节骨以升阳举陷，益肾固本。

5. 辨证加减　小儿疝气可根据疝囊突出的位置及类型不同进行分型施治，推拿临床常在基本处方基础上按脐疝和腹股沟斜疝分型治疗。

（1）脐疝：在基本处方上加具有健脾益肾作用的操作法。如摩中脘2分钟，揉脐及天枢100次；按揉水分、下脘、阴交、气海、关元、足三里、三阴交、肾俞、脾俞等穴，每穴约半分钟。

（2）腹股沟斜疝：在基本处方上加具有疏肝理气作用的操作法。如按弦走搓摩50次，按揉膻中、章门、外陵、水道、归来、气冲、髀关、天枢、足五里、阴廉、急脉、三阴交、太冲等穴，每穴约半分钟。

【注意事项】

1. 加强护理，注意休息，减少哭闹、咳嗽、便秘的发生。

2. 加强腹部肌肉的锻炼。

3. 疝气嵌顿，应及时手术治疗。

【按语】小儿疝气可在出生后数天、数月或数年后发生，通常在小孩哭闹、运动、用力大便后发现，腹股沟斜疝有时会延伸至阴囊或阴唇，影响患儿生殖系统的正常发育。孩子哭闹时，疝气包块鼓起，安静或卧床休息时常可以消失。推拿治疗对单纯性脐疝或腹股沟斜疝有较好的疗效，但应提倡早发现、早治疗，且在推拿的同时配合疝气带治疗，会取得较好的疗效。若发现后半年内不愈合者，应考虑手术治疗。另外，若包块逐渐增大，不能自行回纳，或包块卡住不能回复原位，会诱发嵌顿性疝，使进入疝囊的小肠发生肠梗阻、肠坏死等危险情况，必须及时手术治疗。

第十节　儿童单纯性肥胖症

儿童单纯性肥胖症是指儿童体内的热量摄入远远大于消耗与利用，造成脂肪在体内积聚过多，进而导致体重超常的一种综合征。儿童单纯性肥胖症形成原因尚不明确，可能是一种由特定的生化因子引起的一系列进食调控和能量代谢紊乱的疾病，属多因素的营养障碍性疾病，其发病过程是过剩的能量以脂肪的形式逐渐积存于体内的过程。流行病学调查显示，儿童单纯性肥胖症的发病率呈逐年增高的趋势，我国目前为5%～8%。肥胖不仅影响儿童的身心健康，其中50%～80%的肥胖患儿还会延续发展为成人肥胖，进而增加了患心血管疾病、糖尿病、胆石症、痛风等疾病的危险性，故对本病的防治应引起家庭和社会的重视。

中医学认为，肥胖症的发生主要与先天禀赋异常、饮食不节、运动过少及脏腑功能失调等因素有关，属"肥人""胖人""脂膏""痰浊""肥满""痰湿"等范畴。发病机制主要责之于气虚、痰、湿、瘀等几个方面，具体表现为气虚即阳虚为本，阴盛即水湿、痰瘀、脂质浊阴之邪为标，其中气虚又主要是以脾肾功能失调为病理基础。病理机制为本虚标实，本为脾胃不足，运化失司，甚者脾肾阳虚；标为痰、湿、热、滞为患；病位在脾、胃、大肠，涉及肝、肾。

【诊断要点】

1. 小儿体重超过同性别、同身高参照人群均值20%以上即可诊断为肥胖症。超过

20%～29%者为轻度肥胖，超过30%～49%者为中度肥胖，大于或等于50%者为重度肥胖。肥胖可发生于任何年龄，但最常见于婴儿期、5～6岁和青春期。

2. 以形体肥胖，喜食肥甘，疲乏无力为特征。虚胖患儿伴少气懒言，头晕胸闷，动则汗出，舌淡苔薄，指纹色淡或脉细弱等脾虚湿阻证候；或浮肿尿少，四肢厥冷，动则气喘，舌淡苔嫩，指纹色淡或脉虚无力等脾肾阳虚证候。实胖（痰脂瘀积）患儿兼见头重肢困，多食善饥，口臭，苔腻，指纹紫滞或脉滑等胃热湿阻型证候；或烦躁易怒，胸胁胀满等肝郁气滞型证候。临床上常表现为虚实夹杂，即本虚标实之证。

3. 实验室检查：血清胆固醇、甘油三酯和低密度脂蛋白不同程度增高；常有高胰岛素血症，血生长激素水平减低，生长激素刺激试验的峰值也低于正常儿童。超声检查部分患儿可发现脂肪肝。

【推拿治疗】

1. 治疗指征　儿童单纯性肥胖症患儿。即排除累及下丘脑的创伤、肿瘤、炎症及局部手术等引起的下丘脑性肥胖；库欣综合征等糖皮质激素过多性肥胖；甲状腺功能低下等内分泌疾病引起的肥胖；Alstrom 综合征、Prader-Willi 综合征及 Laurence-Moon-Biedl 综合征等遗传性疾病引起的肥胖。

2. 基本治法　温阳健脾，化痰除湿祛瘀。虚胖患儿重在健脾益气，实胖患儿以化痰除湿祛瘀为主。

3. 基本处方

（1）患儿取仰卧位。补脾经 500 次，清胃经 300 次，清大肠 300 次；开璇玑 50 次，摩腹 10 分钟，揉脐及天枢 100 次；点按水分、气海、天枢、滑肉门、外陵、大横等穴，每穴约半分钟。

（2）患儿取俯卧位。捏脊 3～5 遍，依次按揉肺俞、脾俞、胃俞、大肠俞、膀胱俞等，每穴约半分钟；揉龟尾 500 次，推下七节骨 300 次。

4. 方义　补脾经、清胃经、清大肠可健脾化湿、清热泄浊；开璇玑、摩腹、揉脐及天枢可提升气机，助脾化湿，消胀除满；水分、气海、天枢、滑肉门、外陵、大横等穴可助行气行水，化痰消饮；捏脊，按揉肺俞、脾俞、胃俞、大肠俞、膀胱俞等可疏通经络，温化寒饮，消脂消浊；揉龟尾和推下七节骨可增强消积导滞之功，促进排气排便，提高新陈代谢，从而达到减肥的目的。

5. 辨证加减　肥胖的临床分型可采用多种方法，如根据患儿的腰 - 臀围比值（腰围是以肋缘与髂嵴中点为水平的周径，臀围是以臀部最突出点为水平的周径）WHR 可分为周围型肥胖和中心型肥胖，WHR < 0.8 为周围型肥胖，WHR ≥ 0.8 为中心型肥胖；根据肥胖的脏腑辨证，可分为脾虚湿阻型、脾肾阳虚型、胃热湿阻型和肝郁气滞型等；根据肥胖的全身表现可分为虚胖和实胖两类。推拿临床常在基本处方基础上按虚胖和实胖随症加减。

（1）虚胖：在基本处方上加具有健脾益气、消脂减肥作用的操作法。如补肾经 300 次，推三关 100 次，揉外劳 100 次；摩中脘 3 分钟，振腹 1 分钟或以热为度；按揉臀部 2 分钟，推箕门 100 次；按揉神阙、关元、足三里、血海、三阴交，每穴约半分钟；由下而上摩脊柱 3～5遍，擦肺俞、脾俞、胃俞、肾俞、大肠俞和八髎穴，以热为度。

（2）实胖：在基本处方上加具有化痰除湿、祛瘀消脂作用的操作法。如揉板门 200 次，清小肠 300 次，运内八卦 100 次；按弦走搓摩 100 次，分腹阴阳 300 次；按脊柱，自上而下 5 遍；按揉足太阳膀胱经背部第一侧线和第二侧线，由上而下 3 ～ 5 遍；拿风池、肩井、曲池、合谷、委中、承山、昆仑等穴，每穴 5 ～ 10 次。

【注意事项】

1.加强饮食指导。儿童处于生长发育阶段，禁食不能作为减肥方法，应根据患儿的具体情况，教会家长或患儿计算每天所需的热能和营养物质，合理饮食。

2.适度的运动锻炼。适度的运动能促进脂肪分解，并使脂肪合成减少，蛋白质合成增加，促进肌肉的发育。但过量则会使食欲大增、心慌气促。故运动要循序渐进，以活动后轻松愉快、不感觉疲劳为原则。

3.注意心理调节。肥胖儿童的体形臃肿，动作笨拙，在集体活动中常成为取笑的对象，容易造成自卑、抑郁等不良心理现象，应注意纠正。

【按语】肥胖给患儿的身心带来许多危害。目前西药治疗肥胖症的常规减重药物如苯丙醇胺、芬特明、右芬氟拉明、芬氟拉明、西布曲明、奥利司他等尽管有一定疗效，但副作用明显，且具有成瘾性，不适宜儿童使用。儿童处于生长发育的最佳时期，传统减肥用的节食疗法也不可取。推拿运用手法治疗不仅安全简便，而且它是医者与患儿直接接触的一种治疗方法，在整个治疗过程中，医生不仅可通过手法刺激达到治疗效果，而且还可通过语言和患儿进行充分的交流，使患儿了解肥胖的一般常识及其危害性，自觉地从饮食、睡眠、运动等多方面配合医生的治疗。这样，不仅可治疗患儿的疾病，还可促进患儿的心理健康，这种治疗方法越来越被人们认同并广泛应用于临床。但是，肥胖的形成是多因素长期慢性积累的过程，治疗的疗程也相对较长，我们还是提倡以预防为主。

第九章　小儿推拿治未病

第一节　概述

一、小儿推拿治未病的概念

　　要理解治未病的含义，首先需要理解"病""未病"以及"治"的概念。"病"，就是疾病的简称，《说文解字》载："疾者病也，病，疾加也。"清代以来对疾病的认识均是如此，即病较重，疾乃较轻之病。而现在常把"疾病"并做一个词用，治未病中的这个"病"字，就代表了一切机体失常的状态，而医学的作用是对机体异常状态的治疗与纠正。

　　治未病中的"未病"首先是无病，也就是"五脏元真通畅"的状态。元气和真气，是机体中最根本之气，而五脏元真，则是指五脏中藏而不露的"脏真之气"，五脏元真充实、营卫通畅足以抵抗外邪，是谓"正气存内，邪不可干"；其次是未成之病，机体已受到外邪侵袭或阴阳有所偏颇，但正气尚能抵御，若不加重视，不予以调整或适当干预，将会向疾病方向发展。正如目前很多的体检项目能够在疾病的早期发现体内环境异常，或机体平衡紊乱，但是并没有形成病态；再者是未发之病，《史记·扁鹊仓公列传》载："君有疾在腠理，不治将恐深。"此时疾病其实已经存在，只是未表现出来，这种状态就是未发之病。如一些早期的糖尿病、高血压病患者，早期可能无明显症状和不适，等到疾病发展到影响正常生活时，才被认为是疾病状态，但实际上已经到了疾病发作期；然后就是未传之病，疾病已经发生，尚未产生传变，引起其他疾病或并发症。如临床常见的病毒性感冒，可在一定条件下转变为病毒性肺炎、脑炎、心肌炎等，在临床中就需要研究各种疾病的继发病或者并发症，能够预测到疾病可能的发展方向，以防止其进一步发展；最后就是未复之病，许多疾病容易反复发作，如呼吸道感染、哮喘、过敏性鼻炎等，对这类疾病需要愈后适当干预以防止复发。中医学认为，脏腑之间存在生克制化的关系，疾病的发展传变主要包括母子传变、乘侮传变以及表里内外之经络与脏腑的传变，疾病发生后可以通过对这些传变规律的分析进行有效干预。

　　治未病的"治"在医疗体系中除了治疗的含义之外还包含了"养""调""防"等概念。"治"就是调和机体阴阳平衡，将失衡部分予以纠偏，达到新的平衡状态。《素问·阴阳应象大论》曰："邪风之至，疾如风雨。故善治者治皮毛，其次治肌肤，其次治筋脉，其次治六腑，其次治五脏。治五脏者，半生半死也。"阐述了外感疾病的传变规律，强调了疾病治疗中早诊早治的重要性。"养"就是保养，主要指保养正气，保持机体正常的生理功能，诚如《素问·上古天真论》中所言："恬惔虚无，真气从之，精神内守，病安从来。""调"就是调和，包含调和阴阳气血，以及调节不合理的生活起居和饮食方式，使机体达到一种和谐的状态，所谓"气血冲和，万病不生"。"防"可以理解为有针对性的提前干预，以防止疾病的发生和传变，"防"作为治未病的核心，一定程度上含有"养"和"调"的内容，都是为了防止机体失衡和异常状态的发生。因此，治未病的含义可概括为未病之前，调护自身正气；欲病之前，防止疾病的发生；已病之后，防止疾病的传变；疾病愈后，防止疾病复发，其本质就是以中医理论为指导，根据疾病发生、发展规律，采用适当的辨识评估和干预方法，将"养、调、防、治"手段结合在一起，对机体失衡状态进行综合治理。治未病作为中医防治疾病的核心思想之一，多体现在中医学的基本治则理论中，长期影响并指导着中医学的发展。故小儿推拿治未病是指在中医治未病思想的指导下，运用按、摩、推、揉、捏、拿等推拿手法在特定穴位或部位上进行适当刺激，以调整小儿脏腑、气血、经络功能，调和阴阳，以达到"未病先防、欲病防发、既病防变、愈后防复"的目的，即包括在未病之前，调护正气，以抵御病邪；欲病之前，鼓舞正气，防止疾病的发生；已病之后，固守正气，避免疾病的传变；疾病痊愈后，助长正气，防止疾病复发等四方面内容。

孙思邈《备急千金要方》中"小儿虽无病，早起常以膏摩囟上及手足心，甚辟风寒"是推拿防治小儿疾病的最早文字记载。《肘后备急方·治卒心痛方》曰："拈取其脊骨皮深取痛引之，从龟尾至顶乃止，未愈更为之。"其提出的捏脊疗法至今仍在儿科广泛运用。《灵枢·逆顺肥瘦》云："婴儿者，其肉脆血少气弱。"小儿脏腑娇嫩，形气未充，如若护养不当，易损伤正气；失治误治，更会耗伤正气，变生他病。平时即需增强体质，病时亦须谨慎而为，运用小儿推拿手法在疾病各个阶段进行调理，以确保健康。

21世纪，医学模式已经发生巨大变化，预防疾病发生、干预病前状态是现代社会对医学提出的新要求，与中医学中的防患于未然、防微杜渐等哲学思想相契合。中医治未病的理念源于《黄帝内经》，后世医家又在此基础之上，推求经旨、发挥己见，结合临床实践，逐步形成相对完善的系统学说，主要包括未病先防、欲病防发、既病防变、愈后防复四大方面。小儿推拿治未病是中医治未病的一个重要组成部分，鉴于小儿生理、病理特点，小儿推拿治未病注重调补肺脾肾之不足、祛心肝之有余，有着耐受性好、疗效迅捷、无毒副作用等优势。在中医整体观念、辨证施治理论指导下，小儿推拿运用一定手法刺激特定穴位和部位，调整小儿气血、经络功能，从而达到防治疾病的目的，在临床及保健机构中运用广泛。

在中医学理论体系形成之前，中华民族就已经有了预防疾病的初步认识和具体活动，如建造居所、制作衣物，以抵御风雨侵袭；外敷草药、针砭熏灼，以减少疾病的发生，逐渐形成较为原始的治未病思想。《商书·说命》记载："惟事事，乃其有备，有备无患。"这种防患于未然的思想逐渐渗透到了医学界，《周易》已有这样的记载："水在火上，既济。君子以思患而豫防之。"在《黄帝内经》中，治未病理论正式被提出。"治未病"一词首见于《素问·四气调神大论》："是故圣人不治已病治未病，不治已乱治未乱，此之谓也。夫病已成而后药之，乱已成而后治之，譬犹渴而穿井，斗而铸锥，不亦晚乎！"《灵枢·逆顺》中曰："上工治未病，不治已病，此之谓也。"《黄帝内经》提到的未病包含无病状态、病而未发、病而未传几层含义，历代医家在《黄帝内经》基础之上，结合各自的临床实践，将治未病的理念推广、应用于防止疾病的发生、发展及病后的康复，甚至扩展到日常做人做事上，逐渐完善了治未病理论。

汉·张仲景将治未病的理念贯穿于《伤寒杂病论》全书，其中"上工治未病"被列为《金匮要略》全书之首，开篇之纲；《伤寒论》中虽无"治未病"之文，但六经辨证理论体系和理、法、方、药运用规律处处体现出治未病之意。治未病的思想在仲景学术中已形成较完整的理论体系，包括未病先防、既病早治、已病防传、已变防逆、初瘥防复等方面。《金匮要略》指出："夫人禀五常，因风气而生长，风气虽能生万物，亦能害万物……若五脏元真通畅，人即安和，客气邪风，中人多死。"体现了"未病先防"的重要性。《金匮要略》开篇即云："服食节其冷、热、苦、酸、辛、甘，不遗形体有衰，病则无由入其腠理。"《金匮要略》载"适中经络，未流传脏腑，即医治之。四肢才觉重滞，即导引吐纳，针灸膏摩，勿令九窍闭塞"，体现了"既病早治"，防微杜渐，将疾病消灭在萌芽状态的思想。《金匮要略》中提及："夫治未病者，见肝之病，知肝传脾，当先实脾，四季脾旺不受邪，即勿补之……此治肝补脾之要妙也。"举例说明了治疗杂病时防止脏腑相传的方法，强调了"已病防传"的思想。《伤寒论》末篇设有"辨阴阳易瘥后劳复病脉证并治"专论，意在提示医、患注意预防疾病复发，如有"以病新瘥，人强与谷，脾胃气尚弱，不能消谷"，强调重视调养脾胃，循序渐进。东汉末年，华佗模仿虎、鹿、熊、猿、鸟五种禽兽的动作，创立"五禽戏"，具有动静结合、刚柔并济的特点，可活筋骨、利关节、调气血、益脏腑、养精神，同时不提倡激烈运动，主张"不当使极耳"，即应使用"小劳之术"。以上均体现出"初瘥防复"的思想。

晋·葛洪是当时治未病的先导者。其主张"养生以不伤为本"，所著《肘后备急方》中提出："导引疗未患之疾，通不和之气，动之则百关气畅，闭之则三宫血凝。实养生之大律，祛病之玄术矣。"隋代巢元方在《诸病源候论》中再次完善了气功方面的论述，指出气功可疏通经络、调和气血，达到强身保健、预防疾病的作用，初步奠定了气功在治未病中的重要地位。

唐宋时代，治未病理论得到进一步发展。医学大家孙思邈将疾病分为未病、欲病、已病三个阶段，"欲病"是人体内已有病理因素存在但尚未导致疾病的病前状态，是介于未病与已病之间的中间状态；此时人体脏腑阴阳已有偏颇，正气内存，但尚未引起脏腑功能的失调，仅有"苦似不如平常"；但若"隐忍不治"，任其发展，则最终发展为"已病"。并在此基础上提出"上医医未病之病，中医医欲病之病，下医医已病之病"。孙思邈强调治未病重在养性，其在《备急千金要方·养性》中提道："夫养性者，欲所习以成性，性自为善，不习无不利也……善养性者，则治未病之病，是其义也。"《备急千金要方》中记载了一整套养生延年的方法，倡导更为具体细致的养生保健措施，如发宜常梳、齿宜常叩、耳宜常搓、腹宜常摩等，并且首次在《备急千金要方》中提出阿是穴，让即便不懂经络的人也能够找到灸刺皆验的穴位。南宋王执中提出，用脐灸可以增补元气、强身健体、延年益寿。窦材在《扁鹊心书》中再次肯定了灸法的功效，认为灸法是各种养生保健法的首位，主张常灸并且早灸中脘、关元、气海、命关等穴位，无病时可预防保健，既病后可防病传变。张杲在《医说》中提及"三里者，五脏六腑之沟渠也，常欲宣通，即无风疾"，认为灸足三里亦预防中风。北宋庞安时十分重视地理、体质与发病类型的关系，并指出："凡人禀气各有盛衰""勇者气行则已，怯者则著而为病。"钱乙根据小儿体质特点主张"重视先天，补益后天，慎用攻下"的原则，提出"渐与稠粥烂饭，以助中气，自然易养少病。惟忌生冷、油腻、甜物等"，说明当时已经有重视健脾和胃、和中养生的治未病思想。

金元时期，治未病也是中医理论中一个主要组成部分。刘完素强调"其治之之道，节饮食，适寒暑，宜防微杜渐，用养性之药以全其真"，总结出"养、治、保、延"的养生观。张从正认为，养生的核心思想是"君子贵流不贵滞"，提出无病不可药补，凡药皆毒，盲目药补对养生反而无益。李东垣认为，治未病的关键要重视脾胃的调养，脾胃功能正常，正气充沛才能抵抗邪气，如《脾胃论》中说"脾胃之气既伤，而元气亦不能充，而诸病之所由生也"。朱丹溪在《丹溪心法·不治已病治未病》中提及："与其救疗于有疾之后，不若摄养于无疾之先。盖疾成而后药者，徒劳而已。是故已病而不治，所以为医家之法；未病而先治，所以明摄生之理。夫如是则思患而预防之者，何患之有哉？此圣人不治已病治未病之意也。"主张谨慎饮食，以养阴精；去欲主静以聚存阴精，不使相火妄动。

明清时期名医辈出，治未病思想和理论得到进一步发展。万全倡导优生养胎、有病早治，其在《育婴家秘》中提出："不知保护于未病之先，不知调护于初病之日，此谓治已病。"张景岳强调，阳气在养生防病中的重要性，同时提倡"善补阳者，必于阴中求阳，则阳得阴助而生化无穷；善补阴者，必于阳中求阴，则阴得阳升而泉源不竭"的补养原则，还进一步提出瘴气的防治方法并强调调养正气的重要性。徐灵胎所著《医学源流论·防微论》提出"治病从浅"的中医"治未病"思想。吴有性在《瘟疫论》中主张"逐邪宜早""下不厌迟""早拔去病根"，否则便是"养虚遗患"。《张氏医通》则提出："夏月三伏用药贴敷肺俞、膏肓俞、百劳等穴，可预防哮喘冬季发病。"发展了"冬病夏治"的防病复发思想，至今仍对临床具有重要的指导作用。《医林改错》列有专篇"记未病以前之形状"，载有中风之先兆症状三十余种，警示人们"因不痛不痒，无寒无热，无碍饮食起居，人最易于疏忽"。叶天士对于温热病控制及其发展变化所提出的"务在先安未受邪之地"等思想对后世影响较为深远，温病属热证，热偏盛而易出汗，极易伤津耗液，叶天士强调护胃气、存津液。

新中国成立以后，预防为主一直是我国卫生工作的基本方针，百日咳、乙型脑炎、流行性脑脊髓膜炎、麻疹、白喉等传染病的发病率大幅度下降，结核病、乙肝等疾病的防治也取得明显进展。近年来国家中医药管理局对中医"治未病"工作的大力推动，是对"治未病"理论的继承与发展，在党中央、国务院的决策领导下，治未病将开启中医药的新时代。

二、小儿推拿治未病的特点

《素问·异法方宜论》记载："中央者，其地平以湿，天地所以生万物也众。其民食杂而不劳，故其病多痿厥寒热。其治宜导引按跷，故导引按跷者，亦从中央出也。"其中"导引按跷"即指推拿手法。小儿推拿通过相应的手法，作用于小儿体表特定的腧穴或部位，通过良性的、有序的和具有双向调节性的物理刺激，使小儿内脏或形体感知，从而起到流通气血、调整脏腑、平衡阴阳、扶助正气的作用。究其作用机制，其一，通过刺激小儿机体肌表的神经感受器、体液传导因子等因素，使得某些免疫防御机能反射性地提高；其二，可通过推拿刺激使神经细胞和感受器官释放生物活性物质，使机体加速排除致炎物质和酸性代谢产物，以此产生治疗效应；其三，因皮肤含丰富的中枢神经系统外感受器，是体表最大的感觉器官，推拿刺激通过皮肤感受器传入中枢神经系统，可使大脑皮层对这些冲动进行分析、判断而作出相应的反应，从而得以刺激神经系统发育。

鉴于婴童生理、病理特点，小儿推拿治未病注重调补肺脾肾之不足、祛心肝之有余。由于小儿肺、脾、肾常不足，容易患呼吸以及消化系统的疾病，因此调理肺脾肾尤为重要。脾为后天之本，气血生化之源，小儿生长发育所需要的一切营养物质均需脾之运化。而婴幼儿脏腑娇嫩，形气未充，脾常不足，加之饮食不知自节，易为饮食及外邪所伤；又小儿为纯阳之体，生长发育迅速，对水谷精微需求迫切，而消化系统发育尚不完备，同时又限制着小儿的生长发育。故小儿除生理性脾虚外，常由于饮食不节，导致脾失健运，生化乏源，气血不足。"内伤脾胃，百病由生"，因此，脾胃的正常运转是小儿健康成长的基本保证，在运用小儿推拿对小儿"治未病"的治疗中，顾护脾胃、顺应天时应贯穿小儿机体调理的始终。正如《理瀹骈文》说："后天之本在脾，调中者摩腹……内伤调补之法，淡食并摩腹。"小儿未病之时通过推拿手段，使脾胃运化正常，则气血化生有源，脏腑功能强健，邪无所伤。脾胃身居中焦，脾喜燥恶湿，胃喜润恶燥，脾主升，以上升为顺，胃主降，以下降为和，脾胃不仅司纳化升降功能，且可联系诸脏，畅达六腑，通行经络，脾胃功能异常可引发各种疾病，故"安五脏即所以调脾胃"。《医权初编》曰："治病当以脾胃为先，若脾胃他脏兼而有病，舍脾胃而治他脏，无益也。又一切虚证，不问在气在血，在何脏腑，而只专补脾胃；脾胃一强，则饮食自倍，精血日旺。"因此小儿已病时通过推拿重调脾胃不仅益于治疗，也利于病邪祛除。小儿病情康复时期，虽然症状消失，但此时邪气未尽，正气未复，诸脏多虚，脾胃功能往往虚弱，此时应注意以补益脾气为主，可使脾胃之虚得补，运化之机得复，体内正气得长，有利于机体恢复，并能防止病情反复。与《万病回春》中提出的"大凡大病后，谷消水去，精散卫亡，多致便利枯竭，宜当补中益气为要。盖脾为中州，浇灌四傍，为胃行其津液者也"的理念一致。因此，调理脾胃、培土固元对病后康复有着非常重要的意义。

小儿脏腑娇嫩，腠理不密，卫外力弱。肺位于胸中，外合皮毛，为清虚之体，不耐寒热，易于受邪，而推拿在体表操作，力量传之于里，可直接调节肺部功能，对于欲病、或已病婴童的呼吸系统疾病防治具有一定意义。正常小儿的健康成长，是肾阴肾阳相互协助、相互支持、相互影响的结果。《诸病源候论》曰："遗尿者，此由膀胱有冷，不能约于水故也。"其病因责之先天禀赋不足、后天发育迟滞；肺脾肾三脏功能失调，尤以肾气不固、下元虚寒最为多见。小儿推拿通过提捏背部的督脉与膀胱经，调整脏腑功能，振奋阳气；重点提捏点按命门、膀胱俞、肾俞处，加大刺激量有助于提升肾的气化和膀胱的固湿功能。《素问·灵兰秘典论》云："肾者，作强之官，伎巧出焉。"可见人的智力活动与肾有着十分密切的关系。小儿智商的高低，取决于先天肾精是否充盛。小儿智力不全，是由先天神气怯弱，肾气亏虚或病后肾虚以及心肾不交所致。可见，不论先后天因素，总离不开肾。肾主藏精，精生髓，髓又上通于脑，故又称脑为髓之海，精足则令人智慧聪明。故益智保健推拿能促进小儿的智力发育，使小儿身心健康、精神愉快，并对小儿的五迟、五软、解颅等疾患有一定的辅助治疗作用。从现代医学来看，小儿脑发育最快的时期，是在出生后 1～3 岁时，皮质细胞已大致分化完成，八岁时已与成人无多大分别，以后的变化主要是细胞功能的日渐成熟与复杂化。小儿的囟门出生时未闭合，至一岁半时才闭合，除了生产和脑部发育的需要外，也是留给推拿的一个机会，对小儿囟门进行推拿，可直接刺激脑内组织，促进脑细胞的分化、成熟，从而提高小儿的智力发育。综合来看，益智保健法当在三岁以内进行效果最佳。

精神调摄是中医保健中极为重要的内容。古人云"心主神明""肝主疏泄，调畅情志"，如小儿精神振作，二目有神，活泼好动，面色红润，呼吸调匀，是神气充沛、气血调和的表现。但婴童时期的生理特点是神识未发、神气怯弱；病理特点为心肝有余，见闻易动，易受惊吓，故病多惊悸哭叫，神乱不安，甚至导致惊厥；肝为风木之脏，主疏泄，性喜调达，若情志失调，五脏失和，气机不畅，郁久化火，引动肝风，则见挤眉眨眼、摇头耸肩等。阴主静、阳主动，人体阴阳平衡，才能动静协调，如《素问·生气通天论》所言"阴平阳秘，精神乃治"，若脏腑阴阳失调，则产生阴失内守、阳燥于外的种种情志、动作失常的病变，如小儿注意力缺陷多动障碍、多发性抽动症等。说明阴阳平衡遭到破坏是这些疾病发生的根本病机，推拿疗法能够补虚泻实，起到预防和治疗疾病的作用。即便是健康小儿，在睡眠中或游戏时，突闻异响也易发生惊惕。因此，小儿的精神调摄极为重要，看似柔肝疏肝、宁心安神法不属补法强健，但实际上，柔肝疏肝、养心安神有助于调节患儿情志，使患儿心神安宁，并且改善睡眠，利于心神的发育，使之少受外界环境变化的影响。该法是婴童心神发育与治未病不可缺少的重要环节。

第二节　小儿体质辨识

体质现象是人类生命活动中呈现出的可区分表现形式。早在两千多年前就有诸多有关体质的记载。《黄帝内经》中有运用辨证思想治疗不同体质的病患，将体质类型按"五行"方式加以区分（《内经》中的体质分类方法最系统、全面的堪属五行分类法，但还有阴阳分类法、体态分类法、禀性分类法、形志分类法等其他分类方法），为现代中医体质学说建立积累了丰富的素材。在 20 世纪 70 年代，中医体质学逐步发展形成了比较完备的理论体系。中医体质学认为，体质是指人体生命过程中，在先天禀赋和后天获得基础上形成的形态结构、生理功能和心理状态方面综合并相对稳定的固有特质，是人类在生长发育过程中所形成的与自然、社会环境相适应的人体个性特征。中医体质学说是以中医理论为主导，研究人类各种体质特征、体质类型的生理、病理特点，并以此分析疾病的反应状态、病变的性质及发展趋向，从而指导疾病预防和治疗的一门学说。

在中医体质学说被正式提出后，小儿中医体质方面的研究也日益发展。运用小儿中医体质理论以指导临床疾病的防治、进行儿童保健等日渐受到重视。小儿体质是指 0 ～ 14 岁儿童，在先天禀赋、后天因素及自身调节基础上形成的阴阳增长平衡的特有性质。先天禀赋是小儿体质形成的内在依据，是体质强弱的前提条件；后天因素及自身调节因素包括生活环境、日常调护、疾病及医药因素等，是体质形成的外在条件。这些因素的介入决定着小儿易感性、疾病证候的倾向性、治疗的敏感性以及小儿疾病的传变与转归。体质学说为现代中医儿科临床疾病的预防及诊疗提供了新思路，通过对体质学说的深入研究，掌握小儿体质的特点，把握小儿体质个体差异性的规律，实现调整体质和健康恢复，对儿科疾病的防治具有非常重要的意义。

一、古代中医小儿体质学说

南宋陈文中在《小儿病源方论》中曰："小儿一周之内，皮毛、肌肉、筋骨、髓脑、五脏六腑、荣卫气血皆未坚固，譬如草木茸芽之状，未经寒暑，娇嫩软弱，今婴孩称为芽儿故也。"一方面，说明小儿处于生长发育中；另一方面，说明儿童的体质处于稚嫩状态。从阴阳平衡的角度，儿童期间阴阳平衡处于增长中的不稳定状态。随着每天"天气"的鼓舞，"地气"的补充，又形成新的阴阳平衡。

中国古代医家对小儿体质的认识始见于《黄帝内经》。《灵枢·逆顺肥瘦》中指出："婴儿者，其肉脆血少气弱。"随后历代医家对小儿体质进行多角度的论述发挥，归纳起来，主要有四种说法：纯阳学说、稚阴稚阳学说、少阳学说、五脏有余不足学说。虽然各学说观察对象相同，但由于产生年代不同，阐发理论不同，因此形成了不同的治疗理念。这种学术上的争鸣对中医儿科的发展起到了促进效果，为当代中医小儿体质辨识的研究奠定了基础。

（一）纯阳学说

我国现存第一部中医儿科专著《颅囟经》首先提出了"凡三岁以下，呼为纯阳，元气未散"，"纯阳学说"由此而生。将小儿体质称为纯阳之体，是说小儿所禀之肾中元阴元阳，尚未损伤，生气特别旺盛，因此生长发育极为迅速。

由于对"纯阳学说"字面上的误解，加之小儿患病热证远多于寒证，许多医生简单地把"纯阳"理解为"盛阳热火"而遣方用药，一派寒凉。历代医家对"纯阳学说"进行了多方位阐释。《温病条辨·解儿难》曰："古称小儿纯阳，此丹灶家言，谓其未曾破身耳，非盛阳之谓也。"叶天士在《幼科要略》言："襁褓小儿，体属纯阳，所患热病最多。"《医学正传·小儿科》说："夫小儿八岁以前曰纯阳，盖其真水未旺，心火已炎。"可见"纯阳学说"强调的是相对于成人，小儿生长发育旺盛这一体质特点，可概括为小儿发育尚未完全成熟，但生长机能旺盛，阳气相对旺盛而阴气处于相对弱势，发病之后易化热化火，疾病多表现为阳热之证，而非有阳无阴或阳盛阴衰的病变倾向。从中医学基本理论来看，阳是人生命活动的动力，阳气旺盛则生命活动旺盛，小儿处于生长发育阶段，阳气偏旺才能推动生长发育。"纯阳"的含义中也自然有阳气旺盛的内容，对后世小儿阳常有余、阴常不足理论的形成具有深远的影响。

（二）稚阴稚阳学说

清代医家吴鞠通创立了"稚阴稚阳"学说，在《温病条辨·解儿难》中指出小儿"稚阳未充，稚阴未长也"，从小儿"机体柔嫩、气血未盛、脾胃薄弱、肾气未充、腠理疏松、神气怯弱、筋骨未坚"的生理特点出发，总结了从《灵枢·逆顺肥瘦》的"婴儿者，其肉脆血少气弱"到宋代钱乙《小儿药证直诀·变蒸》的"五脏六腑成而未全……全而未壮"到明代《景岳全书》中"元气未充""真阴未足"等多位医家观点，相对完善、客观地概括出小儿的体质特征，即"稚阴稚阳"。这一学说是"纯阳学说"的发展，小儿在形体生理都处于不足的状态下，需要随着年龄不断增长，发育才能趋向完善，故在后期干预中多强调使用温补法。

（三）五脏有余不足学说

"五脏有余不足说"源于钱乙的《小儿药证直诀·变蒸》，其中指出："五脏六腑，成而未全……乃全而未壮也。"明代医家万全从临床出发，结合五脏气血阴阳，总结出了小儿生理常具有"肝常有余""脾常不足""心常有余""肺常不足""肾常虚"的特点。万全在《育婴家秘·五脏证治总论》中总结出："五脏之中肝有余，脾常不足肾常虚，心热为火同肝论，娇肺遭伤不易愈。"强调五脏有余与不足的特点。肝常有余、心常有余、脾常不足、肺常不足、肾常不足属于小儿体质范围内的生理属性，是一种自然的而非病理状态下的倾向。

上述特点中，"肝常有余""脾常不足"是小儿生长发育期最基本的生理特点，也是儿童体质的常态表现。万全在《幼科发挥·五脏虚实补泻之法》中说："肝常有余，脾常不足，此却是本脏之气也，盖肝乃少阳之气，儿之初生，如木方萌，乃少阳生长之气，以渐而壮，故有余也。肠胃脆薄，谷气未充，此脾所以不足也。"其从脏腑生理功能出发，形象地阐释了人出生成长阶段的脏腑功能变化，这种从中医生理功能出发的视角基于"阳常有余，阴常不足"学说。金元四大家中的朱丹溪在《格致余论·慈幼论》中说："人生十六岁以前，血气俱盛，如日方升，如月将圆，惟阴长不足。"并归纳总结出"阳常有余，阴常不足"理论，说明小儿生长发育旺盛，阴气未充的生理状态。喻嘉言的《寓意章》云："盖小儿初生以及童幼，肌肉、筋骨、脏腑、血脉俱未充长，阳则有余，阴则不足。"后天水谷精微难以充养先天肾阴肾阳，心肾难交，故表现为心火常旺，也就是"心常有余""肾常虚"。阳有余，阴不足的说法是对"纯阳学说"的一种补充，也是"五脏有余不足学说"的另一种诠释。清代叶天士在《临证指南医案·幼科要略》指出的"再论幼稚，阳常有余，阴未充长""阳有余阴不足"等小儿体质特点，提示小儿在一年四季的发病中，主要表现为实热证象，治疗当以清热泻火为主。

（四）少阳学说

"少阳学说"源于"少阳之体"和"体禀少阳"的观点，是基于"纯阳学说""稚阴稚阳学说"和"五脏有余不足学说"并结合临床实践提出的，较全面地反映了小儿体质特点，首见于张锡纯的《医学衷中参西录》："盖小儿虽为少阳之体，而少阳实为稚阳。""纯阳"论者临证力主寒凉而"稚阴稚阳"论者强调温补，不论是力主寒凉或者强调温补者，或提倡养护阴液者，都失于偏颇，在指导临床方面有一定的局限性。"少阳学说"基于以上学说，总结出小儿"脏腑娇嫩，形气未充；生机蓬勃，发育迅速"的生理特点和"发病容易，传变迅速；脏气清灵，易趋康复"的病理特点，有效地指导着儿科临床工作。

"少阳之体"是从明代儿科大家万全的"体禀少阳"的观点基础上发展而来。万全在观察小儿初生时，朝气蓬勃、生长发育迅速，如春天一般，欣欣向荣，认为小儿体禀少阳之气，少阳者，一阳也，阳气未大，阳气以渐而壮，阳气渐旺，有利于小儿不断生长发育，生理状态下阳气能推动人体的生长发育，病理状态下阳气能抵御病邪、祛邪外出，处处透露着以阳气为主导地位。少阳又是一身之枢纽，具有使阴阳、表里、寒热、虚实枢转之意，正是因为这一独特的转化机能，形成了小儿易受外邪侵袭、感病后易发重症，但救治及时又易转危为安的生理病理特点。小儿体禀少阳之气，机体阳气脆嫩不足，所以小儿生理既有"生机蓬勃、发育迅速"的特点，亦有"脏腑娇嫩、形气未充"的一面。

"少阳之体"在当代也有学者称之为少阳阶段，依据天癸的来临与离去，人体不同阶段阴阳气血平衡的变化，将人生的生、长、壮、老、已划分为少阳、太阳与夕阳三个连续阶段。"男子二八，女子二七"之前的小儿"天癸"未至，阳气旺盛而又稚嫩，形成了以阳生阴长为特点的少阳阶段。小儿阴阳平衡处于不稳定状态，随着阳气的升发，原有的阴阳平衡被打破，伴随着阴血津液的增长，又形成新的阴阳平衡。小儿这种阴阳平衡不断地更替变化促成了身体不断地生长发育。小儿犹如草木之嫩芽，一方面朝气蓬勃，处于不断的生长发育中；另一方面阳与阴均处于稚嫩状态。阴阳虽然都很稚嫩，但是相比较而言，阳气始终居于主导地位。近代中医学家既看到小儿机体嫩弱易损的一面，又看到其生机旺盛易于康复的一面，由此产生了少阳学说。

二、小儿体质形成的影响因素

中医学对小儿疾病病因、病机具有独特的认识，由于时代文化背景、认知角度等原因，众多医家针对小儿体质的形成，在不同时间段进行了大量的研究与探索，总结了体质形成的诸多因素。清代医家徐大椿在《医学源流论》中说："夫七情六淫之感不殊，而受感之人各殊，或气体强弱，质性有阴阳，生长有南北，性情有刚柔，筋骨有坚脆，肢体有劳逸，年力有老少，奉养有膏粱藜藿之殊，心境有忧劳和乐之别，更加天时有寒暖之不同，受病有深浅之各异。"从这段"病同人异"的表述可以窥见体质差异与疾病形成的关联性，也指出了小儿体质形成的影响因素。父母形质精血的强弱盛衰，造成子代禀赋不同，从而表现体质的差异，如身体强弱、肥瘦、刚柔、高矮、肤色、性格、气质，甚至先天性缺陷和遗传性疾病。《格致余论·慈幼论》曰："儿之在胎，与母同体，得热则俱热，得寒则俱寒，病则俱病，安则俱安。"可见，体质在形成的过程中，先天因素起着关键作用，确定了体质的基础，同时还受到后天各种因素的影响。

（一）先天禀赋因素

先天禀赋，是指子代出生以前在母体内所禀受的一切，包括父母生殖之精的质量，父母血缘关系所赋予的遗传性，父母生育的年龄，以及在母体内孕育过程中母亲是否注意养胎和妊娠疾病所带来的影响。先天禀赋是体质形成的基础，是人体体质强弱的前提条件。小儿先天禀赋之于父母，正是所谓"以母为基，以父为楯。"

由于小儿出生之始，与外界接触较少，情感思绪缺少干扰，体力消耗不剧烈，因此体质强弱多在于先天禀赋的影响。小儿形体始于父母精血，母体受孕成胎，是由父母两精相合而形成的，父母赋予孩子先天禀赋的不同反映出小儿的体质差别，因此先天禀赋对小儿体质形成具有较大的影响。首先，父母之精的良莠影响着先天禀赋的优劣。许多医家认为，只有健康男女的成熟之精才可交合生出体质优秀的孩子。如《褚氏遗书·问子篇》载："合男女必当其年，男虽十六而精通，必三十而娶；女虽十四而天癸至，必二十而嫁，皆欲阴阳气完实而后交合，则交而孕，孕而育，育而为子，坚壮强寿。"这种优生学的观点与我们熟悉的中国古代婚育传统有较大差异，透露着现代生物遗传学中优生的观点，认为父母的疾病、身体状况和元气都可通过男女之精遗传给后代。其次，胎儿时期的生长发育则完全依靠于母亲的身体状况，如《格致余论》言："儿之在胎，与母同体，得热则俱热，得寒则俱寒，病则俱病，安则俱安。"胎儿时期母亲的身体状态及精神状态对小儿体质的影响尤为重要。女子怀孕期间性情愉悦有利于胎儿休息，还可以避免小儿胎气受损，亦可避免一些先天性疾病的发生。《妇人大全良方》说："自妊娠之后，则须行坐端严，性情和悦，常处静室，多听美言，令人讲读诗书，陈礼说乐，耳不闻非言，目不观恶事，如此则生男生女福寿敦厚，忠孝贤明。"母亲身体健康、元气充盈以及怀孕期间的胎教对小儿体质的形成具有重要影响。

（二）后天因素

地域方位有五方海拔之差，自然环境有冷热燥湿之别，四季有生长收藏之异。人生初始受地域、自然、四季等外环境因素制约，同时受养护、疾病等因素影响，这些因素对小儿在生长中体质的形成具有潜移默化的影响。

1.衣食起居　小儿乃纯阳之体，生机蓬勃，发育迅速，但其脏腑柔弱，五脏发育尚未成熟，神气怯弱，易从热化火。饮食、环境等生活因素的变化极易影响小儿的自身调节功能，导致发生疳积、高热、惊风等病证。

饮食的来源、结构和营养对小儿体质有明显的影响。在乳儿阶段，哺乳是小儿饮食的唯一来源，母亲的健康水平、乳汁的质量、体质状况与小儿体质形成关系密切。《颅囟经》言："一月内乳利如胶，是母寒气伤胃所致也；一月内乳利如血，是母胸有滞热所作也；一月内两眼赤，是在胎之时，母吃炙煿热面，壅滞气入胎中，熏儿脑所致也。"因此，乳母的身体状况对小儿偏寒、偏热、偏虚、偏实等不同体质有着直接影响。

饮食各有不同的性味和成分，五脏六腑各有所好，长期的饮食习惯和固定的食物品种，日久均可影响体质。如饮食不足，影响气血津液生成，导致体质虚弱；长期偏嗜，引起人体脏气偏盛或偏衰，形成偏颇体质，甚至导致疾病发生。《景岳全书·小儿则》中说："小儿饮食有任意偏好者，无不致病。"食物具有四气五味不同的属性，体质从先天禀赋便有所差异，饮食偏嗜达到一定程度，会影响脏腑的气血津液平衡，从而使体质失去平和；小儿脏腑功能发育不全、肠胃脆薄，若饮食不节或过于寒凉会导致损伤脾阳，形成脾阳虚的体质；若嗜食辛辣则易化火伤阴，形成阴虚火旺体质；若嗜食肥甘厚味可助湿生痰，形成痰湿体质。

元代曾世荣在《活幼心书》中说："四时欲得小儿安，常要三分饥与寒；但愿人皆依此法，自然诸疾不相干。"他认为小儿经常"厚衣重食"，天未冷则在"红炉烈焰"边烤火，"遂致积温成热，热极生风，面赤唇红，惊掣烦躁，变证多出，此乃失于太暖之故"。因此日常饮食起居不宜过饱过暖。小儿日常起居作息时间要规律，适当增减衣物，如小儿喜动少静，衣被过暖，容易导致汗出过多，耗气伤阴，肺卫不固，加之腠理疏松，易受外邪，日久形成气虚或阴虚的体质，出现感冒、咳嗽、喘证、哮证等病证。

2. 地域及人文环境因素　人类生存发展的历史是不断改造自然和改变自我的历史。地理环境在地球漫长的演变中形成了不均衡的分布特性，这种不均性在一定程度上影响着人类的体质，从而造成了明显的地域性差异。这种差异触发了人类适应力，建立了与生存环境相协调的适应机制，形成了与自然条件相对应体质特征。《医学源流论·五方异治论》曰："人禀天地之气以生，故其气体随地不同……西北之人气深而厚……东南之人气浮而薄。"一般而言，北方人形体多壮实，腠理致密；东南之人多体型瘦弱，腠理偏疏松；滨海临湖之人，多湿多痰；居住环境寒冷潮湿之人，多阴盛体质或湿盛体质。《吕氏春秋·尽数》载："轻水所多秃与瘿人，重水所多尰与躄人，甘水所多好与美人，辛水所多疽与痤人，苦水所多尪与伛人。"说明了不同的自然生存条件、不同的地理环境造成了人不同的体质特点。

随着人文医学的发展，心身疾病逐渐得到重视，小儿心理发育未健全，易受到外部环境各种因素的影响。当小儿行为表现与家长预期冲突时，往往遭到训斥惩戒，小儿出现畏惧、紧张、愤怒等情绪，这些外来因素影响了小儿心理状态，产生心身疾病，最终形成了特殊的体质。关于心理因素是否对体质有影响作用尚存在争议，有医家认为体质不应当包括心理因素，应当着眼于人体的结构、功能以及代谢等生理病理方面，若是将心理学纳入到体质学说中会导致体质学概念的混乱。也有的医家认为体质应当包括心理因素，如王琦教授认为体质是形态结构、生理机能以及心理状态等各方面的综合表现，体现了现代健康观念心身统一论的观点。

从中医体质学角度，心理因素应当属于小儿中医体质的形成因素之一。《黄帝内经》中载有"人有五脏，化五气，以生喜怒悲忧恐"，过喜或过惊则伤心，过怒则伤肝，过度思虑则伤脾，过悲则伤肺，过恐则伤肾。喜怒忧思悲恐惊等皆是心理活动，是人体对外界客观事物刺激的正常反应，反应了机体对自然、社会环境变化的适应调节能力。七情的变化，可以通过影响脏腑精气的盛衰变化，而影响人的体质。安定的社会环境和温馨的家庭氛围可使儿童的心情平和，生活规律；相反，动荡的社会环境和不良的家庭环境会使儿童长期处于不良情绪中，消极的情绪影响脏腑生理功能，从而形成体质的差异，导致偏颇体质的发生。保持良好的精神状态，对小儿形成健康的体质十分重要。

3. 疾病与药物因素　疾病及患儿所用药物是小儿体质形成中一个因素。小儿患重病后，可使体质从强壮平和变为虚弱，如脾肾阳虚或气阴两虚；过多频繁、盲目地使用抗生素类药物，可造成小儿菌群失调，抵抗力下降；不当使用苦寒药物伤及脾胃阳气，造成阳虚，脾失运化；过用温燥的药物易伤及小儿阴津，会出现阴虚。《温病条辨·解儿难》中说："其用药也，稍呆则滞，稍重则伤，稍不对证则莫知其乡。"使用药物治疗疾病，尤其小儿病证，因其体质特点，需对症、适量、中病即止，使身体恢复正常，用之不当或失治误治者，则会加重体质的损害，使体质由强变弱，由盛变衰。

4. 年龄对体质的影响　人体从婴幼儿生长到成人的过程中，身体不断变化，阳生阴长，机体脏腑功能逐步健全完善，小儿的体质也有很大的变化。从年龄论体质，朱丹溪在《格致余论·慈幼论》中说："人生十六岁以前，血气俱盛，如日方升，如月将圆，惟阴长不足。"身体构造变化及气血增长与年龄有紧密的联系。在《素问·上古天真论》中关于女子成长的描述："岐伯曰：女子七岁，肾气盛，齿更发长。二七，而天癸至，任脉通，太冲脉盛，月事以时下，故有子。"在儿童成长过程中，特定年龄阶段气血、经脉、脏腑快速发育成熟，身体结构功能随之改变，这种儿童发育期间明显的生理改变现象，不仅出现在"女子七岁，男子八岁"的时间段。《小儿药证直诀·变蒸》中指出："五脏六腑，成而未全……计三百二十日生骨气，乃全而未壮也。""变蒸"始见于西晋王叔和《脉经》，是我国古代医家用来解释小儿生长发育规律的特有概念。变者，变其情智，发其聪明；蒸者，蒸其血脉，长其百骸。小儿生长发育旺盛，其形体、神智都在不断地变异，蒸蒸日上，故称变蒸。现代儿科医家认为，变蒸是小儿生理发育过程中精神、形体阶段性生长发育的一种生理现象，是一个连续不断的变化过程，且在一定周期内显示出特殊的变化发展。这些古文献不仅对小儿体质的分类有重要的意义，对指导临床上小儿的诊治与保健也具有重要指导意义。

三、小儿中医体质的分类

（一）体质分型的认识

人类体质的研究，不仅被古今中医学家所关注，也是古希腊时代到近现代西方医学家所重视的问题。古希腊医家希波克拉底提出"体液说"，主要强调的是体质分型方法，认为人体是由血液、黏液、黄胆汁及黑胆汁四种液体组成，这四种液体的组成比例决定了人的不同体质。德国克瑞都麦氏从精神病学的角度出发，以体格形态与生理状况为基础提出了"体型说"。还有日本古川竹二的"血型说"、德国康德的"血质说"、俄国巴甫洛夫"高级神经活动类型说"等。古人早在 2000 多年前就对中医体质有了深刻的认识，《黄帝内经》中将人划分为阴阳二十五种体质类型，在《灵枢·阴阳通天》篇中提出太阴、少阴、太阳、少阳及阴阳平和五种体质的划分，并根据不同体质提出不同治疗意见。体质不同，其发病机理及易感性不同，因观察角度不同，体质的分类方法亦有所差异，然无不认为"立形定气而后以临病人、决死生"。关于体质问题及其分类的研究，中、西医医家为我们提供了丰富的理论和临床经验。

体质分类是中医体质学研究的核心内容，也是中医体质辨识笼统概念下的具体方法。从复杂的体质现象中辨识规律，最终依据中医学基础理论及证候组群等内容建立了体质分类系统。20 世纪 70 年代末王琦教授提出 7 种（正常质、气虚质、阳虚质、阴虚质、痰湿质、湿热质、瘀血质）中医体质类型，这种运用证候将体质进行分类的模式是对传统中医学的继承与创新。体质分类得到中医界同仁的广泛认同，许多专家从不同的角度先后提出了各自不同的分类方法与研究思路，丰富了对中医体质学的认识。经过 20 多年的深入研究，王琦教授在原有分类法的基础上，结合临床观察以及古今体质分类的有关认识，对原有 7 分法进行了增补，从而将中医体质分为平和质、气虚质、阳虚质、阴虚质、痰湿质、湿热质、瘀血质、气郁质、特禀质 9 种基本类型，进一步完善了体质分类系统。2004 年教育部鉴定通过了王琦的中医体质 9 种基本类型的分类方法，为中医体质学研究打开了新局面，也为小儿中医体质的研究提供了新的方向。有别于古代小儿体质学说的划分，现代小儿体质分型研究者众多，所运用的基础理论以及对小儿病证的观察角度不一，多以气血阴阳盛衰、五脏禀赋和特殊方法划分，并以临床应用、指导治疗与预防疾病为主要考量，但目前临床上尚未形成统一的小儿中医体质分型标准。

（二）小儿体质的分类方法

体质的分类是认识和掌握体质差异性的重要手段，中医学中体质的分类，是以整体观为指导，阴阳五行学说为思维方式，藏象及气血津液精神理论为基础进行的。各医家从不同的角度对体质进行分类，有阴阳属性分类法、阴阳虚实分类法、藏象阴阳分类法、五行归属分类法、五脏的禀赋分类法、身体形态与机能特征分类法、临床表现的特征分类等，对于小儿还可根据不同年龄阶段进行分类。观察角度、分类方法不同，对体质的类型划分、命名方法也不同，但分类的基础是源于中医基础理论中脏腑经络及气血津液理论。个体之间存在阴阳偏盛和脏腑经络气血盛衰的偏倾，从而导致了个体之间在生命活动形式上的倾向性和属性上的差异，最终体现为体质现象的多样性和各种体质类型。根据临床实践观察，常用的分类方法如下几类：①五脏禀赋分类：根据小儿先天禀赋脏腑功能划分为脾虚质、肾虚质、肺虚质、心虚质、肝虚质、肺脾不足质、肝肾不足质、心肝有余质、肝强脾弱质、脾肾不足质等。②阴阳气血盛衰分类：根据小儿气血阴阳划分为阳盛质、阴盛质、阳虚质、阴虚质、气虚质、血虚质、气阴两虚质、气血两虚质等。③病理产物分类：根据小儿病理产物形质划分为痰湿质、湿热质、热滞质、湿滞质、积滞质、郁滞质、瘀血质等。④小儿年龄阶段分类：小儿时期阴阳从幼稚阶段开始，逐渐充实、旺盛，不同的阶段小儿在形态结构上存在差异。因此，不同阶段的小儿机体在生理功能、心理状态、体质特点上均存在差异。可将小儿整个生长发育过程分为新生儿期、婴幼儿期及幼童期、学龄期等若干个阶段，可根据每个阶段中小儿体质形态特征、功能特征、心理状态、发病急缓、病证规律等内容，划分出不同的体质类型。

（三）小儿常见体质类型

1. 平和质　平和质体现儿童的健康状态，阴阳平衡，身体机能较为协调。体质特征为体形匀称，气血调和，身体强壮，发育正常，面色红润，精力充沛，反应灵活，毛发光泽，目光有神，思维敏捷，唇色红润，睡眠安稳，二便通调，舌质淡红，苔薄白，脉和缓有力。这种体质的小儿平素较少患病，即使患病，易于治愈，康复较快，对社会环境及外界自然环境有较强的适应力。

2. 气虚质　气虚质是指以气息低弱，脏腑功能状态低下为主要特征的体质类型。体质特征为形质较弱，面色㿠白，气息微弱，肌肉不丰，四肢乏力，四末欠温，食少神疲，常自汗出，动则尤甚，唇色淡白，舌淡苔少，脉细弱，指纹淡隐不现。这种体质的小儿多由先天禀赋不足，后天失调，以肺脾气虚多见，此类小儿易患感冒，易被饮食所伤、平素抵抗力弱，容易发病，病后康复缓慢。

3. 阴虚质　阴虚质是指以干燥和虚热为主要特点的体质类型。体质特征为形体偏瘦，面干少泽，头发干枯少泽，眼睛干涩，鼻腔口唇偏干，口燥咽干，渴喜冷饮，心烦多梦，性情急躁，活泼好动，皮肤干燥，手足心热，潮热盗汗，小便短黄，大便偏干，舌质红，少津少苔，脉细数，指纹偏紫。这种体质小儿易阴亏燥热，平素不耐热邪，不耐夏，不耐燥邪。

4. 阳虚质（脾阳虚或脾肾阳虚）　阳虚质是指以阳气不足，里寒内生，机体反应性低下为特征的体质类型。体质特征为面色㿠白，形体虚胖或瘦小，生长发育较迟缓，动则汗多，神疲倦怠，大便时干时溏，小便清长，语声低怯，畏冷，舌淡红，舌体胖有齿痕，苔薄，脉迟细无力，指纹沉红。这种体质的小儿易患感冒、遗尿、五迟五软、喘证、浮肿等疾病，平素不耐寒。

5. 脾虚质　脾虚质是从中医脏腑分类角度提出的以小儿脾虚为主要特征表现的体质类型。体质特征为：面色微黄少泽，失意倦怠，形体偏瘦，肌肉松弛，性情喜静，容易疲乏，懒于运动，口水较多，食欲稍差，偏食，夜寐不安，易惊喜、哭闹，大便不调，便秘或酸臭或压有食物残渣，唇色、舌质、爪甲偏淡，舌体胖嫩，时有地图舌，指纹淡滞，脉浮缓。这种体质的小儿易为饮食所伤，易患积滞、厌食、呕吐、腹泻等证，易感冒。

6. 肺虚质　肺虚质是指以小儿肺脏功能低下为特征的体质类型。体质特征为：面色偏白少泽，声音较低微，气息偏弱，皮肤容易出汗或干燥，鼻孔偏燥或偶有鼻塞流涕，偶有鼻出血，偶有夜眠打鼾，时感咽喉不适或干痒，胸廓扁平，易反复感冒，时有轻咳，舌质淡，苔白，指纹浮红，脉多浮。这种体质的小儿以肺常不足为生理基础，易患感冒，容易复发，容易影响他脏功能，引发其他疾患。

7. 肾虚质　肾虚质是指以先天禀赋不足、后天失于调护等肾脏功能低下为特征的体质类型。体质特征为：面色偏黑而少泽，志短骨软，身材偏小，毛发少泽，记忆力较差，气息低怯，腿脚偏软，不能久行，喜让人抱，小便偏多，舌胖嫩，指纹色淡或暗，脉沉迟。这种体质的小儿平素怕冷，形体较小，发育较差，易患遗尿，喘证等疾病，对外界适应能力较差，易被时邪所侵，抵抗力弱。

8. 肝亢质　肝亢质是指以火邪炽盛、狂躁易怒、多动、胸胁胀痛等火旺为主要特征的体质类型。体质特征为面色泛青而少泽，肌肉坚实，丢魂失貌，脾气暴躁，性情偏激，任性冲动，固执己见，夜卧欠安，时感口苦，偶有惊惕，或有磨牙，头屑偏多，头发油腻，面红目赤，大便色青，舌质偏青，苔薄黄，脉偏弦，指纹色青。这种体质的小儿易患夜惊、多动等疾病，不耐热，不适应高温天气。

9. 阳热质　阳热质是指以肺热、胃热、心火等热象为主要特征的体质类型。体质特征为面色红赤而少泽，性情亢奋，易于激动，活泼多动，嬉笑话多，喜冷恶热，口渴喜冷，口中气臭，鼻干咽燥，口唇红赤，心烦意乱，时有梦话，夜卧不安，扬手踯足，小便短黄，大便偏干，吐舌弄舌，舌质干红，苔黄厚腻，脉数，指纹色紫。这种体质的小儿外感后易出现高热，易发温热病证，发病后，快速出现一派热象，多化热化火，动风生痰，或耗血动血，也易耗伤津液，造成阴虚内热。

10. 特禀质　特禀质是指先天禀赋异常，以过敏反应，生理性缺陷等为主要特征的体质类型。体质特征为面色虚浮而少泽，胎禀不足，素体虚弱，形体瘦弱，面色㿠白，食欲不振，筋骨痿软，容易感冒，皮肤瘙痒，皮肤一搔即红且易出现搔痕，反复皮疹，时打喷嚏，鼻塞流涕，时轻时重，遇花粉等特殊物质则症状加重，甚至危及生命。这种体质的小儿易出现咳嗽、湿疹、哮喘、风疹、鼻衄等症，主要与肺、脾等脏腑功能紊乱及其气血失调有关。适应能力差，婴幼儿时期多患有腹泻或湿疹等症。

以上这些体质分型只是临床常见类型的概括，多数情况下，小儿受先天因素和后天因素影响，体质多数会出现偏向，有时不只是一种类型，有可能是几种类型错杂，了解小儿体质分类对临床具有重要的指导意义。

第三节　小儿推拿治未病的方法

小儿推拿治未病的方法，即小儿保健推拿，是指以中医理论为指导，根据小儿的生理病理特点，在其体表特定穴位或部位施行特定的手法，以达到改善小儿体质、增强小儿身体机能和抗病能力、促进小儿生长发育为目的的一种保健方法。作为一种良性、有序、具有双向调节保健作用的物理刺激，可对小儿机体进行全面调整，无痛苦无创伤，无毒副作用，且简单易行，容易被家长和孩子接受。

自药王孙思邈在《备急千金要方》中记载"小儿虽无病，早起常以膏摩囟上及手足心，甚辟风寒"的保健推拿方法以来，保健推拿一直在临床对小儿的保健起着不可估量的保健作用，并根据各地区的使用习惯及小儿特殊的生理病理特点等因素形成不同的小儿保健推拿体系。本章主要介绍小儿推拿治未病常用的辨证保健推拿、分部保健推拿、婴儿期保健（婴儿抚触）等。

一、辨证保健推拿法

因为小儿具有"脏腑娇嫩、形气未充，生机蓬勃、发育迅速"的生理特点及"发病容易、传变迅速，脏气清灵、易趋康复"的病理特点，小儿疾病的发病以外感时邪和肺、脾、肾三脏病变发病率较高。从小儿脏腑辨证的角度看，常有"脾常不足""肺常不足""肾常虚"和"心肝常有余"等几种的现象，形成平和质、脾虚质、气虚质、肺虚质、阴虚质、肾虚质、阳虚质、肝亢质、阳热质和特禀质等体质类型。故小儿推拿遵循"补虚泻实"的原则，通过"补其不足，泻其有余"调整脏腑功能，改善偏颇体质，从而达到相应的保健目的。常用的辨证保健推拿法有补肺益气法、健脾和胃法、补肾益精法、养心安神法、强身健体法等。

（一）补肺益气法

1. 基本处方　补肺经 200 次，推三关 100 次，揉外劳宫 50 次；开天门 30 次，推坎宫 30 次，揉山根 50 次，揉迎香 100 次，摩囟门 1 分钟；揉天突 50 次，擦膻中 1 分钟，或以热为度；捏脊 3～5 遍，按揉肺俞 100 次。

2. 保健作用　补肺益气，增强卫外功能。能补益肺气、开通鼻窍，增强患儿机体整体的抗病能力和康复能力，预防外感疾病的发生。适用于体质类型为肺虚质和阴虚质的患儿。

（二）健脾和胃法

1. 基本处方　补脾经 300 次，揉板门 50 次，运内八卦 100 次，运水入土 50 次；揉中脘 50 次，摩腹 3 分钟；捏脊 3～5 遍，按揉脾俞、胃俞、足三里各 50 次。

2. 保健作用　健脾和胃，消积导滞。能增强食欲，促进消化吸收，提高小儿身体素质，增强抵抗疾病的能力。适用于体质类型为脾虚质和气虚质的患儿。

（三）补肾益精法

1. 基本处方　开大天门 50 次，摩囟门 2 分钟，振囟门 1 分钟，按揉百会 50 次；补脾经

100 次，补肾经 300 次，运土入水 50 次；摩脐 2 分钟，摩丹田 3 分钟；捏脊 3～5 遍，按揉脾俞、肾俞各 50 次，横擦腰骶部，以热为度；捻十指及十趾并拔伸 3～5 遍。

2. 保健作用 补肾益精，健脑益智。能促进小儿的体格发育和智力发育，增强记忆力。适用于体质类型为肾虚质和阳虚质的患儿。

（四）养心安神法

1. 基本处方 清心经 100 次，清肝经 100 次，揉神门 100 次，揉小天心 50 次；开天门 30 次，推坎宫 30 次，揉太阳 50 次，摩囟门 1 分钟；自上而下直推脊柱 3～5 遍，摩脊柱 3～5 遍。

2. 保健作用 养心安神，清热除烦。可改善睡眠，调节小儿的精神情志，使之能耐受和适应外界环境的变化。适用于体质类型为肝亢质和阳热质的患儿。

（五）强身健体法

1. 基本处方 开天门 30 次，推坎宫 30 次，揉迎香 100 次，摩囟门 2 分钟，拿头部五经、拿颈项、拿肩井各 3～5 遍；摩腹 3 分钟，揉脐及丹田 2 分钟；捏脊 3～5 遍，按脊 3～5 遍，按揉足三里 100 次，运动四肢 30 次。

2. 保健作用 调阴阳，理气血，和脏腑，通经络，培元气。能调节全身各脏腑器官的功能状态，增强机体的抗病能力。适用于体质类型为特禀质的患儿。

体质类型为平和质的小儿健康状况良好，可用单一的捏脊法，或参照强身健体推拿法，进一步促进其生长发育。

以上推拿治未病的方法可由医师操作，有些较为简单的操作法也可教会家长施术，一般宜在清晨、饭前或浴后进行，每天操作 1 次，10 次为 1 个疗程，休息 3 天后，可继续进行第 2 个疗程。另外，在实施过程中，还应注意以下几点：第一，注意调神。术者一定要态度和蔼，耐心细心，并设法让患儿以愉快的心情及舒适自然的坐卧姿势接受推拿，才能保证较好的效果。第二，术者须指甲剪平，手法操作轻重适宜，用力均匀。第三，饱食后不宜立即做保健推拿，急性传染病期间可暂停，待愈后再继续进行。第四，室内空气流通，安静整洁，注意局部保暖。

二、分部保健推拿法

小儿在生长发育过程中，由于发育具有一定的阶段性，各系统及器官的发育具有不平衡性，运动发育遵循由上到下、由近到远、由粗到细、由低级到高级、由简单到复杂的规律，且个体在生长发育过程中还具有差异性。故小儿分部保健推拿根据个体发育情况及病证虚实的不同，遵循"整体调理与局部保健相结合"的原则，通过重点调整局部组织的生理功能和相应的病理状态，从而达到相应的保健目的。常用的分部保健推拿分头部、眼部、鼻部、耳部、颈项部、上肢部、胸部、腹部、腰背部和下肢部保健推拿法等。

（一）头部保健推拿

1. 基本处方 开天门 30 次，推坎宫 30 次，揉太阳 50 次，推囟门 100 次，轮刮眼眶 30 次，分推前额 30 次；拿头部五经、拿颈项、拿肩井各 3～5 遍；扫散头部颞侧 10 遍；点按承浆、人中、山根、印堂、百会、风池、风府、天柱、耳后高骨、大杼、肺俞等穴，以得气为度；拿桥弓 3～5 遍，抹桥弓自上而下 3～5 遍。

2. 保健作用 疏经通络，行气活血。能加速头部血液循环，改善新陈代谢，促进智力发育，增强记忆力，预防因先天不足或后天失养等原因引起的头痛、头昏等头部疾患。另外，头为诸阳之会，与全身脏腑经脉关系密切，故头部保健还能激发人体潜能，提高机体的整体抗病能力。

（二）眼部保健推拿

1. **基本处方** 开天门 50 次，推坎宫 50 次，揉太阳 50 次；按揉睛明、攒竹、鱼腰、丝竹空、阳白、承泣、四白、下关、人中、翳风、风池、风府等穴，以得气为度；拿风池、拿颈项、拿肩井、拿桥弓各 3～5 遍；分推前额 30 次，轮刮眼眶 30 次，振印堂 1 分钟，熨眼 3～5 分钟。

2. **保健作用** 疏经活血，醒脑明目。能改善眼部血液循环及神经营养，加强眼部肌肉的调节能力，从而达到消除眼部疲劳，保护视力，预防近视的目的。

（三）鼻部保健推拿

1. **基本处方** 开天门 30 次，推坎宫 30 次，揉太阳 50 次；补肺经 300 次，按揉合谷、肩井、缺盆、人中、迎香、山根、印堂、百会、风池、风府等穴，以得气为度；黄蜂入洞 50 次；拿头部五经，拿风池、肩井、桥弓各 3～5 遍；摩囟门 2 分钟，搓擦鼻部 20 次。

2. **保健作用** 开肺窍，通鼻息。能改善鼻部血液循环及神经营养，增强鼻腔的生理功能和机体抵御外邪的能力，从而起到缓解各种原因所致的鼻塞、流涕等鼻部症状，预防其他肺系疾病的作用。

（四）耳部保健推拿

1. **基本处方** 搓揉耳轮自上而下 8～10 遍，提捏耳垂 20 次；按揉印堂、百会、风池、耳后高骨、角孙、耳门、听宫、听会、翳风等穴，以得气为度；拿头部五经、拿风池、拿桥弓各 3～5 遍，扫散头部颞侧 10～15 遍；搓擦耳根前后 15～20 次。

2. **保健作用** 滋肾填精，聪耳明目。能改善耳部血液循环及神经营养，促进耳的发育，有利于保护和提高听力，预防耳鸣、耳聋、内耳炎症和外耳冻伤等耳部疾病。根据生物全息论的观点，可将耳轮视为人体的"第二心脏"，从耳轮可测知各脏腑器官的功能状况，故可通过对耳不同部位的刺激治疗相应的疾病，所以耳部保健推拿可有效调节脏腑机能、增强记忆、强身健体。

（五）颈项部保健推拿

1. **基本处方** 推抹桥弓自上而下 3～5 遍，拿头部五经、拿风池、拿颈项、拿肩井、拿桥弓各 3～5 遍；按揉风池、风府、天柱、大杼、耳后高骨、翳风、肩井、缺盆等穴，以得气为度；按揉天突 50 次，抹膻中 100 次，按揉廉泉 50 次，揉人迎 50 次；做颈项部前屈、后伸、左右侧屈及旋转的被动运动，每个方向 3～5 遍。

2. **保健作用** 疏经通络，清利咽喉。能改善头面及颈项部血液循环，消除因长时间低头读书、写字或其他原因引起的颈项部肌肉疲劳，预防外感疾病及由各种原因引起的咽喉不利。

（六）上肢部保健推拿

1. **基本处方** 搓揉肩及上肢部自上而下 3～5 遍，按揉风池、天柱、缺盆、肩井、肩髃、曲池、手三里、合谷等穴，以得气为度；揉板门 50 次，运内八卦 100 次；摇肩关节、肘关节、腕关节各 5～8 次；搓擦手掌及手背，以局部发热为度。捻五指各 3～5 遍，抖上肢半分钟。

2. **保健作用** 疏经通络，滑利关节。能改善上肢部血液循环，促进上肢的生长发育，防治各种原因引起的上肢肌肉疲劳及关节运动不利诸证。另外，由于"小儿百脉皆汇于掌"，上肢部的保健还有助于调整小儿各脏腑的机能状态，促进小儿整体的生长发育。

（七）胸部保健推拿

1. 基本处方　揉天突 50 次，按揉中脘 50 次，开璇玑 30 次，按弦走搓摩 20 次，被动扩胸运动 20～30 次。

2. 保健作用　宽胸理气，消积化痰。能增强腑脏功能，改善胸腹部脏器的新陈代谢，促进胸部肌肉发育，增大肺活量。预防厌食、积滞、咳嗽等儿科常见疾病病及鸡胸等胸腹部发育畸形。

（八）腹部保健推拿

1. 基本处方　按揉中脘 50 次，顺时针方向摩腹 2 分钟；揉脐及天枢 30 次，揉丹田 50 次，揉气海 100 次；搓摩脐部 1 分钟，振腹 1 分钟；按揉足三里 100 次。

2. 保健作用　健脾和胃，消食导滞。能促进胃肠蠕动、增进食欲，预防厌食、积滞、泄泻、便秘等儿科常见的消化系统病证。另外，腹部正中为"总任一身之阴"的任脉通过，两侧分别依次有足少阴肾经、足阳明胃经、足太阴脾经、足厥阴肝经等经脉经过，故腹部保健还能通调任脉及全身经脉之经气，有效调节各相应脏腑的生理功能，起到强身健体的保健作用。

（九）腰背部保健推拿

1. 基本处方　摩脊柱自上而下 3～5 遍，按揉身柱、至阳、风门、肺俞、脾俞、胃俞、命门、肾俞、大肠俞各 30～50 次；按揉脊柱自大椎至龟尾 3～5 遍，捏脊自下而上 3～5 遍；直擦脊柱、横擦腰骶部，以热为度。揉龟尾 50 次，推上七节骨 50 次。

2. 保健作用　调阴阳，理气血，和脏腑，通经络，培元气。能促进腰背部的血液循环，预防腰背部肌肉损伤及各种脊柱畸形的发生。另外，脊柱正中为"总督一身之阳"的督脉经过，故腰背部保健还能通调督脉及全身阳经之经气，调节腑脏功能，增强机体的免疫能力，促进小儿的生长发育。

（十）下肢部保健推拿

1. 基本处方　搓揉下肢部自上而下 3～5 遍，按揉环跳、承扶、殷门、百虫、膝眼、阳陵泉、委中、足三里、丰隆、承山、三阴交、昆仑等穴，以得气为度；推箕门自上而下 5～8 遍，推涌泉 50 次；摇髋关节、膝关节、踝关节各 5～8 次；搓擦足掌、足背及涌泉，以发热为度。捻足趾各 3～5 遍，抖下肢半分钟。

2. 保健作用　疏经通络，强健筋骨。能改善下肢血液循环，促进小儿的生长发育，使小儿步态稳健，还可预防生长痛以及各种原因引起的下肢畸形。

小儿分部保健推拿操作较为简单，故通常由家长或保育员操作，胸部、腹部及腰背部的保健推拿一般宜在清晨、饭前或浴后进行，其他部位的保健推拿时间不限，每天操作 1～2 次，10 次为 1 个疗程，休息 3 天后，可继续进行第 2 个疗程。

三、婴儿期保健推拿

婴儿期是脑发育的关键时期，对相应部位的皮肤进行有次序的、较为简单的推拿操作，对促进婴儿的脑细胞和神经系统的发育具有重要的意义。这种特殊时期的保健推拿在使用英语的国家称 Touch，故按译音又称为婴儿抚触。从某种意义上说，人类自然分娩的过程即是胎儿接受母亲产道收缩这一特殊抚触的过程。研究表明，抚触可使胃肠蠕动增加，胃肠道内分泌激素活力增强，增进食物的吸收和利用，改善睡眠，增加免疫力，使头围、身长、体重增长明显加速，促进婴儿健康成长。同时能增进父母与孩子之间的感情交流，促进其心理健康。婴儿抚触的操作法较多，根据小儿生长发育的需要，通常分脸部抚触、手部抚触、胸部抚触、腹部抚触、腿部抚触和背部抚触等步骤顺序操作。

（一）脸部抚触

1. 基本操作

（1）前额：取适量的婴儿油或婴儿润肤乳液，用双手拇指指腹自婴儿前额中心轻柔向外平推至太阳穴，划出一个微笑状。

（2）眉头：用双手拇指指腹往外推压，划出一个微笑状。

（3）眼窝：用双手拇指指腹往外推压，划出一个微笑状。

（4）人中：用双手拇指指腹往外推压，划出一个微笑状。

（5）下巴：用双手拇指指腹从婴儿下巴处沿着脸的轮廓向外推压，至耳垂处停止。

（6）耳朵：用拇指和食指轻轻按压耳朵，从最上面按到耳垂处，并反复向下轻轻拉扯，然后再不断揉捏。

2. 保健作用　舒筋通络。舒缓脸部因吸吮、啼哭所造成的紧绷感。

（二）手部抚触

1. 基本操作

（1）轻轻挤捏婴儿的手臂，从上臂到手腕，反复3～4次。

（2）把婴儿两臂左右分开，掌心向上。

（3）用手指划小圈型按揉婴儿手腕，用拇指抚摩婴儿的手掌，使婴儿的小手张开。

（4）让婴儿抓住拇指，用其余四指按揉婴儿手背。

（5）一手托住婴儿手腕，用另一手拇指和食指轻轻捏住婴儿手指，从小指开始依次捻揉、牵拉每个手指。

2. 保健作用　行气活血。增强上肢的运动协调能力。

（三）胸部抚触

1. 基本操作　双手掌置于婴儿两侧肋缘，先用右手自下向上摩至婴儿右肩，复原。换左手向上摩至婴儿左肩，复原。重复3～4次。

2. 保健作用　宽胸理气。顺畅呼吸，促进胸廓发育。

（四）腹部抚触

1. 基本操作

（1）用右手掌面顺时针方向轻柔和缓地抚摩婴儿腹部。

（2）右手从婴儿腹部的右下侧摩向右上腹。

（3）右手从婴儿腹部的右上侧水平摩向左上腹，再摩向左下腹。

（4）右手从婴儿腹部的右下侧摩向右上腹，再水平摩向左上腹，再摩向左下腹。

2. 保健作用　消食导滞。促进婴儿的消化吸收及排泄功能。

（五）腿部抚触

1. 基本操作

（1）用拇指、食指和中指轻轻揉捏婴儿腿部肌群，从膝盖至尾椎骨端，往返2～3遍。

（2）用一手握住婴儿足踝部，另一手拇指向外握住婴儿小腿，并沿膝盖向下揉捏至足踝。

（3）用一手托住婴儿足踝，另一手四指聚拢于婴儿足背，用大拇指指腹轻揉足底，从足尖到足跟，反复 3 ～ 4 遍。

2. 保健作用　理筋通络。增强下肢的运动协调能力。

（六）背部抚触

1. 基本操作

（1）婴儿俯卧位，双手拇指置放于其脊柱两侧，其他手指并在一起扶住胁肋部，用拇指指腹自中央向两侧轻轻抚摩，从肩部移至尾椎骨端，反复 3 ～ 4 遍。

（2）五指并拢，用全掌置放于婴儿背部，手背微微拱起，力度均匀地交替从婴儿颈项部抚摩至臀部，左右各反复 3 ～ 4 遍。

2. 保健作用　行气活血，舒筋通络。舒缓背部肌肉，促进婴儿骨骼及神经系统的生长发育。

婴儿抚触操作简单，不需要分型，但最好配合音乐，在患儿心情愉快的情景中进行，故通常由家长或保育员操作，一般宜在沐浴后或两餐之间进行，过饱、过饥或过度疲劳状态禁忌操作。手法力度从轻开始，循序渐进，慢慢增加，以婴儿舒适合作，且皮肤微微发红为佳。时间由 5 分钟开始，可逐渐延长到 15 ～ 20 分钟，每天 1 ～ 2 次。操作顺序可以按小儿的喜好调整，可边操作边与婴儿说话，进行情感交流，以确保其心情愉快，增强抚触效果。

附篇

第十章　小儿常用推拿介质

推拿介质是指推拿手法操作时为了减少对皮肤的摩擦损伤或借助某些药物的辅助作用，涂抹在推拿部位或穴位皮肤上，起润滑作用或兼治疗作用的物质。一般呈液体、膏剂或粉末状，也称推拿递质。

一、历史沿革

推拿介质的应用在我国有悠久的历史。《五十二病方》为我国现存最早的医学著作，反映了秦汉以前的医学成就，在这本书中，不仅以文字记载了小儿推拿方法，还记载了介质的制作和运用。一般选取多种中药，研末后按一定比例调匀，"并和之以车故脂"（植物种子，富含油脂），制成药膏，用来"靡（摩）其骚（瘙）"，以达到保护皮肤的作用。

酿酒业的发展使人们发现酒比水更能溶解与保存药物，也能更好地透过皮肤，于是介质中出现了酒类物质。《灵枢·经筋》记载有"马膏"和"白酒和桂"。东汉时期，《金匮要略·脏腑经络先后病脉证》中首次提出"膏摩"一词，如"若人能养慎，不令邪风干忤经络，适中经络，未流传脏腑，即医治之。四肢才觉重滞，即导引、吐纳、针灸、膏摩，勿令九窍闭塞"。膏摩法，就是指用推拿介质中的膏剂涂抹于患处，配合手法治病的一种方法。后世医家在总结整理小儿推拿理论、手法及适应证的同时，也整理了部分膏摩方，有些被广泛应用于预防和治疗疾病，对今天的临床也具有非常重要的指导意义。如孙思邈《备急千金要方·少小婴孺方上·惊痫第三》记载："治少小新生，肌肤幼弱，喜为风邪所中，身体壮热，或中大风，手足惊掣，五物甘草生摩膏方……小儿虽无病，早起常以膏摩囟上及手足心，甚辟风寒。"文中不仅提到了摩膏方和"以膏摩囟"，还总结了膏摩的适应证有小儿客忤、小儿热病、小儿夜啼、小儿鼻塞不通等。宋《圣济总录》曰："若疗伤寒以白膏摩体，手当千遍，药力乃行，则摩之用药，又不可不知也。"在"小儿门"中提到："可按可摩，时兼而用，通谓之按摩。按之弗摩，摩之弗按，按止以手，摩或兼以药，曰按曰摩，适所用也。"《景岳全书》说："治发热便见腰痛者，以热麻油按痛处揉之可止。"《保赤推拿法》中，也有关于推拿介质的描述。小儿肌肤娇嫩，推拿摩擦类手法易擦破皮肤。手法操作中使用介质，既可保护皮肤，又能通过介质的透皮吸收加强治疗作用。随着小儿推拿的广泛使用，推拿介质的种类逐渐增多，制作方法渐趋规范，临床应用范围也逐渐扩大。

二、介质的作用及机制

（一）推拿介质的作用

1. 保护皮肤　进行推拿手法操作时，因为直接接触皮肤，在皮肤接触面上产生摩擦、按压，如果用力较大、时间过长或者皮肤柔嫩，就容易导致皮肤破溃损伤，因此，在推拿实施过程中，保护皮肤，避免皮肤损伤是首要的问题。保护皮肤比较好的推拿介质，多采用油脂类，如芝麻油、猪油、凡士林，或粉末类如滑石粉、爽身粉、痱子粉等。

2. 增强疗效　随着对推拿介质作用认识的深入，介质开始朝着增效的方向发展。选用恰当的推拿介质，可明显提高治疗效果。如运用汁类（姜汁、葱汁、蒜汁、蛋清）、水剂（凉水），或将中药的提取物与油脂配合制作成油剂或膏剂（红花油、冬青膏、陈元膏、乌头膏）等。

（二）介质的作用机制

小儿推拿手法种类繁多，或以力的形式在皮肤表面摩擦，或通过力的形式深入肌肉筋膜，乃至骨，其直接作用部位均为皮部。皮部指十二经脉循行于体表的相应区域，位于人体最外层，外连经脉，内通脏腑，是反映脏腑气血盛衰的体表部位。皮部经穴具有感受、传导、整合和调节各种刺激及信息的作用。推拿手法作用于皮部，通过刺激皮部影响到脏腑和全身，从而达到行气活血、调理阴阳、调整脏腑、补虚泻实、顺应升降、温补清消的作用。在手法操作中配合相应的介质，介质通过手法增加透皮吸收的效果，起到手法和介质的协同增效作用。

三、小儿常用推拿介质种类

（一）汁剂

挤压新鲜药物取汁，亦可配加少量清水制成水剂。

1. 大葱汁　用新鲜大葱白（带根）洗净，挤压捣烂取汁，加少量清水。其味辛，性温，有发汗透表、通阳利水的作用。

2. 生姜汁　将生姜捣烂取汁，加少量清水。其味辛，性微温，有温中止呕、祛风散寒的作用。

3. 大蒜汁　将大蒜剥皮洗净捣烂取汁，加少量清水。其性辛、温，有温中健脾之功，并能杀虫止痒。

4. 薄荷汁　取新鲜薄荷叶、茎捣烂取汁。其味辛，性凉，有散风清热、解郁透表之效。

5. 荸荠汁　取荸荠洗净捣烂取汁。其味甘，性微寒，功能清热明目、消积化痰。

6. 藿香汁　将新鲜藿香叶、茎捣烂取汁。其性甘、微寒，功能解暑化湿、理气和中。

7. 荷叶汁　取新鲜荷叶捣烂取汁。其味苦、涩，性平，功能升发清阳、清热解暑、散瘀止血。

8. 瓜蒌汁　取新鲜瓜蒌去皮、仁，取其汁。其味甘，性寒，有润肺化痰、润肠散结、润泽肌肤之功效。

9. 嫩藕汁　取藕之嫩厚根茎绞汁。其味甘，性寒，功能清热凉血、活血化瘀。

10. 猪胆汁　取新鲜猪苦胆一只，取其胆汁。其味苦，性寒，功能清热通便、消肿散结。

11. 鸡蛋清　用新鲜鸡蛋取其蛋清。其味甘、咸、平，功能补益脾胃、润泽肌肤、消肿止痛。

（二）乳剂

母乳：取健康哺乳期妇女之乳汁，亦可用鲜牛奶代替。其味甘、咸，性平，有补益气血、清热润燥、滋阴血、益心气、和肠胃的功能。

（三）水剂

用温热清水或酒精浸泡某些药物制成水溶液。根据不同的药物，确定浸泡的时间。一般来说，花、草、叶类药物如麻黄、菊花、双花、荆芥、防风、淡竹叶等，浸泡时间较短，20～30分钟；木质类药物浸泡时间较长，约1小时左右或更长。

1. **麻黄浸液**　其味辛、微苦，性温，具有发汗解表、平喘利尿的作用。

2. **桂枝浸液**　其味辛、甘，性温，有解肌发汗、温经通阳之功能。

3. **荆芥浸液**　取荆芥、防风各半浸泡而成。其味辛，性温，能解表祛风、化湿止痛。

4. **菊花浸液**　其味甘、苦，性平，功能清热散风、明目。

5. **竹叶浸液**　其味甘、淡，性寒，功能清心除烦、利尿解渴。

6. **茶水**　其味苦、甘，性微寒，功能醒神明目、清热止渴、消食利尿。

7. **葱姜水**　用新鲜大葱白（带根）、生姜各半，洗净挤压捣烂，加适量75%的酒精浸泡而成。其性辛、温，具有发汗解表、温经散寒的作用。此剂在小儿推拿临床运用最为广泛。

（四）粉剂

用一定药物研磨成的极细粉末。最常用的是滑石粉或以滑石粉为主的粉剂，如婴儿痱子粉、爽身粉等，功能清热渗湿、润滑皮肤、杀虫止痒。

（五）油剂

1. **芝麻油**　其味甘、淡，性微温，功能补虚健脾、润燥。可适用于小儿身体各个部位。

2. **清凉油**　具有消肿止痛、祛风止痒、提神醒脑的作用。

（六）膏剂

1. **冬青膏**　将冬青油、薄荷油与凡士林按一定比例配制而成的膏剂。具有清凉散邪、润滑肌肤、活血通络之功效。

2. **红花鸡油膏**　取少许红花于鸡黄油中，搅拌熬开，冷却成膏。有活血散瘀、润滑肌肤之效。

3. **甘草摩膏方**　甘草（炙）、防风（去叉）各30g，白术、桔梗各9g，雷丸75g，共5味，捣碎成粗末。用不入水猪脂500g，放锅内先炼过，去渣入诸药末，再煎汁液成膏去渣，入瓷罐内储之备用。常用于小儿保健，即使小儿无病，每日以膏摩囟上及手足心，可祛风散寒，增强抗病能力。

4. **摩脐膏**　由杏仁、葱、盐组成，把上3味同研成糊状成膏。具有通便作用，常用于治疗大便不通、腹胀。

5. **杏仁膏**　由杏仁、川椒、附子、细辛组成。把上述药物（除川椒外）切碎，用适量醋浸泡过夜，次日倒入250g猪油内，以文火煎熬，使药变黄成膏，滤去药渣，盛入瓷器，贮存备用。具有发散风寒、温通鼻窍的作用，常用于治疗小儿鼻塞、涕流不出等。

四、介质的选用原则

（一）辨证选用

首先对疾病进行中医辨证，根据证型的不同选择相应的介质，即根据表里、寒热、虚实的不同选用介质。如病属表证，多选用具有解表作用的介质，如葱汁、姜汁、薄荷汁等；血瘀证，则选用活血化瘀类药剂，如麝香液、红花鸡油膏等。若病属寒证，宜选用具有温阳散寒、或温经通络作用的介质，如吴茱萸、丁香煎汁，或用葱姜捣汁，或以白酒为介质等；热证，宜选用具有清凉退热作用的介质，如薄荷汁、猪胆汁、淡竹叶浸液，也可用凉水、蛋清、荷叶汁、藕汁等。虚证，宜选用具有滋补作用的介质，如药酒首乌酒、黄精酒等；实证，宜选用具有清泻作用的介质，如蛋清、红花油、麻油等。也可用中性介质，如滑石粉、爽身粉、芝麻油、橄榄油等，取其润滑皮肤的作用。

（二）辨病选用

根据不同的病情来选择相应的介质。如，软关节扭伤、腰肌损伤、腱鞘炎等肌肉和软组织损伤，宜选用活血化瘀、消肿止痛的介质，如红花油、麻油、冬青膏、川芎酒、当归酒等；小儿肌性斜颈，宜选用润滑性能较强的滑石粉、爽身粉等，也可选用具有活血化瘀作用的膏摩剂；关节红肿可选用清热性能较好的凉开水等。

（三）根据年龄选用

因为皮肤的承受力不一样，婴幼儿和大年龄儿童或者成人，在介质的选择上也可存在差异。一般来说，成年人的肌肤承受力较强，可根据病证轻重及具体情况灵活选用水剂、油剂、粉剂、酒剂等；小儿肌肤娇嫩，常选用滑石粉、爽身粉、凉水、薄荷水、葱姜汁、蛋清等刺激较小的介质。

第十一章　小儿常用热敷方法

热敷法是根据病情将相应的药物装入袋内，煎汤用毛巾热敷或炒热置于患部的一种外治法，前者称湿热敷，后者称干热敷。小儿推拿临床常用热敷法作为辅助疗法，有时亦可单独使用。主要起到温经通络，加强推拿疗效的作用；或通过透皮吸收的原理将药物的治疗作用通过皮肤渗透，起到药物和温热的协同增效作用。常用于小儿肌性斜颈、小儿积滞和疳证等疾病的辅助治疗。

一、历史沿革

热敷法属于中医外治疗法之一，具有悠久的历史。早在原始社会时期，人类就开始用树叶、草茎之类涂敷伤口以减轻疼痛、帮助止血，加速伤口的愈合。《素问·血气形志》中有"形苦志乐，病生于筋，治之以熨引"的记载，《灵枢·寿夭刚柔》中详细解说了药熨贴的处方、主治、熨法，如"用淳酒二十斤，蜀椒一升，干姜一斤，桂心一斤，凡四种，皆㕮咀，渍酒中……则用之生桑炭炙巾，以熨寒痹所刺之处，令热入至于病所。寒，复炙巾以熨之，三十遍而止"。唐·孙思邈在《备急千金要方·治诸风方·偏风第四》中提到治中风半身不遂可用"蚕沙两石，熟蒸作直袋三枚，各受七斗，热盛一袋着患处，如冷，即取余袋，根据前法，数数易，百不禁，瘥止。"清·陈复正《幼幼集成》认为"小儿脏腑未充，则药物不能多受"。尤其重视外治，共载有小儿外治方 186 首，记载了包括热敷法在内的 22 种外治方法。如"治伤冷食及难化之物，生姜捣烂，紫苏捣烂，炒热布包，熨胸腹，如冷，再炒再熨，神效"。另有"凡小儿风痰闭塞，昏沉不醒，药不能入……原非死证，用生菖蒲、生艾叶、生姜、生葱各一握，共入石臼内捣如泥，以麻油、好醋同前四味炒热，布包之，从头项背胸四肢，乘热往下熨之"。清·吴师机《理瀹骈文》一书中以膏药薄贴为主，配合点、敷、熨、擦等外治特色疗法治疗疾病，并依据中医基础理论阐述了内病外治的作用机理、遣方用药、临床辨证等内容，系统地阐述了中医外治理论。

二、作用原理

热敷法作为一种物理疗法，作用于皮肤表面，刺激神经末梢，通过热刺激达到扩张血管，改善血液循环，调节神经、体液及内分泌的功能，起到消炎止痛、散瘀消肿，减轻炎症反应及提高免疫力的作用。

（一）局部刺激作用

具有一定刺激作用的药物刺激体表局部，加之热敷，使局部血管扩张，加速血液循环，促进药物渗透吸收。

（二）经络介导的调节作用

药物的温热性能及外加热力，刺激穴位，通过经络的介导，起到行气活血、温通经脉、温阳散寒的作用。通过经络介导的调节，达到补虚泻实、调整脏腑功能和调节阴阳平衡的目的。

三、常用热敷方法

（一）湿热敷

一般多用于小儿肌性斜颈、踝关节扭伤等小儿筋伤类病证，在手法操作后使用，既可加强手法疗效，也可减轻手法的不适感。

1. 操作方法

（1）将中药装入布袋，扎紧袋口放入锅内，加适量清水煮沸 10～15 分钟，取其汤汁，趁热将毛巾浸透后拧干，根据治疗部位需要折成方形或长条形敷于患处，毛巾凉后即行更换。一般换 2～3 次即可，1 日敷 1～2 次。敷前可在患部先行手法治疗，以增强疗效。

（2）将中药用水或酒或醋拌湿软，入袋封口，隔水蒸 15～20 分钟。先在患处施用按揉法或擦法，再垫上热毛巾，将蒸热药袋置毛巾上热敷。为了延长透热时间，药袋上可覆盖塑料布及衣被，一般敷 20 分钟左右，1 日敷 1～2 次。

2. 注意事项

（1）室内要保持温暖，避免感受风寒。

（2）毛巾须消毒干净，避免发生交叉感染。

（3）热敷部位须暴露，但要注意将毛巾折叠平整，以使透热均匀。

（4）热敷温度应以患儿能够忍受为度，要注意避免烫伤皮肤，尤其是对皮肤感觉迟钝者。

（5）热敷后局部不能再施用其他手法，以免损伤皮肤。

3. 常用湿热敷方

（1）乳香、没药、宣木瓜、钻地风各 10g，桂枝、紫草、伸筋草、路路通、千年健各 15g，苏木、香樟木各 30g。适用于小儿肌性斜颈、产伤麻痹、臀肌挛缩等疾病。

（2）桑枝 50g，稀莶草 30g，虎杖根 50g，杜仲 15g，续断 15g，桂枝 15g。适用于小儿脑瘫、功能性脊柱侧弯等疾病。

（3）桑叶 10g，菊花 10g，薄荷 10g，连翘 20g，生姜 10g，芦根 30g，桔梗 10g。适用于风热感冒诸症。

（二）干热敷

一般多用于积滞、疳证等脏腑病证及其他病证，可单独使用，也可于推拿前或后使用以增强疗效。

1. 操作方法　将中药炒热装袋，或用布包好后置于微波炉中加热 2～3 分钟，趁热将布袋置于腹部、腰背部或相应治疗部位，可根据病情移动布袋位置。一般每次敷 20～30 分钟，一日 1～2 次。

2. 注意事项

（1）室内要保持温暖，避免感受风寒。

（2）干热敷可隔衣服操作，但衣服必须是棉织品，以免损坏衣物。

（3）温度要以患儿能够忍受为度，避免烫伤皮肤，尤其是对皮肤感觉迟钝者。

（4）单独使用时，热敷时间宜稍长；推拿前或后应用可适当缩短时间。

3. 常用干热敷方

（1）理气止痛方：食盐 500g。主要用于治疗非器质性疾病引起的胸闷、脘腹胀满疼痛。先热敷胸部，再缓慢由胸移向腹部，反复 3～5 遍。

（2）行气导滞方：枳壳、莱菔子各 30g，大皂角 1 个，食盐 15g，共研末装袋。主要用于治疗内伤乳食、积滞胃脘之症。

（3）温阳化痰方：生附子 1 枚，生姜 30g，共捣烂后炒热入袋。先敷背部，再敷胸部。主要用于治疗痰湿咳嗽或寒性哮喘，尤以胸有寒痰、咳痰不爽为佳。

（4）温中散寒方：干姜 20g，艾叶 20g，小茴香 20g，川椒 15g。上 4 味药共研细末，炒热后装入纱布袋内敷脐，每次 15 分钟，每日 2～3 次。主要用于治疗腹痛、腹泻，或久泻不止，甚则脱肛等病证。

（5）益肾固元方：益智仁 3g，公丁香 5 粒，八角茴香 1 个，龙眼核 1 枚。上 4 味药物共研细末，用生姜汁适量调和药末，捏成药饼，并将药饼烘热后敷患儿脐部，外加纱布敷盖，再用胶布固定。每晚 1 次，主要用于治疗小儿小便失控、尿频、遗尿等。

第十二章　小儿推拿文献选读

　　小儿推拿是推拿学的重要组成部分，在其漫长的发展过程中，形成了众多的理论、穴位和手法。流传于世的小儿推拿著作，主要集中于明清时期，且大多散在于论述小儿推拿临床应用的经验中，对小儿推拿源流、穴位、手法等系统性研究的文献较少。

一、小儿推拿古籍辑要

　　1.《万育仙书》　该书有大量的导引图，是明代很有影响的养生专著，是清代曹无极在明代罗洪先《卫生真诀》的基础上辑校而成。上卷《按摩目》中出现了"黄蜂入洞""打马过天河"等16种复式手法操作图谱。早期的小儿推拿著作只有穴位图谱，操作手法仅用文字记述。由于具体手法单凭文字很难准确描述和掌握，故该书手法操作图谱弥补了手法文字记述的缺陷，对小儿推拿手法的研究具有较好的作用。

　　2.《小儿推拿方脉活婴秘旨全书》　该书为明代龚廷贤所著，成书于1604年，是流传最早的小儿推拿单行本，具有较高的学术及文献价值，被曹炳章先生誉为"推拿最善之本"。全书分为三卷，其书宗钱乙学术思想，对小儿变蒸、病因病机、穴位手法、治疗方案均详细阐述。该书内容与《小儿按摩经》相似，如书中"正面部位歌""扣脉诀歌"及"掌上诸穴拿法歌"分别与《小儿按摩经》之"命门部位歌""诊脉歌""要诀"相同，"五脏主病歌"与《小儿按摩经》"手法诀"前一部分相同。书中载有45个穴位，其中小横纹、靠山（似为《小儿按摩经》之"精宁"）、胃穴、（手）天门、甘载、百虫、前承山等《小儿按摩经》未记载；载有"十二手法主病赋"及"十二手法诀"，其操作和功效都较《小儿按摩经》详细，并增"乌龙摆双尾"和"老虎吞食"，共14大复式手法。

　　3.《小儿科推拿仙术》　又名《小儿推拿秘诀》《小儿科推拿秘诀》《小儿科推拿仙术秘诀》《推拿仙术》，明代周于蕃编撰，成书于1605年，对后世影响较大，明清多次刻印，被业内视为秘诀。周于蕃根据"寸口为百脉总汇之处"、小儿难与医生配合，必须拿持固定等特点，强调在两手掌操作的重要性，并强调运用特定穴和运用推法。书中关于"手上推拿法"（即黄蜂入洞、赤凤摇头、飞经走气、天门入虎口、水里捞明月、打马过天河、凤凰单展翅、猿猴摘果、双龙摆尾9种复式操作法）、"身中十二拿法"（即拿太阳、肩井、耳后、合谷、鱼肚、百虫、膀胱、奶旁、曲尺、肚角、皮罢、三阳交12穴）、"阳掌诀法"（即运内八卦等15种掌面推拿法）、"阴掌诀法"（即掐揉二扇门等7种手掌背推拿法）、"手法捷要歌""心得保婴妙法"（即推按小腹和摇头2法）等皆有特色。该书还以治法统领手法与穴位，如分列汗、吐、下三法，每一法给出具体推拿处方等。

　　4.《医学研悦》　明末李盛春著，成书于1626年。介绍了小儿推拿临床三种分类法。其一以操作法（手法加穴位或部位）为纲，如"掐四横纹，和上下气血。乳食不化，手足搐掣用之"。其二以脏腑为纲，如"肺经由病咳嗽多……肺经之证，以泻肺为主，推肾水，分阴阳，凤凰单展翅，二龙戏珠，推天河水入虎口"。其三以病证为纲，如在"男女诸般证候并治法"和"杂症治法"中先介绍小儿诸症的机制、临床表现，然后详细列出小儿推拿处方。

5.《小儿推拿广意》　为清代最早的小儿推拿著作，熊应雄编著，成书于1676年。全书3卷，上卷首列总论，说明治疗"当分六阴六阳，男左女右，外呼内应"，认为"推拿一道，真能操造化夺天工"，并论述了推拿在小儿惊风治疗中的作用；介绍了儿科诊断和治疗手法，特别强调望、闻二诊的重要性。书中载80余个穴位，其中小儿推拿手足特定穴位有45个，既有主治，又有较为精致的推拿操作图谱。该书之四横纹、威灵、精宁、涌泉、大肠及风池6个穴位与《小儿按摩经》同名但定位不同。复式手法之黄蜂入洞、赤凤摇头、二龙戏珠、猿猴摘果、按弦搓摩、飞经走气亦与《小儿按摩经》同名但操作不同，还新增了苍龙摆尾法。手法重点介绍了推法和拿法，并首次提出"推拿手部次第"和"推拿面部次第"，即推拿手法的操作套路（程序）。其"脏腑歌"，取源于《小儿按摩经》的"手法诀"和《小儿推拿秘旨》的"五脏主病歌"，论述了脏腑病证的小儿推拿方法。中卷分述20门儿科常见疾病及其推拿治疗。下卷列举内服、外治方剂180多首，是当时最完备的小儿推拿专著。

6.《幼科推拿秘书》　骆如龙（字潜庵）编撰，成书于1691年，刊于1725年。卷一《歌赋论诀秘旨》主述儿科诊法。卷二《穴象手法》载穴位170余个，其中小儿推拿特定穴140余个，提出了许多新穴，如头部天心（分为上天心与大天心）、两额、额角（即太阳）、中庭、天柱，面部有三阴、三阳、龙角、虎角（目）、风池、气池、天开、水角、金精、耳珠、玉楼，阳掌（即手掌正面）有浮心、经渠、水底、鱼脊，脊背有七节骨、肾囊、膀胱尾、命门尾，腿足有鬼胀等；分别论述了各个特定穴的定位、主治及补泻操作，也论及四季推拿介质选用。卷三《推拿手法》介绍了掐、推、运、拿、揉、戳、摇、擦、提等42种单式手法，明确将手法与穴位结合，如分阴阳、揉太阳、运内八卦等，还介绍了打马过天河、黄蜂入洞等13种复式操作手法。并认为分阴阳为"诸症之要领，众法之先声"，一切推法必须以分阴阳为起式；诸症推毕，又应掐按肩井，拿食指、无名指作为"总收法"。该书还探讨了小儿特定穴与经络的关系，如"中指名为将指，属心，心气逼于舌，络联于将指，通背左心俞穴、手中冲穴、足涌泉穴（《五指经络内外秘旨》)。"卷四《推拿病症分类》、卷五《幼科方药》为临床治疗，在治疗时讲究推拿穴位配伍，倡导君臣主次。该书文理通顺、简要，插图清晰，构建了较为完整的小儿推拿体系。

7.《幼科铁镜》　夏鼎（字禹铸）所撰，成书于1695年。推崇望面色、审苗窍以辨脏腑寒热虚实；记载"灯火灸"（元宵火）治疗脐风、惊风、疟母；催吐法治疗胃中实痰；认识到慢惊与脾有关，如"儿慢症，前辈多作慢惊，乱推乱拿，乱掐乱火，以致汗愈亡阳，痛愈伤脾……惟补脾虚"，提出以观察掐小儿老龙、精威、肺俞等穴位的反应作为诊断与判断预后依据；总结出"九恨""十三不可学""十传"为推拿人才标准，提出小儿推拿临床应戒鲁莽、轻浮、怠缓等。据自序所言，该书所录小儿推拿手法和穴位的标准，均为两代以上家传或临床亲验所得；为此，夏鼎删去了"老汉扳罾""猿猴摘果"等自认为临床无效的方法。全书共载穴位57个，特定穴26个，大部分集中于上肢；并对脾经、三关、六腑等穴位的位置进行了考证，如认为脾经定位应在拇指螺纹面，推其拇指桡侧为后人之误，提示当今两大补法脾经的旋推法和屈指上推法在当时已经存在。该书最大特色在于编写"推拿代药赋"，首次将药性与小儿推拿穴位相结合，为理解小儿推拿提供了思路，为普及小儿推拿作出了贡献。

8.《推拿捷法》 余飞麟撰于 1699 年，存袖珍抄本。该书为歌赋体，分 30 余节。全面论述小儿病机、病源、推拿法等。其独到之处在于《五脏五指相连脉道》一节，论五脏与五指及各器官的关系，对推拿原理进行了探讨；书中介绍的十大推拿法与此前的书有所不同，"提壶灌顶法"为他书不载，并详细介绍了"推拿收功法"。

9.《小儿推拿直录》 钱怀村辑于 1794 年。取《小儿推拿广意》上本，另增《仲芳心诚赋》《揉儿心前诀》《太乙仙传十二大拿法》《马郎捷径手法歌诀》《拿六筋法》及图诀等内容，介绍了 16 种病证的推拿治疗，文字简略，图文并茂、内容详实。

10.《针灸逢源》 李学川（字三源，号邓尉山人）辑，清嘉庆二十二年（1817）刊本，共 6 卷。为针灸专著。但在卷五中列"妇人病门"和"小儿病门"。记载了小儿推拿相关穴位 43 个，载有两种复式操作，即水底捞月，黄蜂入洞。主要手法有掐、推、拿、揉、运。尤其推荐"以指代针"，考其多为掐法，其掐法运用穴位多达 19 个，占主治穴位的 44%。如取"印堂治一切惊风不语，颊车治牙关紧"等。其中以拿精威及重揉肺俞来判断惊证、昏迷不醒患儿预后有一定意义。

11.《推拿小儿全书》 作者徐崇礼，字谦光，号秩堂公。成书于清光绪三年（1877）。开始部分为三字句歌诀体，通俗易懂，后人称之为《推拿三字经》。之后有《推拿三字经序》和《四言脉诀》，配有推拿插图和操作方法，内容比三字经多。徐氏认为古书所载推拿操作手法均适用于小儿，因为人之经络气血，老幼没有本质之不同。而小儿推拿也可应用于成人，只是刺激强度和数量应该加大，在手法操作上主张独穴多推。该书载 26 个独穴，并以独穴类比方药，按温凉属性又分为凉穴 12 个，温穴 4 个等。

12.《保赤推拿法》 夏云集（字祥宇，又字英白）著，成书于清光绪十年（1885）。首释拿、推、掐、搓、摇、捻、扯、揉、运、刮、分、和等 12 种小儿推拿常用手法；总结小儿推拿注意事项，如操作时应"全副善念慈心，无半点浮词躁气""大指不可修留爪甲""最宜轻稳，莫致儿皮肤疼痛""儿之大者、强者、病之重者，用数宜多；儿之小者、弱者、病之轻者，用数宜少"等；介绍小儿推拿介质；主张起式和收式（起式为头面开天门、推太阴太阳、掐天庭至承浆、揉耳摇头 4 法，收式为掐肩井）。书中所述小儿推拿常用操作手法 86 种，其中掐中指甲、掐大指甲、捻五指背皮、刮手背、揉手背对后世有一定影响。如《推拿抉微》《增图考释推拿法》均是以此书为蓝本。

13.《厘正按摩要术》 张振鋆所编。张振鋆原名醴泉，字筱衫、广文，号惕厉子。《厘正按摩要术》书成于清光绪十四年（1888）。该书系统总结了明清时期的儿科理论与临床经验，每一条目都先列历代有用的文献，并标明出处，再谈自己认识。共载穴位 100 余个，特定穴 50 多个。如肝记（皮罨）取自《小儿推拿秘诀》，大肠侧取自《按摩经》，甘载、百虫、前承山源于《小儿推拿方脉活婴秘旨全书》，而走马、左右端正、琵琶、胃、攒竹、坎宫、耳背高骨引自《小儿推拿广意》，其中左右端正即为《按摩经》中的阳、阴二穴。卷一为四诊，在切诊中增加"按胸腹"法，补先贤之缺，其中按虚里、神阙等应用至今。卷二首次提出小儿推拿八法，即按、摩、掐、揉、推、运、搓、摇；介绍了 20 种外治法的具体运用。卷三为经络穴位，分别介绍十四经穴和小儿推拿特定穴，并绘 29 幅小儿推拿图解。卷四为推拿治疗，列有 24 种病证，主要内容来自周于蕃的《小儿推拿秘诀》，但对其内容进行厘正、增补，如惊风分急惊、慢惊；呕吐分为热吐、寒吐、实吐和虚吐等。该书历史上多次刻行，1922 年上海孚华书局印行时易名为《小儿按摩术》。

14.《小儿推拿补正》 江苏东台县钱祖荫编著，手稿本于1916年6月面世，1959年4月油印刊出，江静波先生著文对其进行介绍。该书以传统经络腧穴为标准来考察推拿疗法所运用的穴位，并以此正误，故称其为"补正"。此书文笔流畅，为一般推拿专书所不及。尤其是"推拿三字释义"一节，对13种小儿推拿的基本手法加以解释，如"推：用指甲循经络穴道向下推之，使血气达到病所也。拿：用手指紧压病之所在，如捉物，然用运、揉、搓、摩以散之。揉：或用指，或用掌，以揉散其血也。"如此形象生动地介绍和阐述推拿操作手法和推拿机制实属难能可贵。

15.《推拿易知》 中华书局编，刊于1919年。是系列丛书《医学易知》分册。主要内容摘自熊应雄《推拿广意》与夏鼎《幼科铁镜》。阐述小儿推拿的基础知识，为推拿入门读物。现存版本见于《医学易知》。

16.《小儿百病推拿法》 陈景歧所著，上海大通图书社、中西药书局1925年出版。本书详细记载了小儿常见病证的推拿治疗，语言简明，内容丰富，通俗易懂。

17.《推拿捷径》 江苏无锡女中医马玉书著，1930年出版。自序云，此书是以明版周于蕃之《推拿全书》十卷为蓝本，更加以马氏补充的"人之全体名位、脏腑功用、经络穴道及推拿代药骈言、推拿解义、色诊、推法、惊风、杂症等各种法门。或用歌括，或附图考。分为十节，印成专本"。马氏根据小儿天性好动，却身娇体弱，极易感受外邪的特点，提出"儿病不药，比较服药似为有益"，认为小儿不服药可以"免损伤小儿脾胃，一也；免误药之害，二也；可恃推拿而不因恃药而放纵，反小心护持，三也。"特作"推拿代药骈言"，云："与其有药有偏，或益此而损彼，何如按经施术，俾兼顾而并筹。"她将"推拿代药赋"17种操作法代41味药增至20种常用操作手法，还解析了小儿推拿八法的具体操作、功效和注意事项。如"推法：推者，推动向前也。必期如直线之直，毋得斜曲，恐伤别经也。其法以四指握定，以大指侧蘸水着力推之，向前三次，向后一次。往上推为清，往下推为补。有直其指者，有曲其指者。是摩中之手法最重者。故推必蘸水，以防伤皮肤也。"

18.《推拿抉微》 涂蔚生撰，1928年上海千顷堂书局出版石印本，共四卷。涂氏以《保赤推拿法》为基础，参考《推拿广意》，以及唐容川、陈紫山、陈飞霞等关于推拿论述，编纂而成。第一卷介绍认症法，第二卷论述推拿手法，第三、四卷为16种病证的药物处方。1949年由上海"佛教儿科推拿传习所"戚子耀油印刊行。

19.《增图考释推拿法》 许敬舆等著，根据清代夏云集所著《保赤推拿法》（又名《推拿精要保赤必备》）进行增图和考释，1933年由上海中医书局刊行。

20.《保赤推拿秘术》 彭慎所编，1934年上海百新书店印行。1935年上海中国医学书局再版时易名为《窍穴图说推拿指南》。此书介绍了154种"实用手术"（即单式操作手法）和33种"大手术"（即复式手法），还有"基本手术歌"将推、揉、搓、摇、刮、运、掐、拿、分、和10种小儿推拿手法编成歌诀。该书为小儿推拿手法之集大成者。

二、小儿推拿常用歌诀选读

（一）治法捷要歌

人间发汗如何说，只在三关用手诀，

再掐心经与劳宫，热汗立止何愁雪，

不然重掐二扇门，大汗如雨便休歇。

若推痢疾并水泻，重推大肠经一节，

侧推虎口见功夫，再推阴阳分寒热。

若问男女咳嗽诀，多推肺经是法则，

八卦离起到乾宫，中间宜乎轻些些。

凡运八卦开胸膈，四横文掐和气血，

五藏六腑气候闭，运动五经开其塞。

饮食不进儿着吓，推动脾土就吃得，

饮食若进人事瘦，曲指补脾何须怯。

若还小便兼赤涩，小横文与肾水节，

往上推去为之清，往下退来为补诀。

小儿若着风火吓，多推五指指之节，

大便闭塞久不通，盖因六腑有积热，

小横肚角要施工，更掐肾水下一节。

口出臭气心经热，只要天河水清切，

上入洪池下入掌，万病之中多去得。

若是遍身不退热，外劳宫上多揉擦，

不问大热与大炎，更有水里捞明月。

天门虎口肒肘诀，重揉顺气又生血，

黄蜂入洞医阴症，冷气冷痰俱治得，

阳池穴掐止头痛，一窝风掐肚痛绝。

威灵总心救暴亡，精宁穴治打逆咽，

男女眼若往上撑，重重多揉小心穴，

二人上马补肾经，即时下来就醒豁。

男左三关推发热，退下六腑冷如铁，

女右三关退下凉，推上六腑又是热。

病症虚实在眼功，面部详观声与色，

寒者温之热者清，虚者补之实者泄。

仙人传下救孩童，后学殷勤当切切。

古谓痘科治法难，惟有望闻并问切。

我今校订无差讹，穴道手法细分别，

画图字眼用心详，参究其中真实说。

非我多言若叮咛，总欲精详保婴诀，

更述一篇于末简，愿人熟诵为口诀，

诸人留意免哭儿，医士用心有阴德。

——《秘传推拿妙诀》

【按】《小儿推拿广义》"拿法"同此歌；《幼科推拿秘书》"推拿小儿总诀歌同此诀"。

（二）小儿无患歌

孩童常体貌，情志自殊然，

鼻内干无涕，喉中绝没涎。

头如青黛染，唇似点朱鲜，

脸若花映竹，颊绽水浮莲。

喜引方才笑，非时手不掀，

纵哭无多哭，虽眠未久眠。

意同波浪静，性若镜中天，

此候俱安吉，何愁疾病缠。

——《小儿推拿方脉活婴秘旨全书》

【按】《秘传推拿妙诀》中"看小儿无患"歌同此。

（三）认色歌

眼内赤者心实热，淡红色者虚之说，

青者肝热浅淡虚，黄者脾热无他说，

目无精光肾虚诀。

儿子人中青，多因果子生，

色若人中紫，果食积为痞。

人中现黄色，宿乳蓄胃成，

龙角青筋起，皆因四足惊。

若然虎角黑，水扑是其形，

赤色印堂上，其惊必是人。

眉间赤黑紫，急救莫沉吟，

红赤眉毛下，分明死不生。

——《按摩经》

（四）面部五位歌

面上之症额为心，鼻为脾土是其真，

左腮为肝右为肺，承浆属肾居下唇。

——《按摩经》

（五）命门部位歌

中庭与天庭，司空及印堂，

额角方广处，有病定存亡。

青黑惊风恶，体和润泽光，

不可陷兼损，唇黑最难当。

青甚须忧急，昏暗亦堪伤，

此是命门地，医师妙较量。

面眼青肝病，赤心、黄脾、白肺、黑肾病也。

——《按摩经》

（六）面色图歌

额印堂、山根

额红大热燥，青色有肝风，

印堂青色见，人惊火则红。

山根青隐隐，惊遭是两重，

若还斯处赤，泻燥定相攻。

年寿

年上微黄为正色，若平更陷夭难禁，

急因痢疾黑危候，霍乱吐泻黄色深。

鼻准、人中

鼻准微黄赤白平，深黄燥黑死难生，

人中短缩吐因病，唇口黑候蛔必倾。

正口

正口常红号白平，燥干脾热积黄生，

白主失血黑绕口，青黄惊风尽死形。

承浆、两眉

承浆青色食时惊，黄多吐逆痢红形，

烦躁夜啼青色吉，久病眉红死症真。

两眼

白睛赤色有肝风，若是黄时有积攻，

或见黑睛黄色现，伤寒病症此其踪。

风池、气池、两颐

风气二池黄吐逆，燥烦啼叫色鲜红，

更有两颐胚样赤，肺家客热此非空。

两太阳

太阳青色惊方始，红色赤淋萌蘖起，

要知死症死何如，青色从兹生入身。

两脸

两脸黄为痰色咽，青色客忤红风热，

伤寒赤色红主淋，二色请详分两颊。

两颐、金匮、风门

吐虫青色滞颐黄，一色颐间两自详，

风门黑疝青惊水，纹青金匮主惊狂。

辨小儿五色受病症

面黄青者，痛也。色红者，热也。色黄者，脾气弱也。色白者，寒也。色黑者，肾气败也。

哭者，病在肝也。汗者主心，哭者主脾而多痰，啼者主肺有风，睡者主肾有亏。

——《按摩经》

（七）汤氏歌

山根若见脉横青，此病明知两度惊，
赤黑因疲时吐泻，色红啼夜不曾停。
青脉生于左太阳，须惊一度见推详，
赤是伤寒微燥热，黑青知是乳多伤。
右边赤脉不须多，有则频惊怎奈何？
红赤为风抽眼目，黑沉三日见阎罗。
指甲青兼黑暗多，唇青恶逆病将瘥，
忽惊鸦声心气急，此病端的命难过。
蛔虫出口有三般，口鼻中来大不堪，
如或白虫兼黑色，此病端的命难延。
四肢疮痛不为详，下气冲心兼滑肠，
气喘汗流身不热，手拿胸膈定遭殃。

——《按摩经》

（八）基本手术歌

上下挤动是为推，揉惟旋转不须离，
搓为来往摩无异，摇是将头与手医，
刮则挨皮稍用力，运须由此往彼移，
掐入贵轻朝后出，拿宜抑下穴上皮，
惟分两手分开划，和字为分反面题。

——《推拿指南》

（九）取温凉汗吐泻秘旨

凡身热重者，但捞明月。或揉涌泉，引热下行，或揉脐及鸠尾。方用芽茶嚼烂，贴内间使穴上。又方用靛搽手足四心。又用水粉乳、调搽太阳四心。即热退矣。

凡身凉重者，揉外劳宫、板门穴，揉二扇门、推三关、揉阳位。方用蕲艾揉细，火烘敷脐。立热。

凡要取汗，推三关，揉二扇门，黄蜂入洞为妙。

凡要止汗者，退六腑，补肺经。如不止方用浮小麦煎汤灌之，立效。至无疾自汗乃小儿常事，不可过疑。

凡取吐泄者，外牢推至大陵位，取吐方知为第一，大陵反转至牢宫，泄泻心火无止息，左转三来右一摩，此是神仙真妙诀。

凡止吐泄者，呕吐乳食真可怜，板门来至横纹中，横纹若转板门去，吐泄童子得平安，其间口诀无多记，往者俱重过者轻。

此合上外牢二法，俱圆推，男左转女右转，去重回轻，此一节须详究。

——《幼科推拿秘书》

（十）各穴用法总歌

心经一掐外劳宫，三关之上慢从容，
汗若不来揉二扇，黄蜂入洞有奇功。

　　肝经有病人多痹，推补脾土病即除。

　　八卦大肠应有用，飞金走气也相随。

　　咳嗽痰涎呕吐时，一掐清肺次掐离。

　　离宫推至乾宫止，二头重实中轻虚。

　　饮食不进补脾土，人事瘦弱可为之，

　　屈为补兮直为泄，妙中之妙有玄机。

　　小水赤黄亦可清，但推肾水掐横纹，

　　短少之时宜用补，赤热清之得安宁。

　　大肠有病泄泻多，侧推大肠久按摩。

　　分理阴阳皆顺息，补脾方得远沉疴。

　　小肠有病气来攻，横纹板门推可通，

　　用心记取精灵穴，管叫却病快如风。

　　命门有病元气亏，脾土大肠八卦为，

　　侧推三关真火足，天门肐肘免灾危。

　　三焦有病生寒热，天河六腑神仙诀，

　　能知取水解炎蒸，分别阴阳掐指节。

　　膀胱有病作淋疴，补水八卦运天河，

　　胆经有病口作苦，重推脾土莫蹉跎。

　　肾经有病小便涩，推动肾水即清澈，

　　肾脉经传小指侧，依方推掐无差忒。

　　胃经有病食不消，脾土大肠八卦调，

　　胃口凉时心作哕，板门温热始为高。

　　心经有热发痴迷，天河水过作洪池，

　　心若有病补上膈，三关离火莫推迟。

　　肝经有病人闭目，推动脾土效即速，

　　脾若热时食不进，再加六腑病除速。

——《幼科推拿秘书》

（十一）手法治病歌

　　水底明月最为凉，清心止热此为强。

　　飞金走气能行气，赤凤摇头助气良。

　　黄蜂入洞最为热，阴症白痢并水泻，

　　发汗不出后用之，顿教孔窍皆通泄。

　　大肠侧推到虎口，止吐止泻断根源，

　　疟痢羸瘦并水泻，心胸痞满也能痊。

　　掐肺经络节与离，推离往乾中要轻，

　　冒风咳嗽并吐逆，此筋推掐抵千金。

　　肾水一纹是后溪，推下为补上为清，

　　小便闭塞清之妙，肾经虚损补为能。

六腑专治脏腑热，遍身潮热大便结，

人事昏沉总可推，去火浑如汤泼雪。

总筋天水皆除热，口中热气并刮舌，

心惊积热火眼攻，推之即好真妙诀。

五经运通脏腑塞，八卦开通化痰逆，

胸膈痞满最为先，不是知音莫与泄。

四横纹和上下气，吼气肚痛掐可止，

二人上马清补肾，小肠诸病俱能理。

阴阳能除寒与热，二便不通并水泻，

诸病医家先下手，带绕天心坎水诀。

人事昏迷痢疾攻，疾忙急救要口诀。

天门双掐到虎口，肘肘重揉又生血。

一掐五指节与离，有风被喝要须知。

小天心能生肾水，肾水虚少推莫迟。

板门专治气促攻，扇门发汗热宣通。

一窝风能治肚痛，阳池穴上治头疼。

外牢治泻亦可用，拿此又可止头痛。

精灵穴能医吼气，威灵猝死能回生。

——《幼科推拿秘书》

（十二）推五脏虚实病源治法歌

心实叫哭兼发热，饮水惊搐唇破裂，

天河六腑并阴阳，飞金水底捞明月；

虚则困卧睡不安，补脾便是神仙诀，

左转心经与劳宫，再分阴阳三五百。

肝实顿闷并呵欠，目直项急叫多惊，

右转心经推六腑，天河明月两相亲；

虚侧咬牙迷多欠，补肾三关掐大陵，

揉按中指单展翅，再把阴阳着力分。

脾实困睡频频饮，身中有热觉沉疴。

推脾推肺推六腑，运水入土并天河，

虚则有伤多吐泻，左转心经热气疴，

赤凤摇头并运卦，阴阳外间便宜多。

肺实闷乱兼喘促，或饮不饮或啼哭，

泄肺阴阳六腑河，八卦飞金与合骨；

虚则气短喘必多，哽气长出气来速，

补脾运卦分阴阳，离轻乾重三百足。

肾主瞳人目畏明，又无光彩少精神，

解颅死症头下窜，白睛多过黑瞳睛；

面皮㿠白宜推肺，肾脾兼补要均匀，

重耳中诸揉百次，尿黄清肾却通淋。

——《幼科推拿秘书》

（十三）手法同异多寡宜忌辨明秘旨歌

小儿周身穴道，推拿左右相同，

三关六腑要通融，上下男女变通。

脾土男左为补，女补右转为功，

阴阳各别见天工，除此俱该同用。

急惊推拿宜泄，痰火一时相攻，

自内而外莫从容，攻去痰火有用。

慢惊推拿须补，自外而内相从，

一切补泄法皆同，男女关腑异弄。

法虽一定不易，变通总在人心，

本缓标急重与轻，虚实参乎病症。

初生轻指点穴，二三用力方凭，

五七十岁推渐深，医家次第神明。

一岁定须三百，二周六百何疑，

月家赤子轻为之，寒火多寡再议。

年逾二八长大，推拿费力支持，

七日十日病方离，虚诳医家谁治。

禁用三关手法，足热二便难通，

渴甚腮赤眼珠红，脉数气喘舌弄。

忌用六腑手法，泄青面白光白容，

脉微吐呕腹膨空，足冷眼青休用。

小儿可下病症，实热面赤眼红，

腹膨胁满积难通，浮肿疟腮疼痛。

小便赤黄壮热，气喘食积宜攻，

遍身疮疥血淋漓，腹硬肚痛合用。

不可下有数症，囟陷肢冷无神，

不时自汗泄频频，气虚干呕难忍。

面白食不消化，虚疾潮热肠鸣，

毛焦神困脉微沉，烦躁鼻塞咳甚。

——《幼科推拿秘书》

（十四）推拿代药赋

前人忽略推拿，卓溪今来一赋。寒热温平，药之四性；推拿揉掐，性与药同。用推即是用药，不明何可乱推。推上三关，代却麻黄肉桂；退下六腑，替来滑石羚羊。水底捞月，便是黄连犀角；天河引水，还同芩柏连翘。大指脾面旋推，味似人参白术，泻之则为灶土石膏；大肠侧推虎口，何殊诃子炮姜，反之则为大黄枳实。涌泉右转不揉，朴硝何异；一推一揉右转，参术无差。无名指泻肺，功并桑皮桔梗；旋推止嗽，效争五味冬花。精威拿紧，岂羡牛黄贝母；肺俞重揉，慢夸半夏南星。黄蜂入洞，超出防风羌活；捧耳摇头，远过生地木香。五指节上轮揉，乃祛风之苍术；足拿大敦鞋带，实定掣之勾藤。后溪推上，不减猪苓泽泻。小指补肾，焉差杜仲地黄。涌泉左揉，类夫砂仁藿叶。重揉手背，同乎白芍川芎。脐风灯火十三，恩符再造。定惊元宵十五，不啻仙丹。病知表里虚实，推合重症能生，不谙推拿揉掐，乱用便添一死。代药五十八言，自古无人道及，虽无格致之功，却亦透宗之赋。

——《幼科铁镜》

（十五）推拿代药骈言

推拿纯凭手法，施治须查病情。宜按宜摩，寓有寒热温平之妙；或揉或运，同一攻补汗下之功。推上三关，温能发表；退下六腑，凉可除烦。推五经则补泻兼施，运八卦则水火既济。开气机以防气闭，丹凤摇头；止寒嗽而涤寒痰，黄蜂入洞。术施神阙，宛然导滞温脾；水取天河，不亚清心凉膈。往来寒热，分阴阳则汤代柴胡；消化迟延，运脾土则功逾术附。飞经走气，重在流通；按弦搓摩，何愁结滞。主持温性，传双凤展翅之神；驱逐寒邪，作二龙戏珠之势。急惊者，肝风暴动，掐揉合谷，自无痰壅气促之虞；慢惊者，脾土延虚，推运昆仑，致免肢冷腹疼之苦。虽牙关紧闭，推横纹便气血宣通；纵人事昏沉，掐指节而神经活泼。宜左宜右，能重能轻，举手之劳，可回春于顷刻；得心之处，调气息于临时。与其用药有偏，或益此而损彼；何如按经施术，俾兼顾而并筹。即无虑肌肉筋骨之伤，便可免针灸刀圭之险。可以平厥逆，定抽搐，原凭手上功夫。非惟止吐，醒昏迷，不费囊中药石。运土入水而泄泻止，运水入土而痢疾瘳。一掐一揉，自称妙诀，百发百中，尤胜仙丹。莫谓不抵千金，视为小道；果尔能参三昧，定是知音。

——《推拿捷径》

（十六）推拿三字经

小婴儿，看印堂，五色纹，细心详。

色红者，心肺恙，俱热症，清则良，

清何处，心肺当，退六腑，即去恙。

色青者，肝风张，清则补，自无恙，

平肝木，补肾脏。色黑者，风肾寒，

揉二马，清补良，列缺穴，亦相当。

色白者，肺有痰，揉二马，合阴阳，

天河水，立愈恙。色黄者，脾胃伤，

若泻肚，推大肠，一穴愈，来往忙。

言五色，兼脾良，曲大指，补脾方，

内推补，外泻详。大便闭，外泻良，

泻大肠，立去恙，兼补脾，愈无恙。

若腹疼，窝风良，数在万，立无恙。

流清涕，风感伤，蜂入洞，鼻孔强。

若洗皂，鼻两旁，向下推，和五脏，

女不用，八卦良。若泻痢，推大肠，

食指侧，上即上，来回推，数万良。

牙疼者，骨髓伤，揉二马，补肾水，

推二穴，数万良。治伤寒，拿列缺，

出大汗，立无恙。受惊吓，拿此良，

不醒事，亦此方。或感冒，急慢恙，

非此穴，不能良。凡出汗，忌风扬，

霍乱病，暑秋伤。若止吐，清胃良，

大指根，震艮连，黄白皮，真穴详。

凡吐者，俱此方，向外推，立愈恙。

倘肚泻，仍大肠。吐并泻，板门良，

揉数万，立愈恙，进饮食，亦称良。

瘟疫者，肿脖项，上午重，六腑当，

下午重，二马良，兼六腑，立消亡。

分男女，左右手，男六腑，女三关，

此二穴，俱属凉，男女逆，左右详。

脱肛者，肺虚恙，补脾土，二马良，

补肾水，推大肠，来回推，久去恙。

或疹痘，肿脖项，仍照上，午别恙。

诸疮肿，明此详，虚喘嗽，二马良，

兼清肺，兼脾良。小便闭，清膀胱，

补肾水，清小肠，食指侧，推大肠，

尤来回，轻重当。倘生疮，辨阴阳，

阴者补，阳清当。紫陷阴，红高阳，

虚歉者，先补强，诸疮症，兼清良。

疮初起，揉患上，左右旋，立消亡。

胸膈闷，八卦详，男女逆，左右手，

运八卦，离宫轻。痰壅喘，横纹上，

左右揉，久去恙。治歉症，并痨伤，

歉弱者，气血伤。辨此症，在衣裳，

人着裕，伊着棉，亦咳嗽，名七伤，

补要多，清少良。人穿裕，他穿单，

名五痨，肾水伤，分何藏，清补良，

在学者，细心详。眼翻者，上下僵，

揉二马，捣天心，翻上者，捣下良，

翻下者，捣上强，左捣右，右捣左。

阳池穴，头痛良，风头痛，蜂入洞，

左旋右，立无恙。天河水，口生疮，

遍身热，多推良。中气风，男左逆，

右六腑，男用良，左三关，女用强。

独穴疗，数三万，多穴推，约三万，

遵此法，无不良。遍身潮，拿列缺，

汗出良。五经穴，肚胀良。水入土，

不化谷。土入水，肝木旺。小腹寒，

外牢宫，左右旋，久揉良。嘴唇裂，

脾火伤，眼泡肿，脾胃恙，清补脾，

俱去恙，向内补，向外清，来回推，

清补双。天门口，顺气血，五指节，

惊吓伤，不计次，揉必良。腹痞积，

时摄良，一百日，即无恙。上有火，

下有寒，外劳宫，下寒良。六腑穴，

去火良，左三关，去寒恙，右六腑，

亦去恙。虚补母，实泻子，日五行，

生克当。生我母，我生子，穴不误，

治无恙。古推书，身手足，执治婴，

无老方，皆气血，何两样，数多寡，

轻重当。吾载穴，不相商，老少女，

无不当。遵古推，男女分，俱左手，

男女同，余尝试，并去恙。凡学者，

意会方，加减推，身欹肚，病新久，

细思详，推应症，无苦恙。

——《推拿三字经》

（十七）推拿独穴抵汤头歌

分阴阳，为水火两治汤。推三关，为参附汤。退六腑，为清凉散。天河水，为安心丹。运八卦，为调中益气汤。内劳宫，为高丽清心丸。补脾土，为六君子汤。揉板门，为阴阳霍乱汤。清胃穴，为清胃汤。平肝，为逍遥散。泻大肠，为承气汤。清补大肠，为五苓散。清补心，为天王补心丹。清肺，为养肺救燥汤。补肾水，为六味地黄丸。外劳宫，为逐寒返魂汤。拿列缺，为回生散。天门入虎口，为顺气丸。阳池穴，为四神丸。五经穴，为大圣散。四横纹，为顺气和中汤。后溪穴，为人参利肠丸。男左六腑，为八味顺气散。女三关，为苏合香丸。

——《推拿三字经》

（十八）保婴赋

人禀天地，全而最灵，原无夭札，善养则存。

始生为幼，三四为小，七龆八龀，九童十稚。

惊痫疳癖，伤食中寒，汤剂为难，推拿较易。

以其手足，联络脏腑，内应外通，察识详备。

男左女右，为主看之，先辨形色，次观虚实。

认定标本，手法祛之，寒热温凉，取效指掌。

四十余穴，有阴有阳，十三手法，至微至妙。

审症欲明，认穴欲确，百治百灵，万不失一。

——《幼科推拿秘书》

（十九）面部推拿次第歌

第一先推是坎宫，次推攒竹法相同。

太阳穴与耳背骨，三四全凭运动工。

还有非推非运法，掐来以爪代针锋。

承浆为五颊车六，聪会太阳七八逢。

九至眉心均一掐，循循第十到人中。

再将两耳提三下，此是推拿不易功。

——《推拿捷径》

（二十）诊脉歌

小儿有病须凭脉，一指三关定其息，

浮洪风盛数多惊，虚冷沉迟实有积。

小儿一岁至三岁，呼吸须将八至看，

九至不安十至困，短长大小有邪干。

小儿脉紧是风痫，沉脉须至气化难，

腹痛紧弦牢实秘，沉而数者骨中寒。

小儿脉大多风热，沉重原因乳食结，

弦长多是胆肝风，紧数惊风四指掣。

浮洪胃口似火烧，浮紧腹中痛不竭，

虚濡有气更兼惊，脉乱多痢大便血。

前大后小童脉顺，前小后大必气咽，

四至洪来若烦满，沉细腹中痛切切。

滑主露湿冷所伤，弦长客忤分明说，

五至夜深浮大昼，六至夜细浮昼别，

息数中和八九至，此是仙人留妙诀。

——《按摩经》

（二十一）病症生死歌

手足皆符脾胃气，眼睛却与肾通神，

两耳均匀牵得匀，要知上下理分明。

孩儿立醒方无事，中指将来掌内寻，

悠悠青气人依旧，口关眼光命难当。

口眼歪斜人易救，四肢无应不须忙，

天心一点掣膀胱，膀胱气馁痛难当。

丹田斯若绝肾气，闭涩其童命不长，

天河水边清水好，眼下休交黑白冲。

掌内如寒难救兆，四肢麻冷定人亡，

阴硬气冷决昏沉，紫上筋纹指上寻，
阴硬气粗或大小，眼黄指冷要调停。
肾经肝胆肾相连，寒暑交加作楚煎，
脐轮上下全凭火，眼翻手掣霎时安。
口中气出热难当，吓得旁人叹可伤，
筋过横纹人易救，若居坎离定人亡。
吐泻皆因筋上转，横门四板火来提，
天心穴上分高下，再把螺蛳骨上煨。
鼻连肺经不知多，惊死孩儿脸上过，
火盛伤经心上刺，牙黄口白命门疴。
口噤心拽并气喘，故知死兆采人缘，
鼻水口黑筋无脉，命在南柯大梦边。

——《按摩经》

（二十二）认筋法歌

囟门八字甚非常，筋透三关命必亡，
初关乍入或进退，次部相侵亦何妨。
赤筋只是因膈食，筋青端被水风伤，
筋连大指是阴症，筋若生花定不祥。
筋带悬针立吐泻，筋纹关外命难当，
四肢痰染腹膨胀，吐乳却因乳食伤。
鱼口鸦声并气急，犬吠人吓自惊张，
诸风惊症宜推早，如若推迟命必亡，
神仙留下真奇法，后字能通第一强。

——《按摩经》

（二十三）面上诸穴歌

心属火兮居额上，肝主左颊肺右向，
肾水在下颏所思，脾唇上下准头相。
肝青心赤肺病白，肾黑脾黄不须惑，
参之元气实与虚，补泻分明称神术。
额上青纹因受惊，忽然灰白命远巡，
何如早早求灵药，莫使根源渐渐深。
印堂青色受人惊，红白皆由水火侵，
若要安然无疾病，镇惊清热即安宁。
年寿微黄为正色，若平更陷夭难禁，
忽然痢疾黑危候，霍乱吐泻黄色泻。
鼻头无病要微黄，黄甚长忧入死乡，
黑色必当烦躁死，灵丹何必救其殃。
两眉青者斯为吉，霍乱才生黄有余，

烦躁夜啼红色见，紫由风热赤还殂。

两眼根源本属肝，黑瞳黄色是伤寒，

珠黄痰积红为热，黑白分明仔细看。

太阳青色始方惊，赤主伤寒红主淋，

要识小儿疾病笃，青筋直向耳中生。

风气二池黄吐逆，若还青色定为风，

惊啼烦燥红为脸，两手如莲客热攻。

两颊赤色心肝热，多哭多啼无休歇，

明医见此不须忧，一服清凉便怡悦。

两颧微红虚热生，红赤热甚痰积停，

色青脾受风邪症，青黑脾风药不灵。

两腮青色作虫医，黄色须知是滞颐，

金匮之纹青若见，遭惊多次不须疑。

承浆黄色食时惊，赤主惊风所感形，

吐逆食黄红则痢，要须仔细与推寻。

——《小儿推拿广意》

（二十四）卓溪家传秘诀

婴儿十指冷如冰，便是惊风体不安，

十指梢头热似火，定是夹食又伤寒。

以吾三指按儿额，感受风邪三指热，

三指按兮三指冷，内伤饮食风邪感。

一年之气二十四，开额天门亦此义。

自古阴阳数有九，额上分推义无异。

天庭逐掐至承浆，以掐代针行血气。

伤寒推法上三关，脏腑未推六腑间，

六腑推三关应一，三关推十腑应三。

推多应少为调变，血气之中始不偏。

啼哭声从肺里来，无声肺绝实哀哉，

若因痰蔽声难出，此在医家出妙裁。

病在膏肓不可攻，我知肺俞穴能通，

不愁痰浊无声息，艾灸通神胜化工。

百会由来在顶心，此中一穴管通身，

扑前仰后歪斜痫，艾灸三九抵万金，

腹痛难禁还泻血，亦将灸法此中寻。

张口摇头并反折，速将艾条鬼眼穴，

更把脐中壮一艾，却是神仙最妙诀。

井肩穴是大关津，掐此开通血气行，

各处推完将此掐，不愁气血不周身。

病在脾家食不进，重揉艮宫妙似圣，
再加大指面旋推，脾若初伤推即应。
头痛肚痛外劳宫，揉外劳宫即见功，
疼痛医家何处识，眉头蹙匕哭声雄。
心经热盛作痴迷，天河引水上洪池，
掌中水底捞明月，六腑生凉那怕痴。
婴儿脏腑有寒风，试问医人何处攻，
揉动外劳将指屈，此曰黄蜂入洞中。
揉掐五指爪节时，有风惊吓必须知，
若还人事难苏醒，精威二穴对拿之。
胆经有病口作苦，只将妙法推脾土，
口苦医人何处知，合口频频左右扭。
大肠侧推到虎口，止泻止痢断根源，
不从指面斜推入，任教骨碎与皮穿，
揉脐兼要揉龟尾，更用推揉到涌泉。
肾水小指与后溪，上为清之下补之，
小便闭赤清之妙，肾虚便少补为宜。
小儿初诞月中啼，气滞盘肠不用疑，
脐轮胸口宜灯火，木香用下不迟疑。
白睛青色有肝火，鼻破生疮肺热攻，
祛风却用祛风散，指头泻肺效相同。
鼻准微黄紫庶几，奇红带燥热居脾，
大指面将脾土泻，灶土煎汤却亦宜。
太阳发汗来如雨，身弱兼揉太阴止，
太阴发汗女儿家，太阳止汗单属女。
眼翻即掐小天心，望上须将下陷平，
若是双眸低看地，天心上掐即回睛。
口眼相邀扯右边，用风动极赶风章，
若还口眼频牵左，定是脾家动却痰，
肾水居唇之上下，风来焉不作波澜，
双眸原属肝家木，枝动因风理必然，
右扯将儿左耳坠，左去扯回右耳边。
三朝七日眼边黄，便是脐风肝受伤，
急将灯火十三点，此是医仙第一方。
效见推拿是病轻，重时莫道药无灵，
疗惊定要元宵火，非火何能定得惊。
若用推拿须下午，推拿切莫在侵晨，
任君能火还能药，烧热常多退五更。

　　　　　　叮咛寄语无他意，恐笑先生诀不真。

　　　　　　　　　　　　　　　　——《幼科铁镜》

（二十五）手法歌

　　　　　　心经有热作痰迷，天河水过作洪池。

　　　　　　肝经有病儿多闷，推动脾土病即除。

　　　　　　脾经有病食不进，推动脾土效必应。

　　　　　　肺经受风咳嗽多，即在肺经久按摩。

　　　　　　肾经有病小便涩，推动肾水即救得。

　　　　　　小肠有病气来攻，板门横门推可通。

　　　　　　用心记此精宁穴，看来危症快如风。

　　　　　　胆经有病口作苦，好将妙法推脾土。

　　　　　　大肠有病泄泻多，脾土大肠久搓摩。

　　　　　　膀胱有病作淋疴，肾水八卦运天河。

　　　　　　胃经有病呕逆多，脾土肺经推即和。

　　　　　　三焦有病寒热魔，天河过水莫蹉跎。

　　　　　　命门有病元气亏，脾土大肠八卦推。

　　　　　　仙师授我真口诀，愿把婴儿寿命培。

　　　　　　五脏六腑受病源，须凭手法推即痊。

　　　　　　俱有下数不可乱，肺经病掐肺经边，

　　　　　　心经病掐天河水，泻掐大肠脾土全，

　　　　　　呕掐肺经推三关，目昏须掐肾水添。

　　　　　　再有横纹数十次，天河兼之功必完。

　　　　　　头痛推取三关穴，再掐横纹天河连，

　　　　　　又将天心揉数次，其功效在片时间。

　　　　　　齿痛须揉肾水穴，颊车推之自然安。

　　　　　　鼻塞伤风天心穴，总筋脾土推七百。

　　　　　　耳聋多因肾水亏，掐取肾水天河穴。

　　　　　　阳池兼行九百功，后掐耳珠旁下侧。

　　　　　　咳嗽频频受风寒，先要汗出沾手边，

　　　　　　次掐肺经横纹内，乾位须要运周环。

　　　　　　心经有热运天河，六腑有热推本科。

　　　　　　饮食不进推脾土，小水短少掐肾多。

　　　　　　大肠作泻运多移，大肠脾土病即除。

　　　　　　次取天门入虎口，揉脐龟尾七百奇。

　　　　　　肚痛多因寒气攻，多推三关运横纹，

　　　　　　脐中可揉数十下，天门虎口法皆同。

　　　　　　一去火眼推三关，一百二十数相连，

　　　　　　六府退之四百下，再推肾水四百完，

兼取天河五百遍，终补脾土一百全。

口传笔记推摩诀，付与人间用意参。

——《按摩经》

（二十六）要诀

三关出汗行经络，发汗行气此为先，

倒推大肠到虎口，止泻止痢断根源。

脾土曲补直为推，饮食不进此为魁，

疟痢疲羸并水泻，心胸痞痛也能祛。

掐肺一节与离经，推离往乾中间轻，

冒风咳嗽与吐逆，此经神效抵千金。

肾水一纹是后溪，推下为补上清之，

小便秘涩清之妙，肾虚便补为经奇。

六筋专治脾肺热，遍身湿热大便结，

人事昏沉总可推，去病浑如汤泼雪。

总经天河水除热，口中热气并拉舌，

心经积热火眼攻，推之方知真妙诀。

四横纹和上下气，吼气腹痛皆可止，‘

五经纹动脏腑气，八卦开胸化痰最。

阴阳能除寒与热，二便不通并水泻，

人事昏沉痫疾攻，救人要诀须当竭。

天门虎口揉肘肘，生血顺气皆妙手，

一掐五指爪节时，有风被吓宜须究。

小天心能生肾水，肾水虚少须用意，

板门专治气促攻，扇门发热汗宣通。

一窝风能除肚痛，阳池专一止头疼，

精宁穴能治气吼，小肠诸病快如风。

——《按摩经》

（二十七）急慢惊风歌

急惊推拿宜泄，痰火一时相攻，自上而下莫从容，攻去痰火有用；推拿慢惊须补，自下而上相从，一切补泄法相同，男女关腑异弄。急惊父母惶恐，慢惊医家担心，不语口闭眼翻睛，下手便掐威灵；大指两手齐掐，儿嫩隔绢为轻，一声叫醒得欢忻，不醒还须法应。口鼻业已无气，心窝尚觉微温，人中一烛四肢心，后烛承山有准；囟陷不跳必死，开而跳者还生，再掐中冲要知音，知痛声音动听。大溪眼可掐动，肾头掐亦苏醒，两乳穴下探生死，舍此何须又论。慢因吐泻已久，食积脾伤而成，先止吐泄补脾经，莫使慢惊成症；脾虚饮食不消，胃冷饮食难进，眼转气虚吐弱甚，慢脾惊候一定。面上已无气色，痰又满在咽喉，慢惊风症使人愁，补脾清痰速效；慢惊诸法无效，用艾米粒为形，百会三壮烛醒醒，久咳又烛乳根。

——《幼科推拿秘书》

（二十八）掌背穴治病歌

掌背三节驱风水，"靠山"剿疟"少商"同，

内外"间使"兼三穴，"一窝风"止头疼功，

头疼肚痛"外劳宫"，潮热孩啼不出声，

单掐"阳池"头痛止，"威灵"穴掐死还生。

一掐"精灵"穴便更生，口歪气喘疾皆除，

内外"间使"平吐泻，外揉"八卦"遍身舒。

——《小儿推拿方脉活婴秘旨全书》

（二十九）杂症推拿手法歌

肚痛三关推一十，补脾二十掐窝风，

运卦分阴并补肾，揉脐入虎口中心，

各加五十掐指节，肸肘当揉二十工，

艾敷小肚须臾止，虎口推完忌乳风。

火眼三关把肺清，五经入土捞明月，

各加二十肸肘十，清河退腑阴阳穴，

五十横文十戏珠，两次天河五指节。

气肿天门是本宗，横文水肿次详阅，

虚肿肚膨用补脾，此是神仙真妙诀。

黄肿三关并走磨，补肾皆将二十加，

补土横文皆五十，精灵一掐服山查，

推时须用葱姜水，殷勤脐上麝香搽。

走马疳从关上推，赤凤阴阳一十归，

清河运卦兼捞月，各加五十麝香推，

烧过焙子同炉底，等分黄连作一堆。

头痛一十向三关，清土分阴并运卦，

横文及肾天河水，太阳各按五十下，

阳池一掐用葱姜，取汗艾叶敷顶上。

痰疟来时多战盛，不知人事极昏沉，

阴阳清肾并脾土，五十麝香水可寻，

走磨横文各二十，桃叶将来敷脚心。

食疟原因人瘦弱，不思饮食后门开，

一十三关兼走磨，补土横文五十回，

肸肘一十威灵掐，上马天门数次归。

邪疟无时早晚间，不调饮食致脾寒，

上马三关归一十，补脾补肾掐横文。

五十推之加肸肘，威灵三次劝君看，

阴阳二关须详审，走气天门数次攒。

白痢推关兼补脾，各加五十掌揉脐，

阴阳虎口仍揉肘，二十清肠取汗微，
葱姜少用揉龟尾，肚痛军姜贴肚皮。
赤痢三关推一十，分阴退腑及天河，
横文五十皆相等，揉掌清肠龟尾摩，
半百各加姜水抹，黄连甘草起沉疴。
痢兼赤白抹三关，阴阳八卦四横文，
龟尾大肠揉掌心，揉脐五十各相安，
葱姜推罢忌生冷，起死回生力不难。
痞痢推关补脾土，五节横文二十连，
退腑一百盐揉否，螺蛳艾叶及车前，
细研敷向丹田上，白芨将同牛肉煎。
热泻退肠退六腑，八卦横文及掌心，
揉脐五十同清肾，姜水推之立便轻。
伤寒潮热抹三关，六腑阴阳八卦看，
清肾天河加五十，数次天门入虎钻，
五指节当施五次，葱姜推罢立时安。
泄泻天河捞明月，数番六腑五指节，
螺蛳苤苣帖丹田，大泻大肠真妙诀，
小便不通用蜜葱，作饼敷囊淋自泄，
若将捣烂贴丹田，此法能通大便结。

——《小儿推拿方脉活婴秘旨全书》

（三十）推拿头面各穴歌

百会由来在顶巅，一身有此穴该全，
掐时记取三十六，寒热风寒一律捐。
轻轻两手托儿头，向里摇来廿四休，
顺气通关风热退，急惊用此不难瘳。
太阳发汗意淋淋，欲止须揉在太阳，
惟有女儿偏反是，太阴发汗太阴停。
穴自天庭与印堂，循循逐掐至承浆，
周身血脉皆流动，百病能疗法最良。
风门不是为疗风，穴在耳前缺陷中，
跪按全凭大指骨，黄蜂入洞气旋通。
耳背骨兮原属肾，推来水足自神清，
任凭抽搐惊风急，顷刻痰消厥逆平。
口眼歪斜左右边，都缘木动趁风牵，
若还口眼专偏左，一样扯将耳坠旋。
牙关穴在两牙腮，耳下方逢莫漫猜，

指用大中相对按，牙关紧闭即使开。

——《推拿捷径》

（三十一）推拿指掌肢体各穴歌

推到五经五指尖，开通脏腑便安然，
运时左右分明记，补泻凭君妙转旋。
五指尖头即十王，穴从指甲侧边量，
小儿身热如何退，逐掐尤逾服药凉。
掐指尖头救急惊，老龙穴是在无名，
女原尚右男须左，掐要无声切莫鸣。
端正当寻中指端，须从两侧细盘桓，
掐从左侧能停泻，左侧当如定吐丸。
四肢中间四横纹，认明二节莫淆纷，
气和上下清烦热，一掐尤能止腹疼。
小儿水泻有何虞，肚痛澎澎是土虚，
重掐大肠经一节，侧推虎口用工夫。
肝经有病目难开，宜把婴儿大指推，
大指端为脾土穴，宜清宜补费心裁。
脾经有病若忘餐，脾土推来病即安，
神识昏迷人瘦弱，屈儿大指再推看。
肺经欲绝哭无声，因感风寒哭声成，
鼻塞不通痰上壅，无名指上细推寻。
肾经有病溺全无，小指推来自不虞，
脏腑一清除积热，畅行小便在须臾。
大便如何久不通，只因六腑热重重，
须将肾水揉根节，小横纹间用手功。
胃经有病食难消，吐乳吞酸不易疗，
脾土大肠推得速，小儿胸腹自通调。
胆经有病口多苦，左右频频扭便知，
此腑与肝相表里，宜推脾土莫迟迟。
小肠有病溺多红，心火炎炎热下攻，
若把板门推过后，横纹推去气疏通。
板门专治气相攻，喘促能平快若风，
大指认明鱼际上，揉时胀痛总消融。
大肠有病久调和，饮食难消泄泻多，
记取大中拈食指，用心运动与推摩。
分别三关风气命，风寅气卯命为辰，
任凭食指分三节，推去能疗内外因。
掌心即是内劳宫，发汗揉之即见功，

惟虑过揉心火盛，除需发汗莫轻从。

凉水如珠滴内劳，手扬七下火全消，

此名水底捞明月，大热能平与大潮。

八卦原来分内外，掌心掌背须辨清，

三回九转除胸满，起自乾宫至兑停。

命门有病本元亏，调理阴阳八卦推，

九转功成水火济，推临乾位病无危。

握拳四指后纹缝，此穴名之曰后溪，

小便不通清泻妙，肾经虚弱补为宜。

掌根穴是小天心，一掐偏能活众经，

百病何愁无法治，管教顷刻即更生。

眼翻宜掐小天心，望上须知下掐平，

若是双眸低看地，天心上掐即回睛。

掌后留心辨总经，掐之身热立时清，

若能掐过天河水，火息风清抽搐平。

认得总经在掌根，横纹之后穴斯存，

合将手背时时按，暴卒惊风亡返魂。

阴阳分作两地看，人事昏沉二便难，

任尔腹疼红白痢，分来有法即平安。

骨交原因两骨交，穴探掌后记须牢，

大中两指相交接，急慢惊风总易疗。

三焦有病多寒热，一气流行竟不行，

悟到水多能制火，天河六腑共经营。

心经有热半癫痴，水取天河切莫迟，

补法必须疗上膈，三关离火共推之。

六腑推来性主凉，婴儿发热势猖狂，

曲池推至总经止，利便清心法最良。

二扇门分两穴同，务居中指两边空，

掐来复以揉相继，左右歪斜即定风。

二人上马从何觅，小指无名骨界间，

性气沉和能补肾，神清气爽保元还。

小儿脏腑有寒风，治法如何速见功，

揉外劳宫将指屈，黄蜂入洞妙无穷。

眉头频蹙哭声洪，知是头疼腹痛凶，

疼痛医家何法止，轻揉百遍外劳宫。

甘载原从掌后揉，相离合谷才零三，

捏时立救危亡疾，鬼祟能除若指南。

穴寻掌背有精宁，一掐能教喘逆平，

任尔多痰和痞积，再加揉法病除清。

一厥而亡是急惊，苏醒有法掐威灵，
化痰开窍犹余事，先辨无声与有声。

穴名唤着一窝风，掌背于根尽处逢，
先掐后揉相继续，即能开窍复祛风。

穴曰阳池臂上逢，寻来却后一窝风，
眼翻白色头疼痛，掐散风寒二便通。

间使穴原分内外，阳池以后外居之，
掐来专主温和性，吐泻转筋治莫迟。

伤寒推法上三关，脏热专推六腑间，
六腑推三关应一，三关推十腑推三。

男左三关推发汗，退回六腑便为寒，
女推六腑前为冷，后推三关作热看。

肝肘先将运法施，纯凭左手右相持，
频摇儿指能消痞，摆尾苍龙意在斯。

小儿肩井大关津，按此能教气血行，
各处推完将此按，任他呕吐立时停。

胁分左右掌心摩，往复胸旁若织梭，
须记数符八十一，何愁食滞与痰多。

奶旁即是乳头旁，呕逆痰多气上呛，
大指按来分左右，宜轻宜重别温凉。

神厥分明是肚脐，掌心轻按软如泥，
专疗便结腹疼痛，左右推揉各法齐。

小儿脐下有丹田，气壮声洪百病捐，
若是澎澎觇腹大，搓摩百次到胸前。

穴称肚角在脐旁，痛泻都缘乳食伤，
善把掌心轻重按，止疼止泻是良方。

膝上寻来有百虫，按摩此穴治惊风，
小儿抽搐如何止，指屈推时屈若弓。

膝后从何觅委中，湾时纹现穴相逢，
向前跌扑神经乱，一掐居然血气通。

穴名龟尾即臀尖，揉法全凭在转旋，
不仅善疗红白痢，纵然泄泻亦安然。

三阴交在内踝尖，血脉能通按在先，
须记急惊从上起，慢惊由下上推前。

涌泉穴在足之心，妙手轻揉力年禁，
吐泻立时能制止，左旋右转孰知音。

足根有穴是昆仑，临灸全凭穴认真，

急慢惊风须一截，半身不遂总回春。

——《推拿捷径》

三、小儿推拿古籍赏析

1.《素问·阴阳应象大论》

【原文】善诊者，察色按脉，先别阴阳；审清浊，而知部分；视喘息，听音声，而知所苦；观权衡规矩，而知病所主；按尺寸，观浮沉滑涩，而知病所生。以治无过，以诊则不失矣！

【释义】本节阐述了中医诊病的方法，即望、闻、问、切，四诊合参。切诊包括按肌肤和切脉，即原文中"按尺寸"，按尺寸是推拿手法运用于中医诊断中的原始而又典型的代表，包括尺肤诊和脉诊。尺肤诊是《内经》中的一个重要诊断方法，《灵枢·论疾诊尺》有专篇论述，主要研究患者尺肤部（包括手掌）皮肤及脉络的色泽、急缓、滑涩、大小、温度等变化所反映机体疾病的病位和病性，后世发展到按摩尺肤一定部位，以防治全身疾病。尺肤诊对小儿推拿中特定穴的形成和发展有着巨大的贡献。小儿推拿理论体系中分布于手臂部的特定穴，占全身特定穴的一半以上，从区域上看，和"尺肤诊"所诊视部位的大小相似。《内经》的"尺肤诊"给后世运用推拿治病的机理提供了依据，这可谓是中医早期的全息论。

2.《备急千金要方·少小婴孺方·初生出腹第二》卷第五

【原文】儿生落地不作声者，取暖水一器灌之，须臾当啼。儿生不作声者，此由难产少气故也。可取儿脐囊向身却捋之，令气入腹，仍呵之至百度，啼声自发。亦可以葱白徐徐鞭之，即啼。

【释义】暖水浇灌、推拿、葱白鞭打等刺激方法，治疗新生儿呼吸窘迫综合征有一定疗效。特别提出，孙思邈对新生儿无声，采用葱白鞭法，有其积极意义，因为葱白鞭打能通阳开窍，又不伤及皮肤。现代多采用臀部拍打刺激新生儿发声。

3.《备急千金要方·少小婴孺方·惊痫第三》卷第五

【原文】治少小心腹热，除热丹参赤膏方：丹参、雷丸、芒硝、戎盐、大黄各二两，右五味，㕮咀，以苦酒半升浸四种一宿，以成。炼猪肪一斤煎，三上三下，去滓，乃内芒硝。膏成，以摩心下。冬夏可用。一方但用丹参雷丸，亦佳。

治少小新生，肌肤幼弱，喜为风邪所中，身体壮热，或中大风，手足惊掣，五物甘草生摩膏方。

甘草　防风各一两　白术二十铢　雷丸二两半　桔梗二十铢

上㕮咀，以不中水猪肪一斤熬为膏，以煎药，微火上煎之，消息视稠浊，膏成取滓，取如弹丸大一枚，炙手以摩儿百过，寒者更热，热者更寒。小儿虽无病，早起常以膏摩囟上及手足心，甚辟寒风。

【释义】本节介绍小儿膏摩方法。"除热丹参赤膏"摩心下，治疗小儿心腹有热；"五物甘草生摩膏"治疗小儿肌肤娇弱，外感风邪，该方被后世医家分别收入《外台秘要》《太平圣惠方》《幼幼新书》等医籍中。原文还特别指出"小儿虽无病，早起常以膏摩囟上及手足心，甚辟风寒"，说明孙思邈对推拿预防小儿疾病尤为推崇。

4.《太平圣惠方·治小儿中风诸方》卷第八十三

【原文】治小儿新生，肌肤嫩弱，喜为风之所中，身体壮热，或忽中风，手足惊掣，宜摩生甘草膏方。

甘草一两　防风一两　白术三分　桔梗三分　雷丸二两半

上件药，捣罗为末，以不入水猪脂八两，于铫子内，煎令溶，去滓，下前药末相和，不住手搅成膏，以瓷器中盛，每用一圆如小弹许，炙手以摩儿囟上百遍，及所患处，每日早晨用之，及摩手足心，以辟寒风，甚效。

【释义】本段文字论述摩生甘草膏方的适应证、组成、制作方法和使用方法。摩生甘草膏治疗小儿发热、抽搐等疾病。制作方法为将药物捣碎，和猪油一起熬成药膏。使用时，取出一小弹大小的药膏，用烤热的手将药膏放在囟门上按摩，也可以按摩其他患病的地方。

5.《太平圣惠方·治小儿惊痫诸方》卷第八十五

【原文】小儿惊痫，除热，丹参摩膏方。

丹参半两　雷圆半两　猪膏二两

上件药细锉，猪膏入银器中，先煎，然后内诸药，煎七上七下，膏成，绵滤去滓，用瓷合中盛，以摩儿身，日三用之。

【释义】本段文字论述丹参摩膏方的适应证、组成、制作方法和使用方法。丹参摩膏治疗小儿惊痫、发热。制作方法为将药物切碎，和猪油一起煎熬，上下翻滚7次，再用绵布趁热过滤，去滓存液，盛装备用。使用方法：用来摩小儿全身，每天3次。

6.《苏沈良方·治襁中小儿脐风撮口法》

【原文】上视小儿上下龈，龈当口中心处，若有白色如红豆大，此病发之候也。急以指爪正当中掐之，自外达内令断，微血出亦不妨。又于白处两尽头，亦依此掐令内外断，只掐令气脉断，不必破肉。指爪勿令大，恐伤儿甚。予为河北察访使日，到赵郡，有老人来献此法，云笃老惜此法将不传，愿以济人。询之赵人，云此翁生平手救千人儿矣，环赵数邑人，皆就此翁治，应手皆愈。

【释义】本段记载了用掐法治疗小儿脐风的方法，察看小儿的上下齿龈，正中处如有白色红豆大小的小点，这就是小儿脐风的病发之候。急忙用指甲掐住白点的正中心，使它脱落。注意指甲不能过于锋利，以免伤到小儿。这是我国推拿按摩史上用掐法治疗新生儿破伤风的最早记载，是宋代民间医生的经验。

7.《续医说·摩脊法》卷九

【原文】小儿初见发热，痘疮未出之时，预先用芝麻油蘸手研热，熟按儿背，摩数遍，能令轻者不出，重者虽出，稀少。此亦古人按摩之法，盖所以散寒水逆流之毒。背为太阳膀胱经也，正与东垣论相合。须令谨慎，妇人按之恐手重，则伤小儿肌肤也。又，一小儿惊风发搐，两眼反视，药至口即吐出。余遂用竹茹、灯心剉碎，磨成粉末，入生姜自然汁少许，和以芝麻油调匀，按摩小儿，自额上起，直至背心、两手足心数十遍，仍以薄荷煎汤，渐渐与之饮。逾时，惊搐遂平，热退而愈。

【释义】本节介绍了治疗小儿发热、痘疮、惊风的膏摩法，具体操作方法为：

小儿发热初起，痘疮未出之时，先用手蘸芝麻油研热，然后按摩小儿脊背数遍，病情轻者可能不出痘疹，病情重者出少量痘疹，可疏散风寒水湿，清泻逆传入里之毒邪。按摩时用力不能太重，以免伤到小儿的肌肤。

小儿惊风抽搐，两眼直视，服药即吐。用竹茹、灯芯磨碎，磨成粉末，加入生姜汁少许，芝麻油调匀，然后用其按摩小儿，从额上至背心、两手、足心按摩 10 遍以上，再用薄荷熬汤，少量多次服用。

文中提到的"额上""背心""手足心"，约与小儿推拿特定穴"天门""脊""内劳宫"及"涌泉"同，所用介质现今亦常用。这种小儿按摩法至今仍在民间盛行，可见该疗法的源远流长。

8.《寿世保元·卷五·腹痛》

【原文】一孩子腹中作痛，看看至死，腹中揣摸，似有大小块，诸医不效，余则令人慢慢以手搓揉痛处，半日，其虫自大便出而愈。

【释义】本节为推拿治疗小儿虫积腹痛的方法，即以手搓揉其痛处，过半日，寄生虫则随大便排出而愈。

9.《寿世保元·卷八·感冒》

【原文】论小儿感风或冒寒，用老葱三、四根，舂极烂，以手抹来相搓满掌，烘温暖，向病者遍身擦之，通气处再偏擦几遍，暖处出汗，立愈，又不相妨出痘疹，绝妙。

【释义】这是推拿治疗小儿感冒，用老葱 3、4 根，用舂捣烂，蘸汁抹在手上，并双手摩擦，烘暖，然后用手摩擦患儿身体，使其发汗，即愈，有的会出痘疹。与小儿推拿特定穴治疗感冒相比，虽法有不同，却是异曲同工，因都是通过发汗以祛表邪。

10.《幼科铁镜·十传》卷一

【原文】儿胃有实痰，药解不散，惟有取法。前人取之，多有壅筑喉内，不吐出，又不下去，因不敢取。予偶见修养家作练功大睡法，眼翻气筑时，于气海穴以手指曲节抵之，一放即活。予因悟及取痰不出又不下者，以是法行之，果即下，复取便出……取喉内痰。将儿中指捋至尖，数下，推涌泉穴，左转不揉。以指对抵颊车穴，以耳挖爬舌上，即吐。

【释义】推拿治疗小儿痰涎壅阻的急症。小儿痰湿壅阻喉内，吐不出，又吞不下去。以指压气海穴，或捋小儿中指至中指尖，几次后，再推涌泉穴，向左旋转而不按揉，再以手指抵按颊车穴，并以耳挖刺激舌，小儿就会吐出喉中的痰。

11.《幼科铁镜·十传》卷一

【原文】儿有惊风，痰热虚实表里，前人俱用推拿。且曰小儿肚肠脆嫩，不可服药。独予先君云，急惊风痰，非推拿不效。脏腑虚寒，非药味莫瘳。此予两代因病用推用药，经验过历历不爽。

【释义】良医不废外治，这在治疗儿科疾病中表现特别明显，推拿作为重要的外治法之一，在儿科有一席之地。本文介绍了推拿和药物治疗小儿患惊风病的经验之谈，即急惊风，有痰湿，若不用推拿治疗就没有效。如果是小儿脏腑虚寒之证，则不用药物治疗就不能痊愈。

12.《幼科铁镜·掌面水底捞月引水上天河图》卷一

【原文】掌面水底捞月引水上天河

推法，以两手围握儿手，将两大指在总筋中分推，各往侧边。儿眼翻上者，将大指甲在小天心向掌心下捞，即平。儿眼翻下者，将大指甲在小天心向总筋上捞，即平。

【释义】本段具体介绍了治疗小儿眼疾的两种推拿法，提倡辨证论治。医者用两手握住患儿手前臂腕横纹处（即总筋），用两大拇指放在患儿腕横纹中点，往外侧分推。眼睛向上翻者，治疗以大拇指由小天心向掌心方向推按揉捞；眼睛向下翻者，治疗以大拇指由小天心向总筋方向推按揉掐。

13.《幼科铁镜·辨脐风》卷二

【原文】脐风：一见眼角、鼻及人中有黄色，而唇不撮紧者，曲儿小指，揉外劳宫。

【释义】脐风的推拿治疗法：屈曲患儿小手指，并揉按其外劳宫穴。

14.《幼科铁镜·辨胎寒》卷二

【原文】胎寒：先于向导、威灵二穴对拿紧，并将昆仑穴拿紧，其声稍出，即用十五元宵火断之。

【释义】胎寒的推拿治疗：先重按向导、威灵二穴，再捏拿昆仑穴，待患儿发出声响，就立即用十五元宵火治疗。十五元宵火即灯火灸，具有疏风解表、行气化痰、清神止搐等作用，多用于治疗小儿痄腮、小儿脐风和胃痛、腹痛、痧胀等病证。

15.《幼科铁镜·辨胎惊胎风》卷二

【原文】胎惊胎风：宜先拿精威二穴并昆仑穴，少顷即曲儿小指重揉外劳宫，随用元宵火定之，即服猪乳膏。

【释义】推拿、灸法和药物综合治疗胎风：先捏拿精灵威灵二穴和昆仑穴，然后屈曲患儿的小指并重力揉按外劳宫穴，随后用灯火灸定之，最后再服猪乳膏。

16.《幼科铁镜·惊痫死症辨》卷三

【原文】先君初明有曰：如儿体不近肥，痰不甚盛，不省人事，张目视人者，在精威二穴对拿紧。

【释义】拿法治疗惊痫。对于身体不是很肥胖，体内痰湿不是很壅盛的患儿，治疗捏拿精灵、威灵二穴。

17.《幼科铁镜·惊痫活症辨》卷三

【原文】初明曰：如惊痰筑甚盛，昏昏不省人事，于不抽掣时，把精威二穴对拿紧，不咬齿，不摇头，不直视人，亦无挣声的模样，将儿面向我，以我两手骑儿肩，大指握前，以第二两指并狠狠揉肺俞两穴……若发惊拿醒便知人事，即用后推法并灯火及药。

推法：开天门二十四下。（从眉心推上发际）分阴阳九下（用两大指从眉心分推至太阳、太阴，此不论寒热虚实皆用）。

如感寒，在太阳上重揉发汗，体弱感寒，亦揉太阳发汗，并揉太阴以留汗，使发汗在皮里膜外之间，庶免汗失亡阳，更加虚弱之弊。（女则揉太阴发汗，揉太阳止汗）随向天庭、眉心、山根、准头、人中、承浆。各掐一下，以代针法。男在左手三关，推上三十回。六腑五六下以应之。又将我两手握儿左右掌。向上于总筋穴分推六、七下；又在左手掌上运八卦，从艮宫推往坎宫二、三十回，曲儿左手小指重揉外劳宫，名曰黄蜂入洞，三十下；即于五指节逐一捻揉两次，在左脚委中穴往下捋三十下以上，男女各推左手左脚。

【释义】具体介绍了惊厥的取穴及推拿操作手法，该文取穴精当，手法正确，体现了作者高超的医技。

如果惊病痰湿壅盛，患者昏昏欲睡，不省人事，在患者没有抽掣之时，重按精灵、威灵二穴。如果患儿没有出现咬紧牙齿、摇晃头部、瞪眼直视、发声等症状，就将患儿面向医者，医者双手按压在患儿的肩上，大拇指在胸前，食指重揉肺俞。

若经过以上步骤患儿被拿醒恢复了知觉，就立即用后推法，并用灯火灸及药物治疗。

NOTE

推法为：开天门 24 次，即从眉心向发际上推；分阴阳 9 次，即用两大拇指从眉心向两边分推至太阳、太阴穴。

如感受寒邪，男子就重揉太阳穴以发汗，揉太阴以止汗，女子则相反。随后在天庭、眉心、山根、准头、人中、承浆 6 个穴位，每穴各掐 1 次，以代替施针之法。男子在左上肢前臂背面从阳池穴向上（往近心端）推至郗门穴 30 次，再在左上肢前臂正面从郗门穴往下推至大陵穴，推 5 ～ 6 次。医者又将两手分别握住患儿的左右手掌。在总筋穴由中间向两边分推 6 ～ 7 次；又在患儿左手掌上推运八卦，从艮宫部位推往坎宫部位（即逆时针推）20 ～ 30 次，再屈曲患儿左手小指，重力揉按外劳宫穴，这种方法叫作"黄蜂入洞"，用此法 30 次；然后在 5 个手指关节逐一捻揉 2 次，然后再在左脚委中穴往下捋 30 次。上述方法不论男女患儿都是各推揉左手或左脚。

18.《幼科铁镜·辨夹食伤寒》卷四

【原文】小儿十指俱热，我按儿额三指俱冷，其候身热，或吐，或泻，或不吐泻，口必恶食，腹必浮胀，拍如鼓声，或作痛是也。推法：开天门，分阴阳，男女同。男重揉太阳发汗，体弱揉太阴止之。女反是。推上三关三十，退腑六七下，运八卦，重揉艮宫。于大指面旋推补脾，曲儿小指，重揉外劳，于第二指大肠位，侧推到虎口以止泻，不泻不推。重按掐中指一节以止吐，不吐不掐。于左脚涌泉穴，左转揉之止泻，不泻不揉。少顷右转揉之止吐，不吐不揉。女则右转右揉止泻，左转左揉止吐，推毕即用灯火。

【释义】介绍了伤寒夹食的临床表现及推拿操作法，同时注意了操作手法随症状、性别的不同而不同。其临床表现为发热，或者呕吐、泄泻、恶食、腹胀如鼓，腹痛。推拿治疗手法为：开天门，分阴阳，男女相同。男子重力揉按太阳穴以发汗，身体柔弱者揉太阴穴以止汗。女子则穴位相反。然后再用推上三关的推拿手法 30 次，退六腑的推拿手法 6 ～ 7 次，再下运八卦，艮宫部位须重力揉按。再在大拇指腹旋推以补脾，屈曲患儿小指，重揉外劳宫穴，从第 2 指大肠的位置（即食指末节）开始，从侧面推到虎口穴以止泻。重按掐中指一节用以止呕吐。再于左脚涌泉穴向左旋转揉按以止泻。一会儿仍于涌泉穴向右旋转揉按以止吐。女患者则向右转揉按为止泻，向左转揉按止吐，推完后立即用灯火灸治疗。

19.《幼科铁镜·辨腹痛》卷四

【原文】寒痛则面白，口气冷，大便青色，小便清利，痛之来也，迟缓而不速疾，绵绵不已，痛时以热手按之，其痛稍止，肚皮冰冷是也。推法：曲儿小指重揉外劳宫，推上三关，揉脐五十，药用干姜、肉桂等分，煎热加木香磨水入服之自愈。

热痛则面赤，口气热，口渴唇红，大便秘，小便赤，时痛时止，痛来迅厉，腹形如常，不肿不饱，弹之不响，以热手按之其痛愈甚，肚皮滚热，此真热也。推用下六腑，水底捞月。

【释义】详细介绍了寒性腹痛与热性腹痛的鉴别要点，其推拿治疗方法也不一样，说明了推拿要辨证论治。寒性腹痛多有面色㿠白，口中气息冷，大便青色，小便清长，量多，腹痛绵绵不休，痛时以温热的手揉按腹部，疼痛就会稍稍好转。患者的肚皮按上去也是冰冷的。推拿方法：屈曲患儿小指，重揉外劳宫穴，推上三关，揉肚脐 50 次。服药用干姜、肉桂等量，煎热后再加入木香磨成的药水，一并服下，病就好了。

热性腹痛多为面色红赤，口中气息热，口渴嘴唇红，大便秘结，小便短赤。腹痛发作迅速而且厉害，肚子的形态正常，不肿大，也没有饱.胀感，用热手按压腹部，疼痛加重，肚皮滚烫发热，此种表现为真正的热性腹痛。推拿法用下六腑，水底捞月的手法。

主要参考书目

1. 吕立江. 推拿功法学［M］. 北京：中国中医药出版社，2012.

2. 徐荣谦. 中医儿科学［M］. 北京：中医中医药出版社，2013.

3. 汪受传，虞坚尔. 中医儿科学［M］. 北京：中医中医药出版社，2015.

4. 邰先桃，熊磊. 小儿推拿学［M］. 北京：中医中医药出版社，2015.

5. 韩新民，熊磊. 中医儿科学［M］. 北京：人民卫生出版社，2016.

6. 马融. 中医儿科学［M］. 北京：中国中医药出版社，2016.

7. 刘明军，邰先桃. 小儿推拿学［M］. 北京：中国中医药出版社，2021.

8. 李中正，贾元斌，刘盈盈. 苗医小儿推拿学［M］. 成都：西南交通大学出版社，2018.